当代专科专病临床诊疗丛书

实用心血管病临床手册

主　编　李　俊　王立新　翟玉民
卢健棋　徐学功

中国中医药出版社
·北　京·

图书在版编目（CIP）数据

实用心血管病临床手册/李俊等主编．—北京：中国中医药出版社，2016.4
（当代专科专病临床诊疗丛书）
ISBN 978 - 7 - 5132 - 2098 - 9

Ⅰ.①实… Ⅱ.①李… Ⅲ.①心脏血管疾病 - 诊疗 - 手册 Ⅳ.①R54 - 62

中国版本图书馆 CIP 数据核字（2016）第 247132 号

中 国 中 医 药 出 版 社 出 版
北京市朝阳区北三环东路 28 号易亨大厦 16 层
邮政编码 100013
传真 010 64405750
三河市西华印务有限公司印刷
各地新华书店经销
*
开本 710 × 1000 1/16 印张 26 字数 435 千字
2016 年 4 月第 1 版 2016 年 4 月第 1 次印刷
书 号 ISBN 978 - 7 - 5132 - 2098 - 9
*
定价 68.00 元
网址 www.cptcm.com

《当代专科专病临床诊疗丛书》
编委会

编　委（按姓氏笔画排序）

张喜云	张彦秋	陈大勇	陈中良
陈丹丹	陈志强	陈廷生	陈国胜
陈荣月	武卫东	范 宇	卓 睿
罗 云	罗 俊	岳 进	周 菲
周志伟	周明萍	庞 敏	庞 鑫
庞国胜	庞勇杰	赵 旋	赵 辉
赵 锋	赵忠辉	赵和平	赵俊峰
赵海滨	胡世平	柳越冬	段 萍
段砚方	侯俊明	侯婷婷	娄 静
桂雄斌	顾 健	顾伟民	徐学功
徐厚平	徐鸿涛	徐寒松	徐黎明
高文军	高怀林	高祥福	郭芫沅
唐春林	黄春元	黄建平	曹生有
崔志勇	阎喜英	梁振平	梁雪峰
董保真	蒋建春	蒋慕文	韩素萍
程 志	程福德	童安荣	童嘉龙
曾庆明	谢 宁	谢 刚	谢正兰
谢兴文	詹 强	解德成	翟玉民
熊冠宇	颜景峰	颜鹏飞	戴晓霞

策划顾问 高 武
总 策 划 庞国明 王国辰

注：①广东省中医院珠海医院；②广西融水苗族自治县中医医院。

《当代专科专病临床诊疗丛书》
参编单位
（按拼音排序）

主编单位

重庆市中医院　　　　　　　陕西省中医医院

广东省中医院　　　　　　　云南省中医医院

黑龙江中医药大学　　　　　中国中医药研究促进会

开封市中医院

副主编单位

安徽省六安市中医院　　　　贵阳中医学院第二附属医院

安徽省太和县中医院　　　　海南省三亚市中医院

安徽中医药大学第二附属医院　海南省中医院

安阳职业技术学院医药卫生学院　河北省沧州中西医结合医院

北京北亚医院　　　　　　　河南省温县中医院

北京市中西医结合医院　　　河南省长垣县浦西医院

长春中医药大学第一附属医院　河南省中医药研究院

成都中医药大学附属医院　　黑龙江省中医药科学院

重庆市九龙坡区中医院　　　湖北省襄阳市中医医院

福建省第二人民医院　　　　湖南省湘潭市中医医院

甘肃省中医院　　　　　　　吉林省白城中心医院

广西中医药大学附属瑞康医院　吉林省辽源市中医院

桂林市中医院　　　　　　　江西省南昌市洪都中医医院

贵州省毕节市中医院　　　　开封市第五人民医院

开封市中医院

辽宁中医药大学附属第四医院

辽宁中医药大学附属医院

南阳市中心医院

内蒙古自治区中医医院

平顶山市第二人民医院

青海省藏医院

山东省青岛市海慈医疗集团

山东省曲阜市中医院

山西省中医药研究院

上海市中西医结合医院

深圳市中医院

四川省第二中医医院

四川省泸州医学院附属中医医院

四川省中医院

四川新绿色药业科技发展股份有限公司

天津市武清中医院

天水市中医医院

新疆昌吉州中医医院

银川市中医院

浙江省杭州市中医院

郑州市中医院

中国中医科学院广安门医院

编委单位

安徽省太和县中医院

安徽省铜陵市中医院

安阳职业技术学院医药卫生学院

北京市中西医结合医院

北京中医药大学第三医院

承德市中医院

重庆市九龙坡区中医院

定安县中医院

福建省龙岩市中医院

福建中医药大学附属第二人民医院

甘肃省定西市通渭县人民医院

甘肃省天水市中医医院

甘肃省武威市凉州区中医院

甘肃省中医药研究院

广东省第二中医院

广东省江门市中医院

广东省深圳妇幼保健院

广东省中山市中医院

广西南宁市中医院

广西中医药大学第一附属医院

广西中医药大学瑶医药学院

广州市中西医结合医院

广州中医药大学附属粤海医院

桂林市永福县中医院

桂林市中西医结合医院

桂林市中医院

贵阳中医学院第二附属医院

海口市第三人民医院

海口市人民医院

河北省沧州中西医结合医院

河北省磁县中医院

河南省长垣县卫生局

河南省长垣县中医院

河南省洛阳市第一中医院

河南省南阳市第二人民医院

河南省南阳市中医院

河南省平乐郭氏正骨正元堂

河南省睢县中医院

河南省武陟县中医院

河南省新野县中医院

河南省许昌市第三人民医院
河南省中西医结合医院
河南省中医院
河南省周口市中医院
吉林省白城中心医院
吉林省辽源市中医院
吉林省梅河口市中医院
吉林省中医药科学院
济宁市中医院
开封市高压阀门有限公司职工医院
开封市中医院
来宾市中医医院
辽宁中医药大学附属第二医院
辽宁中医药大学附属第三医院
辽宁中医药大学附属第四医院
辽宁中医药大学附属医院
临颍县中医院

融水苗族自治县中医医院
山东省菏泽市中医院
陕西省中医院
陕西中医药大学
上海中医药大学附属曙光医院
沈阳市骨科医院
深圳市宝安区中医院
深圳市福田区中医院
深圳市罗湖区中医院
深圳市中医院
四川省乐山市中医院
天津市武清区中医医院
文昌市中医院
西安市中医院
新疆维吾尔自治区中医医院
肇庆市职业技术学院
郑州市中医院

《实用心血管病临床手册》
编委会

前　言

进入 21 世纪以来，现代科学技术飞速发展。现代医学随着科学技术的发展而日新月异，中医学也因现代科学技术的创新显示出特有的生命力，中西医结合医学更加彰显了中国特有医学模式的精彩。诸多成果、经验、技术、新观点需要汇聚和推广。于是，《当代专科专病临床诊疗丛书》（以下简称《丛书》）应运问世。

《丛书》集中体现了当今医疗、教学、科研、临床、管理专家的智慧，分为《实用肾病临床手册》《实用肿瘤病临床手册》《实用男科临床手册》等 10 个分册，是当代中医、西医、中西医结合界理论与实践相结合的结晶体，耀眼夺目，启人心智。

编著本《丛书》的宗旨是：立足临床，突出实用，中西合璧，指导实践，力推特色新疗法，助力科研教学。每分册按上、中、下三篇布章，均以开启思路、指导提升临床疗效为第一要义。上篇包括诊断的基本思路与方法、提高临床疗效的思路与方法、把握基本治则与用药规律，是本《丛书》的点睛之笔。中篇为临床各论，着重阐述各病证诊治要领。在每个病证的概述之后，设临床诊断（辨病诊断、辨证诊断）、鉴别诊断、治疗（提高临床疗效的思路提示、中医治疗、西医治疗、中医专方选介）等栏目，从理论到技术，从疗法到药物，详尽载述，使读者采舍有据。下篇为诊疗参考，汇集了专科建设管理的基本思路，卫生和计划生育委员会颁发的常见病证中药新药临床研究指导原则，国家中医药管理局颁发的常见病证中医诊疗方案与临床路径，便于专科专病建设管理者和医疗、教学、研究者有规可循，借灯航行。

综观本《丛书》，它吸收了许多现代科技成果、中医药研究成果，内容丰富，内涵深邃；尤其具体临床诊疗方法备陈详尽，非常适合中医、西医、中西医临床专家及科研工作者参考使用。

目前，专科专病建设和临床诊疗尚在探索之中，希冀本《丛书》的出版能对专科专病建设管理者、临床专家和科研工作者有所裨益。由于编者水平所限，不当之处，在所难免，敬希广大读者提出宝贵意见，以便再版时修订提高。

编者

2015 年 10 月

目　录

上篇　诊疗思路与方法

中篇　临床各论

下篇　诊疗参考

上 篇

诊疗思路与方法

❖ 心血管病临床诊断的基本思路与方法

❖ 提高心血管病临床疗效的思路与方法

❖ 心血管病的基本治则与用药规律

第一章　心血管病临床诊断的基本思路与方法

一、诊断必备常识

（一）辨病诊断

1. 病史和症状

在全面询问本系统疾病病史时，应注意一些常见而重要的自觉症状：

（1）心悸：是心脏搏动时的一种不适感，由心动过速、心律失常或高动力循环状态所引起。

（2）胸痛：心绞痛是冠状动脉供血不足的主要症状，典型的表现为胸骨后的压迫感或紧缩性痛，向左室及左上肢放射。发作前常有诱因，持续仅3～5分钟。询问病人时宜让病人自己详细描述病情，避免暗示。急性心肌梗死引起的胸痛，性质与心绞痛相似，但历时长，可达数小时至数十小时。急性心包炎的胸痛多在左前胸，与体位有关。

（3）呼吸困难：为左心功能不全、肺淤血的主要症状。轻者仅表现为劳累时呼吸困难或阵发性夜间呼吸困难，可被病人忽视，应注意询问；重者持续呼吸困难，需端坐呼吸，可伴有哮鸣音。

（4）水肿：心脏性水肿常从下肢开始，早期仅于日间活动后出现，休息一夜后消失，此与直立时下肢静脉压增高有关。长期卧床者的水肿则发生在骶部和背部，水肿呈凹陷性。

（5）发绀：为缺氧的表现，当血液中还原血红蛋白增多，超过59%时，即可出现发绀，可分中心性和末梢性两种。中心性系由于右向左分流或肺部疾患使静脉血未得到充分氧合所致；末梢性是由于周围循环血流缓慢，组织从血中摄取氧过多所致，常见于心力衰竭时。长期中心性发绀常伴有杵状指趾。

（6）咯血：虽是肺部疾病的常见症状，但是心脏病患者出现肺水肿、肺淤血或肺梗死时都可发生咯血。

（7）昏厥：是心排血量突然减少、脑组织暂时缺血所引起的短暂意识丧失。如因反射性周围血管扩张或者急性大失血，引起脑缺血而发生昏厥者，称为血管性昏厥；若由于心搏骤停而发生昏厥者，称为心源性脑缺血综合征（阿-斯综合征），常伴有抽搐；若血压陡然增高，造成脑血管痉挛、颅内压增高或脑水肿时，也可引起昏厥。

询问过去史时应注意风湿热、咽炎、扁桃体炎、慢性支气管炎和性病等病史，还应了解过去是否发现有心脏病及其诊断和处理经过；询问家族史要注意有无遗传倾向的心血管病，如高血压病、动脉粥样硬化、原发性肥厚型心肌病等。

2. 体征

（1）望诊：左心室扩大时，心尖搏动向左下移位并呈弥散性搏动；大量心包积液时心尖搏动消失。另外，自幼患心脏病者，心前区常隆起。

（2）触诊：心脏震颤是器质性心脏病的表现。若主动脉或肺动脉瓣狭窄，分别在相应的瓣膜区触到收缩期震颤；二尖瓣狭窄或关闭不全，在心尖区触到舒张期或收缩期震颤；若心室间隔缺损，在胸骨左缘第三、四肋间有收缩期震颤；动脉导管未闭，在胸骨左缘第二肋间有连续性震颤。此外，触诊还可发现第三或第四心音引起的舒张早期或收缩期前的搏动，室壁瘤时为心尖反搏动，肥厚型心肌病时心尖为双搏动。

（3）叩诊：可了解心脏浊音界的大小，有明显肺气肿者心脏浊音界常不易叩出。心脏移位时浊音界移位，应与心脏浊音界扩大相鉴别。

（4）听诊：包括心音性质的改变、有无额外心音、杂音和心律失常。

①心音分裂：第一心音分裂多见于完全性右束支传导阻滞，偶见于严重二尖瓣狭窄和室性期前收缩。第二心音分裂可见于正常人，尤其是青年和儿童吸气时可出现。左右束支传导阻滞、心房间隔缺损和肺动脉瓣狭窄时由于肺动脉瓣延迟关闭，及二尖瓣关闭不全或缩窄性心包炎时由于主动脉瓣提前关闭，可引起第二心音分裂。此外，完全性左束支传导阻滞，人工右心室起搏时可产生第一和第二心音的逆分裂，即分裂在呼气时期明显，吸气时减轻甚或消失。严重主动脉瓣狭窄也可引起第二心音逆分裂。

②心音响度改变：第一心音的响度与心室开始收缩时房室瓣在心室腔内位置的高低、心室肌收缩力和心排血量有关。如在二尖瓣狭窄、P－R间期缩短和期前收缩时，第一心音增强；在二尖瓣关闭不全、P－R间期延长和心肌

病变时第一心音减弱。第二心音的强弱与主动脉、肺动脉内压力的高低有关。如在高血压或主动脉硬化时，主动脉瓣区第二心音增强；肺动脉高压时，肺动脉瓣区第二心音增强；主动脉或肺动脉瓣狭窄时，第二心音减弱。

此外，甲状腺功能亢进、交感神经兴奋、发热、贫血时的高心排血量状态及胸壁较薄的儿童和瘦长型成人中，第一、第二心音均可增强；而肺气肿、左侧胸膜炎、缩窄性心包炎、心包积液和肥胖者，第一、第二心音均减弱。

③收缩期额外音：收缩早期可闻及喀喇音（又称收缩喷射音），是紧接第一心音之后的高频爆裂样声音，见于主动脉或肺动脉瓣轻、中度狭窄、原发性肺动脉扩张、高血压或肺动脉高压等。收缩中、晚期喀喇音是出现在收缩中期或晚期的高频爆裂样声音，在心尖或胸骨左下缘可听到，见于二尖瓣脱垂综合征和乳头肌功能失调，也可由心外因素所致，如左侧气胸、心脏附近组织的碰撞、胸膜心包粘连等，此时其音响的强弱可随呼吸及体位的改变而改变。

④舒张期额外音：有舒张期三音律、四音律、开瓣音、心包叩击音和肿瘤扑落音等。

舒张期三音律即舒张期奔马律，为增强的第一或第四心音或两者重叠所形成，心率常同时增快；若增强的第三和第四心音同时出现，则形成舒张四音律，见于严重心肌受损和心力衰竭时。但在正常青少年，二尖瓣关闭不全者可有第三心音，老年人及 P－R 间期延长者可有第四心音，要注意鉴别。

开瓣音主要见于二尖瓣狭窄而瓣叶活动度尚佳时，在心尖区和胸骨左缘第四肋间处可听到，音调呈拍击样，出现在第二心音主动脉之后约 0.07s 时。

心包叩击音见于缩窄性心包炎，是由于舒张期心室急性充盈被迫骤然停止所致。

肿瘤扑落音见于心房黏液瘤，是由于舒张期肿瘤脱入心室，其蒂突然拉紧或肿瘤碰撞房室壁所致。

⑤心脏杂音：有收缩期杂音、舒张期杂音、收缩期和舒张期双期杂音三种。

收缩期杂音虽不一定表现为心脏不正常，但常是半月瓣狭窄、房室瓣关闭不全及房室间隔分流性病变的重要特征。

舒张期杂音都具有病理意义，如二尖瓣或三尖瓣狭窄时在心尖区或三尖瓣区可闻及隆隆样舒张期杂音，常呈递增型；主动脉瓣或肺动脉瓣关闭不全时在各自的听诊区可闻及吹风样递减型舒张期杂音。在重度主动脉瓣反流时的相对性肺动脉瓣关闭不全，也可产生相应的舒张期杂音，此种杂音虽属功能性，但显然有病理意义。

收缩和舒张期连续性杂音，最常见于动脉导管未闭，呈机器声样，位于胸骨左缘第二肋间。其他如冠状动脉瘘、主动脉及肺动脉间隔缺损、主动脉窦瘤破入右心等，也可在胸前产生连续性杂音。

⑥心包摩擦音：是由心包炎症时心包壁层和脏层摩擦所致，可发生在收缩期和（或）舒张期，性质粗糙，历时短暂。

3. 实验室及其他辅助检查

（1）实验室检查：除血常规、尿常规检查外，尚有许多实验室检查有助于本系统疾病的诊断。如反映各种微生物感染的血清抗体测定（包括抗链球菌溶血素"O"、抗链激酶、抗透明质酸酶、病毒中和抗体等）；反映细菌感染的体液培养；反映心肌坏死的血清转氨酶、乳酸脱氢酶和肌酸磷酸激酶等以及肌红蛋白、肌凝蛋白轻链测定；反映糖和脂质代谢失常的血糖和脂类测定；血液 pH 值测定及血液气体分析；各种内分泌病的有关测定；肝、肾功能、电解质测定等。

（2）心脏电学检查

①普通心电图：是反映心脏激动时心肌除极、复极和激动传导等电活动的图形。对诊断心律失常、心肌梗死很有价值，能显示左、右心室的优势和心房肥大、冠状动脉供血不足，因而有助于多种心血管疾病的诊断。此外，心电图还能反映某些内分泌（如黏液性水肿）、电解质失调（如血钾或血钙过高或过低）及药物（如洋地黄、奎尼丁、锑剂等）对心肌的影响。对心脏直视手术病人及急性心肌梗死等心脏病患者进行连续的心电图监测，有助于及时发现和处理严重心律失常，避免严重后果。进行心电图负荷试验（如踏车或活动平板运动、加倍2级梯运动、心房调搏或药物试验）有助于提高冠心病的诊断率及对心血管病患者进行劳动力及预后的判断。

②动态心电图：又称 Holter 心电图，可记录一定时间内（24～72 小时）的全部心电图波形，报告心搏总数、异常心律的类型与次数、最快与最慢心率及 ST 段的改变。并可按照需要查找某一时刻的心电图，将异常心电图与患者当时的活动情况或症状对照分析。因此对于下列情况具有重要价值：心悸、晕厥的鉴别诊断；病态窦房结综合征，尤其是慢快综合征的诊断；提高冠心病的诊断率；评价抗心律失常和抗心绞痛药物的临床疗效；为临床药理学研究的重要手段，监测急性心肌梗死后的心律变化，发现和防治猝死高危对象。

③心电向量图：也是一种反映心脏电活动的图形，但它将空间的心电活动方向和量记录在垂直、交叉于空间一点的 X、Y、Z 三个轴所形成的三个平面上，也可把立体的心电向量环在水平面、侧面（一般用右侧面）和额面上的投影描记下来，可作为心电图形的解释和补充，如心肌梗死、束支或室内传导阻滞、预激综合征等。

④心前区心电图标测：又称等电位体表标测，是用数十个电极置于胸前记录，分析总的 QRS、ST 和 T 波变化，或描绘成等电位线图进行分析，有助于判断心肌梗死的位置、范围，预激综合征的定位及室性心律失常起源的定位。

⑤食管导联心电图：是将食管导联电极从口腔送入食管，达到心脏水平时所记录到的心电图，相当于在心房和心室表面记录。对 P 波的显示尤其清楚：在相当于心房上部水平时（探查电极距门齿 10～25cm 处）P 波振幅大而倒置；在相当于心房中部水平时（距门齿 25～35cm 处）P 波振幅大而呈双相；在相当于左心室水平时（距门齿 35～50cm 处）P 波直立而振幅小。由于其能较好地识别 P 波，因此有助于鉴别复杂的心律失常。

⑥房室束电图：又称希氏束电图，可用心腔内探查电极接触房室来直接记录，也可用信号叠加等法从体表记录。正常房室束电图显示在第一心动周期中心房、房室束、心室的除极波，即 A、H、V 波顺序出现。房室束电图的临床应用价值主要在于：判断房室传导阻滞的部位；诊断疑难的心律失常；诊断预激综合征，及其与心肌梗死、左束支传导阻滞的鉴别；评价药物对心脏传导功能的影响。

⑦临床心脏电生理检查：是同时用多根电极心导管（4～6 根）分别置于右心房、冠状静脉窦、三尖瓣环和右心室，进行人工心脏起搏、房室束电图和体表心电图记录的电生理检查。结合程序刺激法可测定窦房结功能以及心房、房室结、室内传导系统功能、额外通道的前向和逆向不应期等。在预激综合征病人和有快速心律失常的病人中，通过诱发快速心律失常，可研究其发生机理和观察药物的防治效果。

（3）超声心动图检查：是用高频的超声脉冲（约 2～5MHz）经体表探测心脏，借其在透过心脏各层结构界面时（如心包、心肌、心内膜、房间隔、室间隔、心瓣膜等）所反射回来的回声波来诊断心血管疾病。目前主要有下列四种检查方法：

①M 型超声心动图：系记录超声束透过心脏各层的结构界面时，随着时

间推移所呈现出的运动曲线，其横轴表示距离，也称"时间－距离"显示，通过探头方向的改变，可改变声束方向，从而探测到不同的部位。M型超声心动图由于其借单声来探测，在显示心内结构的形成及其空间毗邻关系方面有局限性，但它细腻地描绘出心内各结构间距离改变与时间之间的关系，便于测量和分析研究种种与心动周期或时相有关的功能指标。

②切面超声心动图：系采用机械式或相控阵电子扇扫技术，使声束按选定部位"切割"心脏，在"切割"过程中，众多条声束线将产生大量回声，按其空间位置排列成像，也称扇形二维超声心动图。它可提供直观心内结构的断层图像，并且图像显示迅速，可供动态观察，这是诊断心血管系统形态和功能改变的重要手段。

③对比超声心动图：系将含微小气泡的液体注入血液内，借气体对超声波的强反射性，使含气液体流经的腔室产生去雾状的强回声而"显影"，也称"超声造影"。可显示心内或大血管间的分流、瓣膜的反流等。

④多普勒超声心动图：系根据多普勒效应及频移规律，用既定发射频率的超声波来探测心脏及大血管中的血流情况，可为临床心血管病的诊断提供如下重要信息：心脏及大血管的解剖结构改变，心脏及大血管的生理功能改变。因此多普勒超声心动图在心血管疾病的诊断与鉴别诊断中具有重要价值，加之此方法安全、无创，已被列为临床心血管病的常规诊断项目。

（4）心音图、颈动脉与颈静脉图、心尖搏动图检查：心音图是将心音的振动转变成线条图形的记录；颈动脉波与颈静脉波图是通过换能器从体表记录颈部动、静脉间接的压力曲线图形；心尖搏动图记录心尖区心脏搏动的动作曲线。它们分别可作为心脏听诊、脉搏触诊、颈静脉望诊的补充，有助于诊断一些心血管疾病或做心脏其他生理活动曲线时的参考。

（5）X线检查：心脏和大血管的X线摄片检查并与透视相结合，有助于判断整个心脏及其各腔室的大小，了解心脏主动脉和肺门血管搏动的情况，以及肺动脉、静脉充血的情况。计波摄影可记录心脏的舒缩情况，有助于诊断心包病变和动脉瘤。心血管造影，特别是通过心导管检查进行的选择性心血管造影，可进一步了解心脏和大血管的病理解剖和功能变化，包括心脏收缩动作失调的定位和心室射血分数的计算等。选择性冠状动脉造影有助于了解冠状动脉的病变、定位及程度，为冠状动脉手术前所必需。

近年来电子计算机化X线断层显像（X线－CT）诊断已应用于心血管病的临床，特别是X线－CT心血管造影，使主动脉夹层分离和心肌梗死部位显像的诊断水平得到提高。电子计算机核磁共振断层显像（MRI－CT）是继 X 线－CT 技术后应用磁共振显像发展的一种显像技术，对心血管系统病变的诊断，如动脉粥样硬化斑块等的显示，有了进一步的提高。电子计算机数字减影法心血管造影是一项新的采用数字图像处理的造影技术，可用于周围静脉的显影，也可用于左心室和主动脉的显影，将来有可能用于冠状动脉造影。

（6）放射性核素检查：主要包括心肌灌注显像和核素心血管造影。前者可用^{201}铊、^{131}铯使正常心肌显像，是缺血坏死区不显影的"冷区"显像法，也可用^{99m}锝－焦磷酸盐，使新鲜坏死的心肌显像，是正常心肌不显影的"热区"显像法。一般认为探测一过性心肌缺血和心肌梗死，以^{201}铊的方法较为理想，特别是对 6 小时内急性心肌梗死的检出阳性率可高达 100%。如观察再分布现象（3～4 小时后再分布显像），则可区别缺血抑或疤痕，如与负荷试验相结合（卧位踏车或双嘧达莫静脉注射），可提高冠心病的检出率。

核素心血管造影，有首次通过法和平衡法两种。首次通过法系从静脉注入^{99m}锝－焦磷酸盐后，记录瞬时顺序通过心脏各腔室的图像；平衡法系静脉注入^{99m}锝标记的人体蛋白和红细胞，等其在血液中平衡后记录其图像。核素造影检查可较正确地测定心室射血分数及局部射血分数，可定量诊断心室整体与局部的收缩功能，对冠心病患者心肌缺血或心肌梗死后的心室阶段性异常活动或局限性室壁瘤的检出有较大价值。

（7）心脏导管检查：主要是将不能透过 X 线的心脏导管在 X 线透视下送入心脏各腔和大血管，进行有关血流动力学的检查，包括经切开或穿刺上肢肘部静脉或下肢大隐静脉送达右心房、右心室、肺动脉直至嵌入肺小动脉的右心导管检查，和经切开或穿刺上肢肱动脉或下肢股动脉逆血送入左侧心腔或经房间隔穿刺进入左心房的左心导管检查。

心导管检查在诊断先天性心血管病、心瓣膜病、心包病变和心肌病学中很有价值。有时导管在先天性大血管畸形的病人中可能进入异常途径，可及时做出诊断，如动脉导管未闭、房间隔缺损等。与其他有关检查相结合，更能提高心导管检查的诊断价值，通过心导管注射造影剂可进行选择性 X 线心血管造影；用带有电极的心导管可进行心腔内心电图和房室束电图检查；用带有微音器的心导管可进行心音图记录；用带有压力换能器的心导管可直接了解心腔内压；用带活组织检查钳的心导管可进行心内膜心肌的活检等。

（二）辨证分型

1. 主要证候

（1）心气亏虚型

临床表现：心悸怔忡，气短乏力，活动后加重，兼见头晕，神疲自汗，胸闷不适，或胸痛隐隐，面色淡白或㿠白。舌质淡红，或淡红胖大，苔薄白，脉虚。

辨证分析：心气亏虚型多因思虑劳倦，耗伤正气，或禀赋不足，心气本虚，或年高体弱，脏气日虚，或久病气血虚弱，上及于心。此外，痹证日久，内舍于心，或病后汗下太过，伤及心之阳气，亦可引起本证。心气虚衰，心中空虚，惕惕而动，轻则心悸，重则怔忡；心居胸中，心气不足，胸中宗气运转无力，则胸闷、气短、乏力；动则气耗，故活动后则心气益虚，病情随之加剧；气虚卫外不固则自汗；心气不足，血液运行无力，不能上荣头面则头晕，面色淡白或㿠白，舌淡苔白；气虚血行失其鼓动则脉虚。

（2）心血亏虚型

临床表现：心悸怔忡，失眠多梦，眩晕，健忘，面色淡白无华，或萎黄，口唇色淡。舌色淡白，脉细弱。

辨证分析：本证多为久病体弱，血液生化不足，或长期慢性失血，或劳倦过度，心血耗损所致。心血不足，心失所养，心神不宁则心悸怔忡，失眠多梦；血虚则不能濡养脑髓，故见眩晕、健忘，不能上荣则见面色无华，唇舌色淡，不能充盈脉道则脉象细弱。

（3）心阴亏虚型

临床表现：心悸怔忡，失眠多梦，五心烦热，潮热，盗汗，两颧发红。舌红少津，脉细数。

辨证分析：本证的发病原因，多为劳倦太过，心阴暗耗，心神失养，或热病伤阴，心阴亏损。心阴不足，心神失养则心悸怔忡，失眠多梦；阴虚则阳亢，虚热内生，故五心烦热、潮热；寐则阳气入阴，营液受蒸则外流而盗汗；虚热上炎则两颧发红，舌红少津；脉细主阴虚，数主有热，为阴虚内热之脉象。

（4）心阳亏虚型

临床表现：心悸怔忡，心胸憋闷，畏寒肢冷，或心痛暴作，面色㿠白或晦暗。舌淡胖，苔白滑，脉微细。

辨证分析：心阳亏虚证是在心气亏虚证的基础上发展转变而来。从病因而论，心阳亏虚型，或因心气、心阴大伤。气虚可以及阳，阴损亦可及阳，以致神不守舍，心中空虚；或思虑劳倦太过，心阳受损；或禀赋不足，脏气虚弱，病后失调，均可导致心阳虚证。心阳虚，心气亦不足，胸中宗气运动无力，故见心悸怔忡，心胸憋闷；阳衰不能温煦肢体则畏寒肢冷；阳虚则寒盛，寒凝经脉，气机郁滞，心脉痹阻不通，所以心痛暴作，痛势多剧烈；舌淡胖，苔白滑，是阳虚寒盛之证；阳虚阴盛，无力推动血行，脉道失充，则脉象微细。

（5）心阳暴脱型

临床表现：平素心悸气短，劳则尤甚，形寒肢冷，面色晦暗，心胸憋闷或作痛，舌淡胖，苔白滑，脉微细。或突然冷汗淋漓，四肢厥冷，呼吸微弱，面色苍白，口唇青紫，神志模糊或昏迷，脉微细欲绝。

辨证分析：心阳暴脱型乃心之阳气骤然脱失，宗气大泄而出现的阴气欲绝及神失所主的危候，多在心阳虚的基础上发展而来，故平素有心阳虚的证候表现。心阳衰败而暴脱，阳气衰微不能卫外则冷汗淋漓，不能温煦肢体则四肢厥冷；心阳衰，宗气泄，不能助肺以行呼吸，故见呼吸微弱；阳气外亡，无力推动血行致络脉瘀滞，血液不能外荣肌肤，故面色苍白，口唇青紫；心神失养致精神涣散、神志模糊，甚则昏迷；脉微欲绝为阳气暴脱之象。

（6）心火亢盛型

临床表现：心胸烦热，夜不能寐，口舌生疮，面红口渴，或吐血、衄血，甚或狂躁谵语，小便短赤涩痛，大便秘结。舌尖红绛，苔黄燥，脉数有力。

辨证分析：本证多因劳累过度，心火妄动，或过食辛辣之品，或六淫内郁化火，或五志郁积化火所致。心火内炽，则心胸烦热；火扰心神，则夜不能寐，甚或狂躁谵语；心开窍于舌，心火上炎，则口舌生疮；热灼津液则口渴欲饮；热盛迫血妄行，灼伤脉络，故见吐血、衄血；心火亢盛，下移小肠，故见小便短赤涩痛；舌尖红绛，苔黄燥，脉数有力皆为心火亢盛之象。

（7）心脉痹阻型

临床表现：心悸怔忡，心胸憋闷疼痛，痛引肩背及臂内侧，时发时止。若痛如针刺，舌质紫暗，有瘀点、瘀斑，脉细涩或结代，为瘀阻心脉；若体胖痰多，闷痛甚，身重困倦，舌苔白腻，脉沉滑为痰阻心脉；若剧痛暴作，得温痛缓，畏寒肢冷，舌淡苔白，脉沉迟或沉紧，为寒凝心脉；若疼痛而胀，发作常与精神因素有关，舌淡红，苔薄白，脉弦，为心脏气滞之象。

辨证分析：心脉痹阻证多因素体阳虚，阴乘阳位；或过食肥甘厚味，痰湿内蕴，上犯胸位，气机失畅；或情志失调，气郁日久，血行阻滞；或劳伤元气，气虚不能运血，血行瘀滞；或受寒邪，寒性凝滞，痹阻心脉，致心脉痹阻而发病。临床每因感受寒邪、劳倦过度、情志刺激、痰湿郁结诱发或加重。瘀阻心脉的疼痛以刺痛为特点，伴见舌色紫暗，有瘀点、瘀斑，脉细涩或结代等瘀血内阻的症状；痰浊凝聚心脉的疼痛以闷痛为特点，患者多见体胖痰多、身重困倦、舌苔白腻、脉象沉滑等痰湿内盛的症状；阴寒凝滞心脉的疼痛，以痛势剧烈、突然发作、得温痛减为特点，伴见畏寒肢冷、舌淡苔白、脉象沉迟或沉紧等寒邪内盛的症状；气滞心脉的疼痛以胀痛为特点，其发作多与精神因素有关，气滞脉气紧张故见弦脉。

（8）痰迷心窍型

临床表现：面色晦滞，脘闷欲呕，意识模糊，语言不清，喉有痰声，甚则昏不知人，舌苔白腻，脉滑。或精神抑郁，表情淡漠，神志痴呆，喃喃自语，举止失常；或突然仆倒，不省人事，口吐痰涎，喉中痰鸣，两目上视，手足抽搐，口中发出如猪羊的叫声。

辨证分析：本证常见于癫痫或其他慢性病的危重阶段，亦可见于外感湿浊之邪，困阻中焦，酝酿为痰而上蒙心窍者。外感湿浊之邪，湿浊郁遏中焦，清阳不升，浊气上泛，故见面色晦滞；胃失和降，胃气上逆则脘闷欲呕；湿邪留恋不化，酝酿成痰，痰随气升则喉中痰鸣；上迷心窍，神志受蒙则意识模糊，语言不清，甚则不省人事；舌苔白腻，脉滑皆为痰浊内盛之征；癫证多因肝气郁结、气郁生痰、痰浊上蒙心窍所致，故见精神抑郁，表情淡漠，神志痴呆，喃喃自语，举止失常；痫证常因脏腑功能失调，痰浊内伏心经，一旦肝风内盛，挟伏痰上蒙心窍，则致发作状态，见突然仆倒，不省人事，口吐痰涎，两目上视，手足抽搐，口中发出如猪羊的叫声。

（9）痰火扰心型

临床表现：身热，面红目赤，气粗，喉中痰鸣，痰黄稠，狂躁谵语，舌红，苔黄腻，脉滑数，或见心烦失眠，胸闷痰多，头晕目眩，或见语言错乱，哭笑无常，不避亲疏，狂躁妄动，打人毁物，力逾常人。

辨证分析：本证多因精神刺激，思虑郁怒，气郁化火，灼液为痰，致痰火内盛；或外感热邪，热灼津液为痰，致热痰内扰而发病。里热炽盛，充斥肌肤，故见高热；火势上炎，则面红目赤；热盛功能活动亢进，则见呼吸气粗；邪热灼津为痰，故痰黄，喉中痰鸣；痰与火结，痰火扰心，心神混乱，故狂躁谵语；舌红，苔黄腻，脉滑数皆为痰火内盛之象；内伤致病，痰火内盛，扰乱心神，故见心烦失眠，严重者出现狂证，见语言错乱，哭笑无常，不避亲疏，打人毁物，力逾常人；痰阻气道则胸闷痰多；清阳被遏则头晕目眩。

2. 兼证辨证

（1）心肾不交型

临床表现：心悸不安，心烦不寐，健忘，头晕耳鸣，腰酸遗精，咽干口燥，五心烦热，舌红，脉细数。或伴见腰部及下肢酸困发冷。

辨证分析：心肾不交多因久病伤阴，或房事不节，或思虑太过，情志郁而化火，或外感热病，心火独亢等因素所致。心为火脏，心火下温肾水，使肾水不寒，肾为水脏，肾水上济心火，使心火不亢。若肾水不足，心火失济，则心阳偏亢，或心火独炽，下及肾水，致肾阴耗伤，均可形成心肾不交的病理变化。水亏于下，火炽于上，水火不济，心阳偏亢，心神不宁，故心烦不寐，心悸不安，水亏阴虚，骨髓不充，脑髓失养，则健忘、头晕耳鸣；腰为肾之府，失阴液之濡养，则腰酸；精室为虚火扰动，故梦遗；咽干口燥、五心烦热、舌红、脉细数为水亏火亢之征；心火亢于上，火不归元，肾水失于温煦而下凝，故腰足酸困发冷，此是肾阴、肾阳虚于下，为心肾不交的又一证型。

（2）心肺气虚型

临床表现：心悸，咳嗽，气短乏力，动则尤甚，胸闷，痰液清稀，面色㿠白，头晕神疲，自汗声怯。舌淡苔白，脉沉弱或结代。

辨证分析：本证多由久病咳喘，耗伤心肺之气，或禀赋不足，年高体弱等因素引起。心主血脉，肺气呼吸，赖宗气的推动作用协调两脏的功能。心气亏虚，宗气耗散，致肺气不足；反之，肺气虚弱，宗气生成不足，亦可使心气虚。心气不足，心失所养，故见心悸；肺气虚弱，肃降无权，气机上逆，则为咳喘；气虚则气短乏力，动则气耗，故喘息亦甚；肺气虚，呼吸功能减退，则胸闷不舒；不能输布精微，水液停聚为痰，则痰液清稀；气虚则全身功能活动减弱，肌肤脑髓供养不足，则面色㿠白，头晕神疲；卫外不固则自汗；宗气不足则声怯；气虚则血弱，不能上荣舌体，故见舌淡苔白；血脉气血运行无力或心脉之气不续，则脉沉弱或结代。

（3）心脾两虚型

临床表现：心悸怔忡，失眠多梦，眩晕健忘，面色萎黄，食欲不振，腹胀便溏，神倦乏力，或皮下出血，妇女月经量少色淡，淋漓不尽等。舌质淡嫩，脉细弱。

辨证分析：本证多由病久失调，或思虑劳倦，或慢性出血，导致心脾两虚。心主血，血充则气足，血虚则气弱，心血不足，无以化气，则脾气虚；脾为气血生化之源，又具有统血功能，脾虚弱，心血不足，或统摄无权，血溢脉外，亦可导致心血亏虚。心血不足，心失所养，则心悸怔忡；心神不宁，故失眠多梦；头目失养，则眩晕健忘；肌肤失荣，故面色萎黄；脾气不足，运化失健，故食欲不振，腹胀便溏；气虚功能活动减退，故神倦乏力；脾虚不能摄血，可见皮下出血，妇女月经量少色淡，淋漓不尽；舌质淡嫩，脉细弱，皆为气血不足之征。

（4）心肝血虚型

临床表现：心悸健忘，失眠多梦，眩晕耳鸣，面白无华，两目干涩，视物模糊，爪甲不荣，肢体麻木、震颤、拘挛，妇女月经量少，色淡，甚至经闭。舌淡苔白，脉细弱。

辨证分析：心肝血虚证多由久病体虚，或思虑过度，暗耗阴血所致。心主血，肝藏血。若心血不足，则肝无所藏，肝血不足，则无以调节血液进入脉道，致心血虚，心失所养，则心悸怔忡；心神不宁，故失眠多梦；血不上荣，则眩晕耳鸣，面白无华；目得血而能视，肝血不足，目失滋养，则见两目干涩，视物模糊；肝主筋，其华在爪，筋脉爪甲失血之濡养，故见爪甲不荣、肢体麻木、震颤、拘挛；妇女以血为本，肝血不足，月经来源匮乏，则月经量少色淡，甚至闭经；舌淡苔白，脉细弱为血虚之征。

（5）心肾阳虚型

临床表现：心悸怔忡，畏寒肢厥，或朦胧欲睡，或小便不利，肢面浮肿，下肢为甚，或唇甲淡暗青紫。舌淡暗或青紫，苔白滑，脉沉微细。

辨证分析：本证多由久病不愈，或劳倦内伤所致。心阳为气血运行、津液流注的动力，肾阳为一身阳气之根本，故心肾阳虚常表现为阴寒内盛、全身功能极度降低、血行瘀滞、水气内停等病变。阳气衰微，心失温养，故心悸怔忡，不能温煦肌肤，则畏寒肢厥；心神失养，精神萎靡，则朦胧欲睡；三焦决渎不利，膀胱气化失司，则见小便不利；水液停聚，泛溢肌肤，则肢面浮肿；由于水性下趋，故水肿以下肢为甚；阳虚运行无力，血行瘀滞，可见口唇爪甲青紫；舌淡暗或青紫，苔白滑，脉沉微细，皆为心肾阳气衰微、阴寒内盛、血行瘀滞、水气内盛之征。

二、思路与方法

（一）明病识证，病证结合

中西医结合进行疾病的诊断与治疗，在临床上越来越受到重视，应用也越来越广。明病识证，病证结合，即明确现代医学诊断是什么病，中医辨证是什么型，然后再根据具体情况，采用不同的方式方法进行结合。心血管病证的诊断，归纳起来有下列几种方法。

1. 辨病指导辨证

中医对心系疾病在辨证分型时，借助西医对该病的病因病理、治疗原则、转归预后等作为指导和参考。例如 AMI，先辨病，发挥西医诊断确切，能及早发现并发症的特长，通过辨病指导辨证。在明确诊断 AMI 的基础上，再进行中医的辨证分型以指导治疗。若单纯出现疼痛而无并发症者，用针灸止痛或含化冠心苏合丸、活心丹、速效救心丸等，疾病的恢复会较快。如有早期休克现象，气阴衰微型静注生脉针或服生脉散煎剂能收到良好效果；亡阳欲脱型注射四逆针、参附针，或口服参附煎剂，均可收到较好的疗效。应用监护系统使心律失常的检出率大大提高，便于早期预防治疗，也能及时指导中医对心律失常的辨证论治。

2. 辨证指导辨病

辨证指导辨病即通过中医的辨证来指导西医的辨病，并指导治疗。如中医辨为阴虚阳亢的高血压病人，在治疗中，中医用滋阴之法进行治疗，如果用西药利尿剂进行降压，效果并不佳，中医认为这样会更伤其阴而使阴虚更甚，在此种情况下，改用其他降压药治疗才能取效。又如心绞痛，西医认为其病理为冠状动脉供血不足，治疗以扩冠为基本原则，无论何种心绞痛，用药差异不大。然而中医对心绞痛的辨证分为气滞血瘀、气虚血瘀、胸阳不振、痰浊血瘀、气血亏虚、肝肾阴亏等类型。若按不同的证型辨证论治，可收到更好的疗效。此即辨证为主，结合辨病进行治疗。

3. 无证从病

许多心系疾病的患者，有时并无任何症状。此时应当"无证从病"进行诊治。如急性心肌梗死出现偶发室性期前收缩，病者可无任何痛苦，从辨病出发，这可能是引起室性心动过速或室颤的先兆，必须立即进行处理，使其在早期得到控制，防患于未然，此即无证从病。再如隐匿型冠心病等，临床可无任何症状，应以无证从病的原则进行治疗，防微杜渐。

4. 无病从证

随着医学的发展，医学模式已由"生物医学模式""生物、社会医学模式"发展为"生物、社会、心理医学模式"，事物在发展，认识在提高，医学领域还有许多未知数，许多有非常痛苦症状的患者，却无各种客观病理指标支持诊断。此时应采取"无病从证"的诊治原则。如神经官能症，患者主观十分痛苦，表现为紧张、焦虑、多疑、善感，但辅助检查却无阳性指标，此时，中医按其证候辨证论治，配合其他疗法，多能收效理想。

5. 微观辨证与辨证微观化

所谓微观辨证，即是在临床收集辨证素材的过程中，引进现代科学，特别是现代医学的先进技术，发挥它们微观认识机体结构、代谢、功能的特点，更完整、更准确、更本质地阐明证的物质基础，即用微观指标认识和辨别证。所谓辨证微观化，就是综合了多方面微观辨证的信息，结合中医传统的宏观指标，并通过临床治疗的反复验证，逐步建立辨证的微观化，并以此进一步指导临床实践。总之，是探寻各种证的微观标准。从微观辨证到辨证的微观化，是辨病与辨证相结合认识上的突破和飞跃。如气虚型冠心病的主要改变表现在血流动力学方面，而血瘀型冠心病的主要改变表现在血液流变学方面。因此，测定血流动力学和血液流变学方面的客观指标，可作为冠心病气虚型和血瘀型的微观辨证指标，进而指导临床治疗。

微观辨证用在"无证可辨"，即症状不太明显、证候复杂、辨证困难的情况下。辨证微观化所得资料有助于证的辨别。微观辨证和辨证微观化将逐步形成一门新兴的诊断学科。

6. 微观辨证和宏观辨证相结合

微观辨证并不能取代宏观辨证，而是弥补宏观辨证的某些不足，因此也是发展宏观辨证的范畴，可提高宏观辨证水平。具体应用时，应将微观辨证和宏观辨证有机地结合，逐步提高、完善此诊断方法。如冠心病血瘀型患者，宏观上有胸痛如针刺、痛引肩背、舌有瘀点、瘀斑等，微观辨证则会有血液流变学方面的改变，如血黏度增高等。如此，宏观上诊为血瘀证，微观又有指标支持诊断，微观辨证和宏观辨证相结合，更有利于明确诊断，并利于临床疗效的提高和判定。

（二）审度病势，把握演变规律

对于心系疾患，应审度病势，从其临床表现的复杂症候群中，首先辨明何为主证。所谓主证，是反映其病理本质的，对病情发展起着关键作用的证候。同时，必须注意，主证并不是始终不变的，在一定条件下可以从实证转化为虚证，或从寒证转化为热证。诊断时，应判断疾病发展的态势，把握其演变规律以指导治疗。如心气虚患者，主要症状可有心悸怔忡，气短乏力，活动后尤甚等，但随着病情的发展，损伤阳气，会转化为阳气虚，在心气虚证候的基础上，出现心痛、形寒肢冷等阳虚症状。如果心阳虚证进一步发展，突然出现大汗淋漓、四肢厥冷、口唇青紫、呼吸微弱、神志模糊，甚至昏迷、脉微欲绝等证候，则说明心阳虚证已转化为心阳暴脱证。因此，在诊断时，须仔细分析证候，辨别其证是否已经发生转化。

又如心肌梗死患者，出现偶发室性期前收缩，此时须注意预防室性心动过速，甚至室颤的发生，审度其病势发展，预防意外的发生。

（三）审证求因，把握病机

导致疾病发生的原因是多种多样的，有内因、外因和其他原因。临床上没有无原因的证候，任何证候都是在某种原因的影响和作用下机体所产生的一种病态反应。认识病因，除了解可能作为致病因素的客观条件外，通过分析疾病的症状、体征来寻求病因，为治疗用药提供依据，即审证求因。

病机，即疾病的发生、发展与变化的机理。病邪作用于人体，机体的正气必然奋起抗邪而形成正邪相争，破坏了人体阴阳的相对平衡，或使脏腑、经络的生理功能失调，或使气血功能紊乱，从而产生全身或局部多种多样的病理变化。把握病机，即把握邪正盛衰、阴阳失调、气血失常，以及经络和脏腑功能紊乱等病理变化，以指导疾病的治疗。

如冠心病寒凝心脉证，症见猝然心痛如绞，形寒畏冷，遇寒痛剧，手足不温等。通过辨证，如心痛较剧，遇寒易作或加剧，可推知其为感寒所得，分析其病机，为心阳不振、阳气失展、寒凝心脉、营血运行失畅所致，针对其病因病机，治疗以祛寒活血、宣痹通阳为原则。

所谓审证求因，把握病机，即通过辨别其主证，推求其因，抓住其病理变化的主要矛盾，以指导遣方用药。故《素问·至真要大论》篇曰："谨守病机，各司其属，有者求之，无者求之，盛者责之，虚者责之。"

（四）注重引进诊断新技术

随着医学的发展，研究的深入，人们对诊察疾病的方法提出了新的要求，如对症状和体征不明显的患者，借助于实验诊断或仪器检测的方法，从宏观到微观，从直接到间接，从定性到定量，为早期诊断及治疗提供依据。特别是研制和引用了一些用于中医诊断的仪器，如脉象仪、舌诊仪、色差计等，使部分诊断手段得以客观化，在运用声学、光学、磁学等知识和生物医学工程、电子计算机技术等方面，进行了多学科综合研究，获得了一些新的进展与成就。

在心血管疾病的诊断、治疗方面，心电图、心尖搏动图，以及其他舌诊、脉诊方面新技术、新成果的运用，使得许多原来的宏观诊断有了微观的辨证指标。如通过运用现代医学等多学科的先进技术，使心气虚时有了左心功能改变、血流动力学、血液流变学以及免疫功能和其他多种客观的、微观的，甚至分子生物学水平的指标对诊断的支持。

自20世纪80年代以来，新技术、新材料的发展、更新，使心血管病的诊断治疗技术有了长足的发展，在这种形式下，应中西医结合，认清方向，突出优势，推进重点，争取新的突破。

（五）预后转归

正确判断和估计心血管病的预后和转归，对治疗措施的制订有着十分重要的意义。疾病的预后和转归，其因素是多方面的，但归纳起来不外三个方面：一是正气的盛衰，此是疾病过程中一个主要的方面。若正气充足，则有病亦轻，或病而易愈，反之则易病而难愈。二是邪气的强弱，邪气强，则侵犯人体易发病，邪气弱则不易发病，或侵犯人体后，虽病但病情不严重。三是治疗是否得当，患病后，若经过及时、有效的治疗，可望很快好转、痊愈；相反，若失治、误治，则预后不佳。中医学提倡未病先防和患病后早诊断、早治疗，并根据疾病的传变规律，先安未受邪之地，这样才能防止疾病的发展与传变。

如心系疾病中的心悸怔忡，其证候特点是虚实相兼，以虚为主，故病的转化主要是虚实的转化，此即本证的传变规律。本证发生初期，脏腑亏损主要以心、胆为主，在外界刺激的条件下引起本病，此时如能及早诊断、正确治疗，则愈后较好，其症状可望消失而痊愈。倘若病情发展，引起其他脏腑功能失调，病情加重，则比较难治。但若治疗得当，预后尚可，亦能收效。若再失治、误治，使脏腑亏损严重，则病情将更危重。若表现为心阳暴脱，或水饮凌心、脉微欲绝之候，则病势险恶难愈。总之，其预后、转归与脏腑亏损之程度、正邪之盛衰，以及治疗是否得当和及时，都有很大的关系。

此外，对于心系疾病的预后转归，应建立一个"急、危、重"的概念。因为心为人一身之大主，乃君主之官，心的强弱变化，对人之生命活动有决定性的作用，并且，心系疾病多传变迅速，稍有疏忽，有可能造成严重的后果，但若能密切观察、及时治疗，心系疾患的预后转归也可能会大大改观。

第二章 提高心血管病临床疗效的思路与方法

一、辨病与辨证相结合

辨病与辨证相结合的方法，在临床上能充分发挥中西医两种不同的诊断和治疗方法的长处，有利于提高临床的诊疗水平，并将中医学在长期实践中创造出来的正确理论和丰富的经验同现代科学有机地结合起来。

辨病与辨证，两种方法各有所长，只有有机地结合，才能充分发挥中西医各自的长处，现代医学对临床症状大致相同的疾病，由于对病理改变研究得比较深入，认识比较明确，从而得出截然不同的诊断，对诊断指标和判定预后有明确的认识。辨证诊断方法符合唯物辩证法，能做到具体问题具体分析，在疾病发生发展的过程中，依其不同阶段，抓住主要矛盾，采用针对性较强的治疗措施，辨证所得出的证候是对疾病某一阶段的病理本质的高度概括。辨证方法概括起来就是"望闻问切抓主证，脏腑学说地位定，找出某脏为主导，再用八纲去定性，卫气营血与三焦，经络循环与津液，结合气血与痰饮，高度概括成证型"。在辨病与辨证相结合方法的指导下处方用药，原则上符合中医学传统辨证施治的理论体系，也考虑到现代科学对中药的研究成果。也就是说，这样的处方是在某一治疗原则的指导下，在某些代表方剂中筛选出有双重治疗意义的药物，这类药物的筛选遵循辨证施治的理论。所选的药物宜根据中药四气五味的特性与证型丝丝入扣，处方中药物要精当，药物的剂量要有科学根据，一是病情需要，二是药物性能和现代药理分析证明有利于治病而不有害机体。

目前辨病与辨证相结合有三种基本形式：

1. 在辨病的前提下，分型辨证

此形式就是明确西医"病"的诊断之后，将病划分成若干证型，然后论治。这种方法的优点在于大体上勾勒疾病演变的主要证型，便于人们对某病的证型有一个大致的了解，其不足之处是证候乃动态演变的过程，不是若干证型就能概括的，甚至它的转化也不是"病"就能约束的。分型辨证容易使辨证论治简单化，束缚医者的思想。辨病的同时，也应了解该病几种可能的证型，要知常达变，细心辨证，这就发挥了中医的长处，因此，对分型辨证方式当灵活掌握，善于运用。

2. 以辨证为主，辨病为参考

此形式的着眼点在于辨证，不太考虑"病"的诊断，临床也能发挥一定的作用，但这样做不利于辨证的深化，会影响疗效的观察和经验的总结。

3. 宏观整体的辨证与辨病用药相结合

此形式从整体上调整人体阴阳的失衡，同时在局部选用针对"病"的有效药物，并且把二者结合起来，这是中医辨证论治与专方、专病、专药相结合的发展，宏观辨证与微观辨证相结合的广泛应用，积累了不少经验，但是宏观辨证与微观辨病用药也不是绝对的，在疾病发展的某个阶段，正虚已上升为主要矛盾，中医往往舍病救人，以扶正救逆为主，而不拘于治"病"，体现了中医治病既有原则性，又有灵活性。

如何使辨病与辨证结合得更好，有待不断探索，不断总结经验，其中最为关键的是提高中医的学术水平，娴熟地掌握辨证论治的技巧。

二、注意治法的选择

心血管疾病证型较多，病机复杂，病情凶险，针对不同证型及症状，选择恰当的治疗方法，对提高病人生存率及改善预后都至关重要。

中医认为五脏皆可致心痛，不可见心之痛一味治心，既应注意本虚标实的发病特点，又应重视其他脏腑功能失调对心病发病的影响。

心血管病本虚而标实，在治则上宜温阳通阳而不宜补阳，宜益气补气而不宜滞气，宜活血行血而不宜破血，宜行气降气而不宜破气，宜化痰豁痰而不宜涤痰，宜散寒温寒而不宜逐寒。在用药上，温阳通阳用附子、桂枝，特别是附子，既温阳又通阳而优于桂枝；益气补气选党参、太子参、北沙参；温散寒邪用生姜、吴茱萸；行气降气用郁金、降香、枳壳；稳定期常用散剂。

冠心病的治疗，须认清本病与各脏腑之间的关系，尤其是与胃的关系，然后体会本病因虚致实之实质，以及因实致虚，最后致本虚标实的特性，治疗原则为以补为主，以补为通，以通为补，通补兼施，用补法而不使其壅塞，施通法而不损其正气。

1. 宣阳通痹

阳不宣可致血之痹，血之痹可令阳不宣，故通阳可以宣痹，宣痹亦可通阳，二法相互为用，故临床应以宣阳通痹为主要治法。

2. 心胃同治

胃为水谷之海，故人体之气血产于胃，集于脉，借心阳之鼓荡，充沛于周身。所以脉以胃气为本，有胃气则生，无胃气则死，半日不食则气少，一日不食则气衰，七日不食则死矣，胃寒则血薄，胃热则血浊，血浊则血衰阳微而卫外之功能减退，血浊则血之流通不畅，血中之代谢物质陈腐淤积，故心与胃相互依赖，相互影响，心胃同治一法在临床上应予以重视。

3. 补气养血

气与血同出而异名，血为阴，气为阳，阳生于阴，阴生于阳，此即阴阳互根之意，无气则营虚，血不足则胸中冷，血者气之体，气者血之用，气为血之帅，血为气之母，补气即能养血，养血亦可益气，故补气养血，不可分割，若见胸痹之脉证，发热、不渴、脉虚、正气衰弱者宜投当归补血汤加味。

4. 扶阳抑阴

阳盛则热，阴盛则寒，阳虚则寒，阴虚则热。盖阴消则阳长，阳消则阴长，故扶阳即是抑阴，而抑阴也是扶阳。胸痹由于心阳虚微，阳消则阴长，所以扶阳抑阴之法亦不可少。若胸痹时缓时急，用薏苡附子汤，附子扶阳，薏苡仁缓急；若四肢厥逆、脉微、下利者用四逆汤；若阳虚胃冷者用附子汤；若心下满者用理中汤；若寒甚者可加细辛。

5. 活血行水

冠心病出现浮肿者，乃由于血运失常，寒气淤积，络脉充胀，体液渗出而致肿胀，水肿的根本原因在于阳虚，故助心阳乃利水之本，水盛则阳衰，阳盛则水衰，发汗虽去水，但也同时能降体温，对于阳不足者亦能损阳，故有大汗亡阳之说。

6. 补肾养筋

心与肾相互为用，肾不能还精于心，即表现为心功能虚衰，肾不能还精于肝则不能柔肝养筋，致筋膜憔悴，脉管渐硬，故补肾养筋法亦为治胸痹之大法。冠心病患者存在不同程度的肾虚气衰症状，如腰酸腿软，耳鸣耳聋，脱发健忘，自汗气短，失眠盗汗，故宜温肾益气治其本。病情稳定期以治本为主，常用生脉散、保元汤，心功能不全用生脉散、参附汤。

三、如何提高中医药的临床疗效

如何提高中医药的临床疗效，一直为历代医家所重视，方法虽多，然目标则一，一般认为有如下几点不容忽视。

（一）以心为主，兼顾他脏

多药联用是中医治疗学的一个独特之处，在中医心血管病治疗组方上应特别重视。根据心血管病症的不同，选用多种药物配伍施用于同一病人，常能较快地缩短病程、提高疗效。

注重一方中融合多种药物配伍，以求发挥药物的协同作用。如心虚证用温阳补气法；温阳药与补气药联合应用，益气效果更佳；又如心阴虚证，中医认为善补阳者，必于阴中求阳，阳得阴助则生化无穷，故温补心阳时，每每加用滋阴之品，再加入益气药物以助后天之阳的化生，如此更增温阳的药效。

（二）冠心病之治，从心、肺、脾、胃全面考虑

冠心病发作时常以胸痛为主症，但不少患者表现为心悸、胸闷、气短等症，不能单纯从胸痹论治，要考虑心、肺、脾、胃的关系。心阳虚微，鼓动无力，脉道难充，肺气不足，帅血无能，故脉动失常，又因脾胃不健，后天乏源，生血不足，其动自然无力。

其治除用宣阳通痹的瓜蒌薤白半夏汤为主外，还要配合补气养血、心胃兼顾、活血行水、补肾养筋之方药。

血者气之体，气者血之用，补气能养血，养血亦可益气，故心悸、面色无华、舌淡脉虚者，宜补气养血，投以当归补血汤；若脉间歇而至，心悸短气者，则宜用当归芍药散；若心动悸脉数者，用生脉散加酸枣仁、龙骨、牡蛎、当归；若脉结代，心动悸则用炙甘草汤。以上诸方，意在益其虚损，补其不足；若心悸胸闷，脘痞泛恶，气塞短气，证偏实者宜用桔枳姜汤加减；若动则心悸气短，胸中气塞，病兼在肺者，予茯苓杏仁甘草汤；若心悸目眩，胸胁支满，苔白，脉滑者，方从苓桂术甘汤出入；若伴心中痞气，胁下冲胸，证偏虚者，宜用人参汤加味。以上诸方，重在和胃降逆，化浊定悸。心动悸，脉结代，兼阳虚浮肿者，应以瓜蒌薤白半夏汤与真武汤化裁并加活血之品，属活血利水法；胸闷心悸，头晕耳鸣，兼两尺无力，脉迟，腰酸腿软等肝肾不足、筋失荣润之证，宜用补肾养筋之法，阴虚增杞菊地黄丸，阳微合桂附

八味丸，便干加草决明、火麻仁，不得寐加酸枣仁，头昏脉弦，阴虚阳浮，血压偏高，宜酌用天麻钩藤饮。

（三）辨心病之要在"准"

1. 析病因

心病由诱因而发，多见于气候突变、暴饮暴食、大怒大喜，由此猝发心痛，若治疗及时而对症，诱因速去，常可较快地好转；若无诱因而发，多属素体气血虚弱，脏气亏损，其发作多呈持续性或间断性，且多起于夜深人静之时，一旦起病，则反复无常，迁延难愈。

2. 识病机

心病多为心气虚弱、心脉痹阻之本虚标实证。其虚常为心气虚、心阳虚，其实常为气滞、血瘀、痰浊，病发期虽以标实为主，治当宣痹或豁痰化浊，但心病常与心气不足密切相关，故宜酌加补益心气之剂，更有助于心痛之缓解。

3. 明特点

疼痛在两乳之间的前胸部位，且心背相引，心痛彻背，背痛彻心，多为猝发或发作有时，七情劳倦、气候突变、饮食不节常可诱发心痛，发作时兼见胸闷、心悸、气短和唇舌紫暗，临床应与胃脘痛、胸痛、胁痛、肩背痛相鉴别。

4. 分类别

闷痛可分气滞、痰浊、心气不足，刺痛为血瘀，绞痛属寒凝心脉，各类心痛可相互转化，或兼夹出现。

5. 辨性质

猝发多实，久病虚；刺痛、绞痛多实，闷痛多虚；气滞、血瘀、痰浊所致心痛多实，而心气不足、心阳虚弱或气阴两伤所致心痛多虚。以寒热而论，心痛之发，以寒凝心脉、阴寒内盛所致的心脉痹阻多见，起于热者，也多由寒化热。

6. 审舌脉

唇舌紫暗及有瘀斑为心痛患者常见的舌质变异，舌苔由薄白很快转化成厚腻，此为心脉痹阻所致清浊失其升降，痰浊加重的舌苔变异。一般病初多见脉伏而涩，若痰浊加重，则转为滑脉，脉沉细则多属心气虚弱，脉结代或散而欲绝，多属病势逆转。

7. 别顺逆

心痛发作频繁者重，偶尔发作者轻；持续短暂者轻，持续时间长者重；证候属实者较轻，虚象明显者重；痛位固定较深者较重，不固定者较浅较轻；初发者轻，病程长，迁延反复者重。此外，在病程中，呈现厥脱、神昏、喘促、痰壅、剧痛不解、体温骤降、舌光无苔、脉结代欲绝者多属逆候。

8. 察先兆

凡遇气候突变，喜怒过度，劳倦过伤，又属素有心胸疼痛之中年以上的患者，若出现心胸满闷、心悸气短、脉力虚弱者，可按心痛发作对待，及时采取有效措施。汗出不止、肢冷、烦躁、脉力减而微、唇舌青紫等，均可按疾病逆转的先兆对待，应加强监护，采取应急处理，防止病情逆转。

（四）动态观察，分段论治

心病的过程是由不断变化发展与相对稳定阶段组成的，因此要用发展和动态的观点进行观察与处理。心病因具有相对的稳定性，故可形成一定的阶段性。心病的阶段性，不仅能反映出病情的轻重和病势的进展，还能揭示病机的变化，作为易方更药的依据。动态观察，分段论治是心病临床诊治的原则，因此处理时分三个阶段施治。

1. 急发病剧阶段

急发病剧阶段常在发病的 1~6 天，主要因心阳虚衰，血瘀痰阻，表现为突然心前区剧痛，心痛彻背，短气胸闷，汗出肢冷，形神疲惫，面色苍白，舌紫有瘀点，舌下脉络青紫，脉结代，首选芳香温通的成药，如速效救心丸。

2. 急发病缓阶段

急发病缓阶段常在发病的 7~17 天，心痛已缓，胸闷短气，口干舌燥，倦怠乏力，纳呆食少，舌红脉细，舌下脉淡紫，宜用益气通痹汤：黄芪 30~50g，太子参 15~30g，黄精 30g，丹参 30g，仙灵脾 15g，瓜蒌 20g，香附 15g，郁金 15g，清半夏 10g。

3. 心痛缓解阶段

心痛缓解阶段在病过 18 天，主要因心气不足，脉络失畅，表现为倦怠乏力，胸闷短气，脉沉细或虚大，舌下脉络暗红、短细，治宜益气养阴，佐以活血化瘀，用丹参保元汤：丹参 30g，黄芪 30g，太子参 30g，桂枝 10g，当归 10g，川芎 10g，炙甘草 10g。

（五）中西结合，明确标准

传统中医对临床疗效的判定常从宏观考察，但对微观的影响是综合疗效评判不可忽视的重要内容，如对肺心病临床疗效的考察除观察其临床症状外，还要看肺心的 X 线表现、心电图。因此，中西医结合诊疗，有利于观察疗效、总结经验。

（六）重视医嘱，医护结合

医嘱主要包括服药注意事项和将息调养事宜，如某些药物的先煎后下、具体服法、饮食宜忌，以及情志劳逸、房事调摄等，以便消除不利于健康的因素，使治疗达到最佳效果。

四、注意调养与护理

良好的调养和护理方法，对心系疾病患者的康复和预后是非常重要的。

（一）一般护理

生活护理包括病人由入院到出院，由患病到痊愈过程中的环境安排、心理护理（情志护理）、饮食及食疗、排泄和睡眠的护理，以及病人在危重期间生活上所需要的护理等。

1. 保持病房、诊疗室的安静和整齐清洁。《素问·生气通天论》说："起居如惊，神气乃浮。"必须做到给病人一个舒适的休养环境，使其思想上有安全感，树立战胜疾病的信心。工作人员应做到四轻：讲话轻、走路轻、操作轻、开关窗户轻，这些对心病患者尤为重要。

2. 病房要通风，保持室内空气新鲜、阳光充足，使病人心情愉快、精神爽朗、食欲增加。通风前做好病人的保暖工作，防止病人受凉而感冒，冷风不宜直接吹在病人身上。

3. 随着气候变化，及时调节病房内的温度，对阳虚怕冷者，室温应稍高；高热烦渴者，室温宜稍低。

4. 指导病人春季防风，夏季防暑，长夏防湿，秋季防燥，冬季防寒，以免病中复感外邪。

5. 对于心病患者要注意给药方法。服用汤药时药物宜浓煎，少时多次分服。中成药或西药应严格按时间、剂量给药，一定要做到发药到口。如给心悸、危重病人发药前必须先测脉搏，若脉搏减慢，再听心率，如减慢到 60 次/分以下或有心律失常，应暂停发药，与医师联系后再决定是否用药。

6. 对心病患者的护理，应多同情、关心、体贴、安慰。协助病人做力所能及的事情，语言要温和，态度要和蔼，保证病人的情绪稳定乐观，防止精神上的刺激，悲哀喜乐，勿令过度，动止有常，言谈有节，坐卧有时，勿令身怠。对急性病需要卧床休息的，以静养为主，对慢性病患者，根据病情，采取动静结合的方法。

（二）情志护理

要分析病人的心理因素在临床上的作用，防止不良情绪的产生，注意调动病人积极的心理因素，使病情向有利的方向发展。

1. 帮助病人克服和消除恼怒、忧郁、疑虑、悲伤、恐惧等不良情绪，防止郁怒伤肝，忧思伤脾，悲哀伤肺，恐惧伤肾，以免加重病情。

2. 病人进行各种治疗前，尤其在特殊检查和治疗之前，一定要向病人说明，取得病人的合作，以获奇效。

3. 对病人的病情变化，医护人员要沉着冷静，给予病人安慰，不要增加病人的心理负担。

4. 在病情稳定阶段，应以慎重的态度向病人解释病情；在恢复期，应鼓励病人活动，恢复病前的生活能力。

5. 保持病区安静，轻、重病人要分开，防止互相干扰，保证病人能充分休息。

6. 对病人的诊断和治疗，为了防止病人有不良刺激，应保密，但对家属要做详细解释，并告之预后如何。做好病人病案的保管工作，病人和家属一律不得翻阅。

7. 病人出院，要做好卫生宣传工作，并对疾病的预防、恢复期的锻炼及日常生活等方面做必要的指导。

（三）饮食护理

中医提出医食同源，食物不但有补养机体的功能，同时也有治疗疾病的作用。唐代孙思邈曾说："安身之体必资于食，救疾之速必凭于药，不知食宜者，不足以生存也，不明药忌者，不能以除病也。"

1. 饮食节制

适当地补充营养，对治疗有利，但进食过量，则反而有害，在疾病过程中，不可勉强进食。饮食过量或暴饮暴食超过机体的消化功能，会损伤脾胃，使营血不和。

2. 选择饮食

根据疾病的需要，选配饮食。如低热量饮食，适用于肥胖者或心悸、消渴患者，每日总热量控制在 6.276～7.531kJ。低蛋白质饮食，适用于肾功能不全、关格、癃闭的病人，每日蛋白质总量在 24～40g，以维持氮的平衡，减轻肾脏负担。低胆固醇饮食，适用于胸痹、心悸、高脂血症、高血压及动脉硬化症病人。此外，还应每天多食蔬菜、水果，根据病人的不同情况给予高营养、易消化的饮食。

3. 饮食禁忌

饮食禁忌与疾病有着密切的关系，食物有寒、热、温、凉四性，有辛、甘、酸、苦、咸五味。五味入五脏，各得其味，以维持正常的作用。疾病有寒、热、虚、实及表、里、阴、阳之别，食物的性味与疾病的属性相适应则有利于治疗。如寒证应忌生冷瓜果等凉性食物，宜食温性、暖性食物；阳虚者忌寒凉，宜食用温补类食物；阴虚者忌温热，宜用淡薄滋味类食物。又如：肝病忌辛，心病忌咸，脾病忌酸，肾病忌甘，肺病忌苦，当心病连及五脏六腑时，应注意禁忌与疾病的关系。当病后胃气初复，不能贪图口福，应节制饮食。《景岳全书》说："不欲食者，不可强食，强食则助邪；新愈之后，胃气初醒，尤不可纵食。"

服药期间还应指导病人注意食物与药物有协同和相克的不同相互影响，如相宜者，赤小豆配鲤鱼可加强利水作用；黄芪配薏苡仁可加强渗湿利水作用等。性能相克者，如鳖鱼忌苋菜；薄荷忌鳖肉；甘草忌鲢鱼；天冬忌鲤鱼；土茯苓、使君子、铁落忌茶；白术忌桃、李、大蒜；蜂蜜忌葱；黄连、桔梗、乌梅忌猪肉；人参忌萝卜。

（四）危重期护理

1. 心病患者中的胸痹心痛、心悸、心水、真心痛、水肿等危重急症，在急性发作期，病人须绝对卧床休息，生活起居和洗漱、大小便、翻身、进食等均需护理人员协作，并尽量减少搬动病人的次数，以免加重心脏负担和影响病人休息。

2. 当出现呼吸急促、心胸疼痛或心悸怔忡、四肢厥冷、大汗淋漓、面色苍白或晦暗、脉疾数或结代等险症时，应立即准备好抢救器械和药品，及时执行一切抢救医嘱，严密监护病人，仔细观察病人的心电图、血压、脉象、心率、呼吸、神色、尿量、汗出等变化，随时做好记录。

3. 当出现严重心、脑、肺、肾及消化系统的严重并发症，应立即报告医生，紧急采取复苏措施，即头低位仰卧于硬板床，在出现心脏骤停时，拳击心前区，若无效，立即行胸外按摩术及口对口人工呼吸。有条件时，立即行气管插管、加压人工呼吸，并及时开放静脉输液通道，注射三联针等，在医生到来前，尽量采取有效措施，争取有效时机。

4. 抢救室要备常用的急救汤剂，如参附汤、炙甘草汤；丸药或口服液，如速效救心丸、心宝丸、滋心阴口服液；中药注射剂，如参附针、生脉针、复方丹参针、清开灵、双黄连针。

（五）缓解期护理

1. 病情稳定 3 天后，心电图、血压、脉象、神色、呼吸、大小便等的连续监护，可改为间断监护，吸氧根据病情而定。

2. 根据七情致病的特点，应十分重视情志护理，使病人正确对待疾病，做到安静不急躁，可避免或减少疾病的发作。

3. 卧床病人易导致消化不良、肌肉萎缩、大便秘结，应注意饮食调护，鼓励患者多食蜂蜜、水果，经常保持大便通畅，避免用力过猛而发生意外。活动量视病情而渐进，从下床扶助上厕所到室内定时散步，并做好病人卧床时的皮肤、口腔等护理。

4. 向家属介绍急救知识，指导其配合医护人员给病人服药，学习发病时的抢救及如何吸氧。指导其注意患者饮食应低盐、低脂，忌肥甘厚腻、辛辣、刺激食品，并适当控制饮水量，观察患者大小便的情况。

汤药是心病治疗中最常用的一种剂型，家属要学习煎药方法。

第三章　心血管病的基本治则与用药规律

一、基本治则

（一）常规治疗

1. 西医治疗

本系统疾病的病理解剖变化，已有不少可用外科手术治疗。在一般麻醉下，可施行未闭动脉导管的结扎或切断术、二尖瓣狭窄交界分离术和缩窄性心包炎的心包剥离术。随着心脏直视手术和血管外科手术的发展，大多数先天性心血管病、畸形可以施行手术纠治，各种心瓣膜病可以施行瓣膜修复术或人造瓣膜替换，动脉病，包括冠状动脉病，可行动脉内膜剥脱、病变部位切除、同种血管、自体血管或人造血管的移植或旁路等手术。心肌梗死的并发症如心室壁瘤、室间隔穿孔、乳头肌断裂等，亦可考虑用手术治疗。近年来，经皮腔内冠状动脉成形术、经皮心瓣膜扩张成形术、激光消除血管阻塞术，使某些病例的血管和瓣膜手术简化，创伤减少。病变严重、不能修复的心脏，可以考虑施行心脏移植术。

（1）心力衰竭可用强心利尿剂和血管扩张剂治疗。目前，强心药物除传统应用的洋地黄类外，还有许多新型洋地黄类正性肌力药物，如拟交感胺类的多巴胺和多巴酚丁胺，磷酸二酯酶抑制剂氨联酮、米力农等。血管扩张药物除常规应用的动脉和静脉扩张剂，如肼屈嗪、酚妥拉明、哌唑嗪、硝普钠和硝酸甘油外，还有血管紧张素转化酶抑制剂，如卡托普利、依那普利等的应用，不仅可有效地缓解心力衰竭患者的症状，还可能延长心力衰竭患者的寿命。此外，作用强而奏效速的袢利尿剂和静脉用血管扩张剂，可有效地治疗急性肺水肿。

（2）对心律失常的治疗，除一些老药新用收到显著效果外（包括利多卡因、溴苄胺、苯妥英钠等），许多新的抗心律失常药物，如维拉帕米、美西律、丙吡胺、胺碘酮、普罗帕酮、恩卡尼、氟卡尼、劳卡尼等陆续问世，应用于临床，获得显著的效果。电子仪器（包括电复律器和人工心脏起搏器等）及其他新技术，如电或激光消融术的发展应用，为治疗严重心律失常提供了有力的武器。

（3）对心绞痛的药物治疗，除传统应用的硝酸酯和亚硝酸异戊酯外，目前应用 β - 肾上腺能受体阻滞剂和钙拮抗剂，收到了良好的疗效。对急性心肌梗死病人进行心电和（或）血流动力学的监护，及时在梗死早期应用溶栓治疗及新型溶栓剂，如组织型纤溶酶原激活剂、尿激酶前体，可望进一步降低急性心肌梗死的病死率。

近年来，交感神经系统 α_1、α_2 和 β_1、β_2 肾上腺能受体理论的阐述，以及促进和阻滞这些受体作用的药物的发现和应用，钙离子在心血管系统中的作用及其机理的阐述，以及钙拮抗剂的研究和应用，肾素 - 血管紧张素系统在心血管系统疾病发生、发展中的作用，以及血管紧张素转化酶抑制剂的研制应用，为心力衰竭、高血压、冠心病、心律失常等的治疗提供了有用的理论和有效的治疗。继钾、钠离子之后，重视研究钙、镁离子对心脏功能的影响，为临床提供了采用这些离子治疗的理论根据。

2. 中医治疗

心血管疾病中常用的治疗原则有扶正祛邪、调整阴阳、调理脏腑气血、区分标本缓急和因时因地因人制宜五个方面，本章将根据心系疾病的病变特点，系统介绍其基本治则与治法。

（1）扶正祛邪：心血管疾病的发生发展过程，从邪正关系来讲，就是正气与邪气相互斗争的过程。邪正斗争的胜负，直接决定着疾病的产生和进退。邪胜于正则病进，正胜于邪则病退。因而，治疗心血管疾病就必须注意扶正祛邪，改变邪正双方的力量对比，以利于疾病向痊愈的方向转化。

①扶正：适用于正气虚，而邪气也不盛的虚性病证。如各种器质性心脏病由于先天不足或后天劳损出现心悸、怔忡、乏力、气短、动则更甚等心气虚的表现，或气虚及阳，致心阳不足，见心胸憋闷或暴痛，形寒肢冷，气短息促，自汗乏力，面色白，唇紫，舌体淡胖，苔白滑，脉沉细或结代等心阳虚的表现，治宜分别补益心气和温通心阳。冠心病患者因心血亏耗，症见心悸怔忡、头晕目眩、面色无华、唇舌色淡、脉细弱，以及心律失常因阴血虚火旺者，治疗又当分别予以补血、滋阴。

②祛邪：适用于以邪实为主，而正气未衰的实性病症。如血栓闭塞性脉

管炎，患肢发生溃疡或坏疽，表现为热毒炽盛者，治以清热解毒，凉血化瘀；慢性风湿热见风寒痹症状者，治以祛风散寒化湿；急性心肌梗死因胸阳不振、痰浊阻滞心脉而致胸闷心痛者，治应通阳宣痹，豁痰化浊；心绞痛属气滞血瘀者，又当活血化瘀。诸如此类，皆属祛邪范围。

③扶正与祛邪：就临床实际而言，心血管疾病属于纯实证者比较少见，绝大多数皆是虚实互见。如充血性心力衰竭呈现心肾阳虚者，虽以心悸气喘、恶寒肢冷、面色苍白等阳虚症状为主，但也每见小便不利、肢体浮肿、胸闷或钝痛等水血互阻的邪实症状，故治疗应在益气温阳的同时佐以活血利水，用真武汤加减可收功。假若其病属水气凌心，病以心悸气短、眩晕、胸脘痞满、渴不欲饮、小便不利、面浮肢肿为主，兼见肢冷欠温、神疲乏力、脉沉细等阳气亏虚证者，治疗应通阳化气行水，兼顾益气扶正温阳，往往用五苓散化裁即可奏效。因此，若邪盛正虚，且正气尚能耐攻，则应先祛邪，后扶正。至于正虚邪实而以正虚为主，治疗当先扶正，后祛邪。

（2）调整阴阳：心血管疾病的发生，从根本上说，即是阴阳的相对平衡遭到破坏，出现偏衰的结果，对于阴阳的偏盛偏衰，《素问·至真要大论》指出，应"谨察阴阳所在而调之，以平为期"。因此，调整阴阳平衡，促进体内阴平阳秘，乃是临床治疗心血管疾病的根本法则之一。

亡阴和亡阳在病机和病证方面虽有所不同，但由于机体的阴精和阳气存在着互根互用的关系，亡阴则阳无所依附而散越，亡阳则阴无以生化而耗竭。故亡阴可以迅速导致亡阳，这在由各种因素导致的休克中尤其多见。因此，对这类疾病应根据阴阳互根的原理，予以救阴回阳同施并用，只是要区分主次，有所偏重。

由于阴阳是辨证的总纲，心血管疾病的各种病理变化如前所述，均可以用阴阳失调加以概括，因此，调整阴阳实为治疗心血管疾病的总则。如调整脏腑经络、调理气血、补虚泻实、散寒清热、升清降浊等治法，亦可以概括在调整阴阳的治则之内。《素问·阴阳应象大论》说："其高者因而越之；其下者引而竭之；中满者泻之于内；其有邪者，渍形以为汗；其在皮者汗而发之，其剽悍者按而收之；其实者散而泻之。审其阴阳，以别柔刚，阳病治阴，阴病治阳，定其血气，各守其乡。"这说明了调整阴阳这一治则的广泛性。

（3）调理脏腑气血：心血管疾病的发生，无论是外感还是内伤，亦无论是功能性还是器质性，都必须造成脏腑生理功能的紊乱和脏腑阴阳、气血的失调，临床治疗心血管疾病的各种方法，如清心降火、益气养血等，总是因相关脏腑气血失调而确立。因此，调理脏腑气血亦是治疗心血管疾病的重要原则之一。

①调理脏腑：心血管疾病中的脏腑失调主要表现在两个方面：一是心脏自身的功能失调，如心之阳气偏盛而致心阳亢奋、心火上炎与下移，心的阳气偏衰所致心神不宁、血脉寒滞，心之阴血失调而致心阴不足、心血亏损、心血瘀阻等，治疗时应结合各自的病理特点，采取多种措施调理，促其功能恢复（具体方法将在有关证治中详细论述）。其二是各脏腑之间的生理功能失调。人是一个有机整体，脏与腑，腑与腑，脏与脏之间在生理中相互协调、相互促进，在病理上则相互影响。当心脏发生病变时，常会影响其他脏腑的功能。同样，其他脏腑的病变，亦可累及心脏。故在治疗心血管疾病时，不能单纯考虑心之一脏，而应注意调整心与其他脏腑之间的关系。如慢性肺源性心脏病，多由反复的肺部感染日久不愈，逐渐累及肺、肾、肝、心而为病，其症在呼吸困难、动则气急、不能平卧等本虚的基础上，间或可见痰饮、咳嗽、气喘、水肿、瘀血等标实之象。心血管疾病固然与心脏自身病变有关，但是其他脏器的病变每可引发或导致心脏病变，同样，心脏病变亦可引起其他脏腑的疾患，故在治疗时，必须根据这些脏腑在生理上的相互关系和病理上的相互影响，注意调整其功能活动，如此，方能收到较好的治疗效果。

②调理气血：与脏腑功能失调一样，气血失调亦主要表现在两个方面：其一是气与血自身的不足或逆乱而导致各自的功能失调。如某些心脏病既可出现气虚、气滞、气逆、气陷、气闭、气脱，亦可出现血虚、血溢、血热、血寒，治疗就应针对这些变化而分别予以补气、行气、降气、升气、开闭、固脱和补血、活血、摄血、凉血、温通血脉。其二是气和血互根互用的功能失调。在生理上，气为血帅，气能生血、行血、摄血；血为气母，血可为气的活动提供物质基础，血能载气。当气血相互为用、相互促进的关系失常时，就会出现各种气血失调的表现，因此，治疗就应采取"有余泻之，不足补之"的方法进行调理。如心力衰竭的病人常因心气虚、生血不足导致气血两虚，同时气虚无力推动血行，可致血行减慢而瘀滞不畅，发为气虚血瘀证（或气滞血瘀证），治疗应分别益气补血和补气行血（或行气活血化瘀）。又如中风患者，常因肝气上逆使血随气升而发生昏厥，治疗则当引血下行或降气和血。气能摄血，气虚不能摄血，可导致血溢脉外而出血，治疗宜补气摄血。血为气母，血虚气亦虚，血瘀气亦滞，血脱气亦脱，故治疗时应根据气血失调的发病先后而采取适宜的方法治疗。

（4）标本缓急：心血管病的发生发展，总是通过若干症状和体征显示出来的，但这些症状和体征只是疾病的现象，不是本质，如心悸，可由气血不足、心肾阳虚、水气上泛，以及痰饮、瘀血等多种原因引起，故治疗上应分别采用益气养血、温通心肾、宣散水气、化痰蠲饮、活血化瘀等方法进行治疗，这样才能如矢中的，击中病所。

①急则治标：是指针对急重病症，甚至危及患者生命的疾病而采取的一种暂时急救的法则。这一法则主要用于指导心血管疾病中的急性病、危重病的治疗。例如，各种原因引起大出血，导致循环功能衰竭而休克者，就应采取急救措施，紧急止血以治标，待血止病情和缓后，再治本。又如急性脑血管疾病之高血压性脑出血，突然出现闭证，亦当先治其标，予以开闭清心，化瘀通络，待病情稳定后再图治本。再如冠状动脉硬化性心脏病患者，素有心肾阳虚，复为寒邪所伤，突然出现胸闷、心痛、面唇发绀等症状者，治疗应先温通心阳，待病情缓解后，再调理阳虚。《金匮要略》所言"夫病痼疾，加以猝病，当先治其猝病，后乃治其痼疾也"，即指此言。

②缓则治本：在急性病缓解后，或者针对某些慢性病，则应根据"缓则治其本"的原则进行治疗。例如，脉管炎患者病变已经停止发展，局部坏死亦已局限，溃疡面逐渐缩小，此时就应以补气养血为主，佐以活血化瘀，促进肢体恢复。又如前述之慢性肺源性心脏病，肺部感染是致病之本，只有积极防治肺部感染，才能控制病情发展。

③标本同治：是指在标病、本病并重时采取既治其标又治其本的一种法则。临床上大多数心血管疾病皆为标本同见，且多为本虚标实，故这一法则比单纯治标或单纯治本更为常用。前述之扶正与祛邪合用（包括其先后运用），以及调理气血之补气行血和补气摄血等，实际上即是标本兼治的具体运用。

由此可见，标本缓急的治则既有原则性，又有灵活性，临床应视病性变化而适当选择，但应以治病求本为准则。

此外，在心血管疾病中，由于寒热性质错综复杂，疾病常对药物发生格拒，如用热药治寒证而拒热，以寒药攻治其病则加剧；以寒药治热证而拒寒，以热药攻治其病而加重等，此时需用反佐法才能取效。常用的有药物反佐和服法反佐两种。药物反佐，即制方时根据方药的寒热性质，适当佐以与其性质相反的药物制之，以防疾病与药物之间发生格拒。如某些大热大寒证，常在寒凉方中佐以少许温热药物，在温热方中佐以少许寒凉药物即是。服法反佐，是根据方药的寒热性质，采取热药凉服、寒药温服之法，以防疾病与药物发生格拒，所谓"治热以寒，温而行之""治寒以热，凉而行之"是也。

中医治疗心血管疾病是既注重治"病"，又注重治"证"。病，即疾病，是在病因作用和正虚邪凑的条件下，体内出现的具有一定发展规律的正邪交争、阴阳失调的全部演变过程，具体表现出若干特定的症状和各阶段相应的证候。证，则是疾病发生和演变过程中某一阶段的病因、病机、病位、病性、病势等情况的综合概括。临床上由于一种病可以出现多种不同的证，不同的病在其发展过程中的某一阶段可以出现相同的证，因此，施治时就应在治病求本的原则指导下，采取"同病异治"和"异病同治"的方法来处理好治"病"与治"证"的关系。

（5）因时、因地、因人制宜：心血管疾病的发生、发展与转归，常受时令气候、地理环境等多方面因素的影响，尤其受体质因素的影响更大。因此，治疗应根据不同的季节、地理环境，以及不同的年龄、性别、体质、职业等制订适宜的法则。

3. 中西医结合治疗

心血管系统疾病的中西医结合治疗，突出了中西医结合的特色，不仅提高了近期疗效，也提高了远期疗效。

中医有很多治疗心病的方药，临床疗效可靠，据近年报道：用化痰行水法治心律失常，有效率达92%，用温阳法、活血化瘀法和理气法组方，治阳虚型期前收缩21例，治疗后19例期前收缩消失，近年，经国家批准，用于心病急症中必备的中成药已有15种之多，为减轻化学合成药的毒副作用，宜采用中西联合用药，以提高疗效。

多药联用是中医治疗学的特长，根据心病病证不同，先用多种治疗施用于同一病人，常能较快地缩短病程，提高疗效。注重一方中融合多种治法，以求发挥药物的协同作用。如洋地黄类药物治疗充血性心力衰竭，虽有很好的正性肌力作用，但其中毒剂量与治疗量很接近，易发生洋地黄中毒，陈可冀在20世纪90年代指出，中医治疗心力衰竭的单方及复方药中含苷类和非苷类正性肌力药物均有，二者联合应用效佳。

一般而言，中医的临床疗效大致可分为两个方面。一方面是现代医学的疾病为主，采用现代医学对各类疾病的疗效评定标准来进行评估，可以称之为疾病疗效，另一方面，是以中医的证候为主，采用中医对证候的疗效评定标准进行评估，可以称为"证候疗效"。从某种意义上来说，临床疗效是无止境的，我们若达到最佳临床疗效的目的，就要努力探索和不断提高，在当前阶段，我们所追求的疗效目的如下：①现代医学尚无有效疗法的疾病，中西医结合疗效应较好。②对现代医学有确切疗效的，中医或中西医结合疗效好或与之相等，并有某些优势。③重度副反应率少于现有的其他有效疗法。

在临床实践中，医生应将中医的辨证施治与西医的治疗有机地结合起来，合理选用中西药联合治疗，以取得比单一疗法更好的疗效。

宏观整体的辨证与辨病用药相结合，这是从总体上调整人体阴阳的失衡，同时在局部选用针对"病"的有效药物，并把二者结合起来，这是中医辨证论治与专方专药相结合的发展和宏观辨证与微观辨证相结合的广泛应用，但二者也不是对立的。在疾病发展的某个阶段，正虚已上升为主要矛盾，中医往往舍病救人，以扶正救逆为主，而不拘于治"病"，体现了中医治病既有原则性，又有灵活性。

如何使辨病与辨证相结合得更好，有待不断地探索，不断地总结经验，其中最为关键的是提高中医的学术水平，娴熟地掌握辨证论治的技巧。

（二）新动态与新方法

多年来，人们运用现代科技手段对心的本质从不同方面、不同层次予以初步揭示，其中仍以对证的研究为主体，因为证是脏腑病理、生理及形态变化的综合反映，通过对某一脏腑证候的病理、生理与形态学变化的研究可以测知相应脏腑的功能变化，从而认识脏腑的本质。因此，对证的研究采取科学的研究方法势在必行。

1. 心功能概念的界定和证候的规范

中医学将人这一主体开放性系统作为调控对象，动态研究人类健康和疾病之间的相互转化过程，形成了独具特色的基本概念、理论模式和实践行为。

在心本质的研究中，对其证候诊断的规范化，是开展实验研究的前提和条件。在医疗实践和实验研究中，只有统一的诊断和观察标准，才能得以对临床经验和实验结果进行总结、提炼，从而发现共同的规律，促进和加深对中医"心"理论及其内在实质的认识。尽管历代医家对有关心本质及其证候表现已有了相当多的阐述，但这些多是从不同的临床角度来考虑的，理论阐发各有侧重，临床人员实际掌握时又不尽相同，致使临床实际应用时不能统一，极不利于开展学术交流。若由于选择的研究对象不同，必然导致实验室指标的极大差异和临床疗效的难以重复。

近年来，一些学者致力于心病本质研究中证候诊断规范化的研究，取得了一定的进展。在研究思路上，主要从三个方面入手：一是从文献着眼，根据历代医家对心的生理、病理的有关理论阐述，综合分析总结出心的最为基本的生理功能和证候类型。二是注重实际，因为中医药学是一门实践性很强的学科，故应根据临床经验进行证候归纳，制订心脏基本证候的统一辨证标准，然后将其进一步在临床中反复验证、修改和完善。三是指标的确立，根据上述两方面的工作基础，开展心脏证候诊断性的实验室指标摸索工作，同时也为辨证标准的完善、临床疗效的提高和研究可信程度的提升提供参考信息。

2. 现代医学心血管研究的启示

数百年来，人们一直仅将心脏看作是人血液循环的动力器官。近几十年的医学科研使我们改变了传统的只见树木，不见森林的局限视野，重新认识了君主之官"心"。

心血管系统的内分泌功能：

（1）心脏的内分泌功能（心源性激素）：指那些由心肌细胞所产生和分泌的循环激素或局部激素，其中包括心钠素、脑钠素、内源性洋地黄、抗心律失常肽、肾素血管紧张素、心肌生长因子等。以心钠素为例，它是由心房合成、贮存和分泌的一种具有利尿作用的活性多肽，有强大的利钠、利尿、舒张血管、降低血压、对抗肾素血管紧张素系统和抗利尿激素的作用。体内的许多器官都含有心钠素，以心房最多，其他如肺、脑、甲状腺、肾上腺、垂体和生殖系统也有不同数量的分布，而心钠素受体亦广泛地分布于上述器官和组织中。

（2）血管内皮细胞的内分泌功能：近年来的研究证明，血管内皮细胞可以产生血管收缩因子和血管舒张因子，它们不仅在血液和血管平滑肌之间起着信息传递、加工和调节的作用，而且还可以调和、控制血小板黏集与血栓的形成。舒张因子包括前列腺环素（PGI_2）和一氧化氮（NO），前者有舒张血管和调节血小板黏集的功能，后者参与某些药物扩张血管的作用。内皮素是内皮细胞产生的具有极强的缩血管作用的多肽。

血管平滑肌细胞的内分泌功能：近来发现，除了肾脏入球动脉平滑肌细胞可以产生肾素外，全身血管，包括动脉、静脉和毛细血管床旁平滑肌细胞都有合成、分泌肾素和血管紧张素原的能力。

现代医学的研究成果为我们更好地理解中医关于"心"功能的论述提供了有益的帮助，同时也为丰富中医有关"心"理论的内容提供了很好的借鉴。如有人认为心钠素的利钠、利尿作用可以用来解释中医"心肾相交"的学说，也有人从肠血管活性肽对心脏有增强心肌收缩力的作用这一点出发来阐释"心合小肠"。对上述解释，我们虽然不一定完全同意，但为我们理解中医脏腑之间阴阳五行框架下的生克制化关系找到了着力的支撑点。同时，我们也应认识到，西医原有的脏器概念是在同一对象、同一时间、同一关系的条件下对脏器本质做出确定性和静态的反映，是对脏器的多样性、复杂的整体性和分割的单一化的反映，在积累了更多研究成果之后，这些概念本身也将得到应有的修正和发展。

3. 知行合———理论与实践相结合

中医学术历千年而不衰，素以经验丰富、疗效稳定、毒性较少而著称，深得广大人民群众的信任，中国传统哲学的知行合一也深深地影响了中医学，中医在探讨某些重大理论问题上，常先从临床实践出发，以反省自身的临床实践入手，然后又归于实践，将理论在临床实践中再加以印证。总之，任何理论学说都要以临床实践为依据，所以中医的许多理论，不仅是脏腑、经络、阴阳的概念，还包括临床实践，离开了临床实践，此概念也好，彼学说也罢，都毫无价值。中医理论的发掘、整理和规范，最终目的还是为了提高临床疗效，为人类的健康服务，单纯重视理论研究或是只注重临床实践的观念和做法都是片面的。

4. 多学科的协作攻关

从上述心本质的研究中，我们看到，研究所用的方法和手段应该说还处在一个较低层次，而且各学科之间的协作攻关明显不足，为此，我们提倡多学科的协作攻关，就是在心本质的临床研究和基础理论研究中，都要尽可能多地运用包括生理、病理、生化、免疫、神经、内分泌等各学科的知识和方法。多年来，研究者们在这方面已做了不少工作，取得了可喜的成果，但在深度上还做得不够，将来可考虑将分子生物学的技术、神经内分泌学和神经免疫方法等引入到心实质的研究中。目前，中医界对心实质的研究不够，抓住心的虚证（气虚、血虚）、实证（瘀血、痰浊）进行同步研究，将有助于从多个方面认识心脏虚实证候的实质及本质。

二、用药规律

（一）辨病用药

1. 具有改善冠状动脉循环、增强心肌营养、降低心肌氧耗的药物

此类药包括红花、丹参、毛冬青、赤芍、川芎、三七、益母草。

2. 改善毛细血管通透性的药物

此类药包括乳香、没药、五灵脂、血竭、羌活、肉桂。

3. 具有兴奋中枢神经系统的药物

此类药包括人参、五味子、桑寄生、金银花、细辛、冰片、马钱子、苏合香、蟾蜍、款冬花、秦艽、白芷、麻黄、连翘、薄荷。

4. 具有强心作用的药物

此类药包括人参、附子、甘草、杜仲、补骨脂、熟地黄、女贞子、三七、川芎、泽兰、牛膝、玉竹、人参、夏枯草、牛黄、防己、桑寄生、刺五加、木香、青皮、木通、茯苓、莲子、桂枝等。

5. 有抗心律不齐作用的药物

此类药包括人参、麦冬、甘草、当归、熟地黄、赤芍、丹皮、黄连、苦参、玄参、郁金、山楂、独活、洋金花、半夏、葛根、柴胡、附子、地龙、茵陈、菖蒲、常山等。

6. 有扩张冠状动脉作用的药物

此类药包括三七、玄参、虎杖、降香、苏木、白芍、冬虫夏草、黄芪、黄精、当归、灵芝、陈皮、枳实、菊花、细辛、苏合香、天麻等。

7. 有降低血压作用的药物

此类药包括大枣、白术、杜仲、黄精、锁阳、枸杞子、何首乌、阿胶、三七、小蓟、山楂、丹参、郁金、乳香、姜黄、龙胆草、玄参、生地黄、黄连、黄柏、防己、白花蛇舌草、独活、徐长卿、桑叶、葛根、厚朴、木香、香附等。

8. 具有降低血脂和抗动脉粥样硬化作用的中药

此类药包括丹参、三七、山楂、没药、槐花、虎杖、蒲黄、姜黄、龙眼肉、玉竹、沙苑子、枸杞子、金银花、地骨皮、牛黄、大黄、芦荟、白芷、葛根、徐长卿、茵陈、陈皮、金樱子、荔枝核等。

9. 具有抗凝血药理作用的中药

此类药包括三七、三棱、川芎、红花、郁金、没药、苏木、水蛭、白术、当归、党参、生地黄、紫草、秦皮、野菊花、泽泻、茵陈、防己、款冬花、前胡、瓜蒌。

10. 具有改善血液流变学药理作用的中药

此类药包括大黄、川芎、丹参、赤芍、当归。

（二）辨证用药

1. 活血化瘀药

此类药包括丹参、川芎、赤芍、红花、桃仁、三七、水蛭、三棱、莪术。

2. 芳香开窍药

此类药包括麝香、苏合香、蟾酥、菖蒲、薤白。

3. 理气止痛药

此类药包括延胡索、细辛、乳香、没药、血竭、苏木、蒲黄、五灵脂、香附、木香、降香、枳壳、荜茇。

4. 宣肺利水药

此类药包括葶苈子、茯苓、陈皮、泽泻。

5. 清心火药

此类药包括玉竹、丹皮、黄连。

6. 养血安神药

此类药包括酸枣仁、柏子仁、琥珀。

7. 补气药

此类药包括黄芪、人参、甘草、党参。

8. 补血药

此类药包括当归、何首乌、玉竹、黄精。

9. 养阴药

此类药包括沙参、麦冬、五味子。

10. 温阳药

此类药包括巴戟天、淫羊藿、附子、干姜。

（三）中西药合用

中西药合用是现代中西医结合临床的特征之一，它既不排除西医的病因治疗及对症处理，也不否认中医的辨证施治，同时，还结合现代中西医研究的新成果，在中医辨证施治的前提下，合用一些有特殊作用的中草药，使临床疗效大幅度地提高，同时，也克服了西药的某些毒副作用。

对心系病的中西医结合治疗也不例外，临床上中西药合用也不鲜见，心血管系统疾病是多发病，病情多严重，合理使用中西药物可提高疗效，减少不良反应，如合用不当亦可引起严重后果。强心苷是作用于循环系统药物中的重要药物，由于病人对强心苷的个体差异较大，故在用量方面要因人而异，且需要在用药期间严密观察病情变化，灵活调整剂量，尤其值得注意的是强心苷与含强心苷的中药若合用，可产生协同或相加作用，易引起中毒反应，例如地高辛与含蟾酥的六神丸合用，可引起频发室性期前收缩，因此，了解和掌握中西药合用的协同或拮抗作用有着重要的意义。

1. 协同增效，减少毒性

对慢性心房纤颤多用电转律术纠正，其成功率与病程的长短有关。奎尼丁仍为唯一有效的药物，对于老年慢性心房纤颤患者，由于心肌及肝、肾等脏器均有一定程度的损伤，使用常规剂量的奎尼丁往往不能耐受，甚至发生致命的不良反应。成都军区总医院以小剂量奎尼丁联合中药转律汤治疗老年慢性心房纤颤20例，并设老年患者12例单服奎尼丁联合中药转律汤作对照，结果老年组转复心律有效率为75%，老年对照组转复心律有效率为16.7%，两组差异非常显著（$P < 0.01$）。表明老年治疗组之疗效明显高于老年小剂量奎尼丁组，接近联合疗法之非老年组（转复心律有效率为80%），认为联合疗法不需特殊设配，与中药配伍，具有协同作用，利于窦房结的温醒，提高受损心房肌细胞的静止膜电位，抑制异位起搏点，对控制心力衰竭，防止血栓和感染有益，对于老年正气不足、中气下陷者也较为安全可靠。

2. 利用时效差异，取长补短

中西医药复方舒心散冲剂，用于治疗冠心病心绞痛疗效显著，该方由效速力强、作用时间短的钙运转阻滞剂普尼拉明与效缓力弱、作用时间较长且一药多效的三七、赤芍、郁金组成，利用中西药物作用的时效差异，将其有机地结合起来，互相取长补短，发挥各自的优势，延长药物的作用时间。

3. 协同增效，扩大适用范围

治疗高血压合理并用中西药不仅有协同增效的作用，且能扩大适用范围，例如复方制剂舒络，其主要成分为优降宁和野菊花。两药配伍，适用于高血压，还可扩展用于治疗卒中后遗症之半身不遂。

4. 减量配伍，降低反应

目前有些治疗高血压的西药单独长期应用，其效力常会降低，加大剂量又易引起不良反应，难以继续应用，如果中西药合用则能相应地减少各药的剂量，它们可以作用于同一环节或不同环节而发挥协同降压作用，又可同时减少不良反应的发生。

5. 协同增效，减少依赖性

临床报道，抗休克的血管活性药间羟胺、多巴胺等与中药参附注射液合用，用于病情较重的急性心肌梗死，创伤性、感染性、中毒性及手术后休克，低血压等 40 例，有效率为 86.5%，参附注射液的优点是升压作用稳定温和，无副作用，与间羟胺、多巴胺等协同作用，可减少对升压药的依赖性。

6. 配伍不当，降效增毒

强心苷类药物与含鞣质的中药地榆、五倍子、儿茶、石榴皮、虎杖等同服，鞣质可与强心苷结合产生沉淀，降低其生物利用度，煅炼成炭的中药蒲黄、槐花、茜草、侧柏叶、血余炭等，若与强心苷同服，因炭制剂易吸附强心苷，亦降低其生物利用度，凡含强心苷的中药、含蟾酥的中成药与强心苷药物并用，可相互增强作用和产生洋地黄中毒。

中药麻黄是辛温解表、止咳平喘的良药，其主要成分麻黄碱具有升压作用，能对抗降压药物的作用，特别是对胍乙啶降压作用的拮抗更加明显。

服用抗高血压药物帕吉林期间不宜进食含酪胺的食物，如乳酪、酵母、啤酒、红葡萄酒、鸡肝，以免引起强烈的升压反应。

当然，中西药合用是在辨证基础上的对症处理、病因治疗及中医的辨证施治，绝不是在辨证之后，划分几个证型，制订几个协定处方，然后对号入座。

（四）特殊用药方法

治疗心系疾病除常规的内服、静脉及肌肉注射等用药方法外，还有如下几种特殊用药方法：

1. 溶栓疗法

该法可降低急性心肌梗死的病死率，但对合并心源性休克患者却不能明显降低其病死率，在临床实践中，对升压药有反应的轻症患者仍可选用溶栓治疗，血管再通后常有利于休克逆转，目前一般不主张对服升压药无反应的严重心源性休克患者单独进行静脉溶栓治疗，若有条件，应争取冠状动脉造影和经皮冠状动脉腔内成形术治疗。

2. 血浆净化疗法

对家族性高胆固醇血症及其他口服药物难以奏效的脂质代谢异常者，应用血浆净化疗法，可去除血浆中的胆固醇，疗效确切，目前，国外已由一般的血浆交换法发展到选择性去除法。

3. 推拿按摩疗法

该法用单指弹指法或揉法作用于心俞、神门、通里、内关、劳宫、膻中等穴，以疏通经络，按摩心俞、合谷、涌泉、中脘、关元，以温中健脾、通络止痛。

4. 介入疗法

该法是一项诊治心脏病的新技术，现发展很快，对心肌梗死病人提供了治愈机会。

5. 针灸治疗

该法采用毫针取穴：人中、十宣、少商、内关、百会、涌泉、心俞，用强刺激手法，以上、下、左、右顺序为宜。

灸法取穴：气海、关元、神阙、百会、足三里、涌泉、心俞。方法：足三里、内关可刺灸并用，手法宜轻，余穴均用灸法，灸气海、神阙、关元，可不拘壮数，以汗止、脉复、肢温为度。

6. 其他疗法

膏药外敷法、脐疗法等其他方法，对心系疾病均有一定疗效。

中 篇

临床各论

❖ 提高诊断水平的必备常识与方法

❖ 提高临床疗效的思路与方法

❖ 把握基本治则与用药规律

第四章　心律失常

第一节　期前收缩

期前收缩是起源于异位起搏点而与当时的基本心律中其他搏动相比在时间上过早发生的心脏搏动，期前收缩发生后常替代了下一个本应出现的正常心搏，其后有一个较平常延长的间歇，偶尔在窦性心律较慢时，一个发生较早的室性期前收缩可以不阻碍下一个正常心室搏动的产生，故成为夹在两个窦性心搏之间的室性期前收缩。这种所谓插入型的期前收缩是真正的额外收缩。

期前收缩按其起源部位可分为室性、房性和交接性，其中以室性期前收缩最常见，其次是房性期前收缩。

根据期前收缩时患者有心悸、脉结代等的症状和体征，可按中医的"心悸""怔忡""脉结代"等辨证治疗。

一、临床诊断

（一）辨病诊断

1. 病史

期前收缩可见于正常人，尤其是老年人，更常见于冠心病、急性心肌梗死、心肌炎、心肌病、肺心病、甲状腺功能亢进性心脏病等，亦可见于服用某些抗心律失常药物后的患者，如洋地黄制剂，也可见于电解质紊乱的患者。

2. 症状

可有心跳停歇和增强感，或有心悸、胸闷、乏力，甚则心绞痛的发作，但有些患者可无任何症状。

3. 体征

心脏听诊时有心律不齐，心搏提前，其后有较长的间歇。脉搏节律不齐，有两次急速连续的跳动，其后有较长的间歇。

4. 心电图检查

心电图检查是确诊期前收缩的可靠方法。

（1）房性期前收缩：提前出现房性 P′波，与窦性 P 波有或多或少的差异；P′波后多继有 QRS 波群，呈室上性，或不继有 QRS 波群（期前收缩未下传），P′-R 间期≥0.12s；代偿间期多不完全。

（2）交接性期前收缩：提前出现的 QRS 波群，形态呈室上性。QRS 波群前后可无 P 波，或可有逆行 P′波，P′-R < 0.12s；R-P′< 0.20s；代偿间期多完全。

（3）室性期前收缩：提前出现宽大畸形的 QRS 波群，时限 > 0.12s，T 波一般与主波方向相反；其前无 P 波；代偿间期完全。

（4）平行收缩：有房性、交接性与室性三种，以室性为常见，这类期前收缩在心电图上主要有如下特点：期前收缩与前一心搏的配对间期变异很大，期前收缩相互间隔的时间有一定的规律，即这些间期可能是相等的，或者相当于一定时间基数的整数倍，当平行收缩出现的时间接近于窦性（或其他基本心律）心搏时，常形成心室或心房融合搏动。

5. 其他

动态心电图检查可明确患者 24 小时内期前收缩发生情况、期前收缩发生的诱发因素、评价药物疗效、判断疾病预后。心率变异检查、心室晚电位检查对产生期前收缩原发病的预后和判断有一定的临床意义。

（二）辨证分型

1. 心虚胆怯型

（1）临床表现：心悸不宁，善惊易恐，坐卧不安，少寐多梦而易惊醒，食少纳呆，恶闻声响。苔薄白，脉细略数或细弦。

（2）辨证要点：心悸不宁，善惊易恐，恶闻声响。

2. 心脾两虚型

（1）临床表现：心悸气短，头晕目眩，面色不华，神疲乏力，食少纳呆，腹胀便溏，少寐多梦，健忘。舌淡红，脉细弱，结代。

（2）辨证要点：心悸气短，面色无华，食少纳呆，腹胀便溏。

3. 阴虚火旺型

（1）临床表现：心悸易惊，心烦失眠，五心烦热，口干，盗汗，思虑劳心则症状加重，伴有耳鸣，腰酸，头晕目眩。舌红少津，苔少或无，脉细结代。

（2）辨证要点：心悸，烦躁失眠，口干，盗汗。

4. 心阳不振型

（1）临床表现：心悸不安，胸闷气短，动则尤甚，面色苍白，形寒肢冷。舌淡苔白，脉虚弱或沉细无力、结代。

（2）辨证要点：心悸，面色苍白，形寒肢冷。脉虚弱。

5. 水饮凌心型

（1）临床表现：心悸，胸闷痞满，渴不欲饮，小便短少，下肢浮肿，形寒肢冷，伴眩晕，恶心呕吐，流涎。舌淡苔滑，脉弦滑或沉细而滑。

（2）辨证要点：心悸，胸闷，小便短少，下肢浮肿。

6. 心血瘀阻型

（1）临床表现：心悸，胸闷不适，心痛时作，痛如针刺，唇甲青紫。舌质紫暗或有瘀斑，脉涩或结代。

（2）辨证要点：心悸，心痛时作。舌质紫暗或有瘀斑。

7. 痰火扰心型

（1）临床表现：心悸时发时止，受惊易作，胸闷烦躁，失眠多梦，口干苦，大便秘结，小便短赤。舌红，苔黄腻，脉弦滑。

（2）辨证要点：心悸，胸闷烦躁，口干苦。舌苔黄腻。

二、鉴别诊断

根据有相应的病史、症状和体征及典型的心电图表现，房性、交接性、室性期前收缩的诊断并不困难。但若把房性期前收缩、交接性期前收缩伴室内差异传导与室性期前收缩相混淆，有时甚至会影响到药物的正确选择，故宜鉴别清楚。房性期前收缩伴室内差异传导在提前出现的宽大 QRS 波之前有 P′波，P′－R 间期 >0.12s，宽大的 QRS 波向量同窦性节律，其形态 V$_1$ 多呈三相型（rsR^1，rsr^1），V$_6$ 多呈 QRS 型，同一导联上提前出现的宽大的 QRS 波经常有改变，其后的代偿间期不完全。交接性期前收缩伴室内差异传导时，提前出现的宽大的 QRS 波其前或后可有逆行 P′波，P′－R <0.12s 或 R－P′<

0.20s，其后代偿间期多完全，其他同房性期前收缩伴室内差异传导。而室性期前收缩提前出现的宽大的 QRS 波前无 P 波，其后有逆行 P′波，但 R－P′＞0.20s。同导联上宽大的 QRS 波呈多源性，形态多固定不变，有时可见室性融合波，其后代偿间歇多完全。

三、治疗

（一）提高临床疗效的思路提示

1. 五脏六腑皆令人悸，临证时定要细心辨

心悸病位在心，但并非仅发于心，正如咳嗽发于肺，而五脏六腑皆能令人咳。故仲景治心悸有"心下悸者，半夏麻黄丸主之""虚劳不足，汗出后闷，脉结代"，用炙甘草汤；"叉手自冒心，心下悸，欲得按者"用桂枝甘草汤；"脐下悸者，欲作奔豚"，用茯苓桂枝甘草大枣汤；"心中悸而烦"，用小建中汤；"往来寒热，胸胁苦满……心下悸，小便不利"，用小柴胡汤去黄芩加茯苓等。脾、肺、肝、肾内脏功能失调均影响心神而有心悸发生。如脾不生血、心血不足、心神失养则动悸，脾失健运，痰湿内生，扰动心神；或肾阴不足，不能上制心火；肾阴亏虚，心阳失于温煦，可发为心悸；肺气亏虚，不能助心以治节，心脉运行不畅则心悸不安；肝气郁滞，气滞血瘀，或气郁化火，致使心脉不畅，心神受扰亦可发生心悸。故治疗时应审证求因，参照脏腑气血阴阳，综合调治，尤其对于一些经久不愈的期前收缩，运用中医方法辨证论治，或可取效。

2. 辨证与辨病结合，明确预后转归

临证对期前收缩的原发病要有明确认识，不同的原发病出现的期前收缩其预后转归亦不同，如冠心病心绞痛、心肌梗死合并频发室性期前收缩往往提示患者有猝死的危险，要采取中西医结合的治疗方法，迅速控制期前收缩，以防心室颤动发生。心绞痛往往和心悸、怔忡等症状交织在一起，舌质多暗紫或淡红，边有瘀点，苔少，脉弦涩有力，治疗宜通补兼施。高血压病常易发展成心脏病，出现心悸、怔忡、胸闷、心痛的同时，可伴见眩晕、耳鸣、肢麻等，多属肝病及心，用一贯煎加减治疗可取良效。慢性肺源性心脏病常为肺病及心，心悸、咳喘、浮肿并见，或属肺水，或属肺火，寒证用真武汤合五苓散，痰热者用千金苇茎汤合葶苈大枣泻肺汤，阴虚心营不足者可用生脉饮合养肺汤。

（二）中医治疗

1. 内治法

（1）心虚胆怯型

治法：镇惊定志，养心安神。

方药：安神定志丸加减。

茯苓15g，茯神15g，远志12g，人参9g，石菖蒲15g，龙齿15g，磁石20g，琥珀2g，朱砂1.5g。

心阳不振者加桂枝9g；自汗者加麻黄根9g，浮小麦30g，山茱萸15g；有瘀血者加丹参15g，桃仁12g，红花12g。

（2）心脾两虚型

治法：补血养心，益气安神。

方药：归脾汤。

人参9g，黄芪20g，白术、茯神、酸枣仁、龙眼肉各15g，木香6g，炙甘草10g，当归15g，远志12g，生姜、大枣为引。

若气阴两虚者用炙甘草汤；纳呆、腹胀者加陈皮、麦芽、神曲、山楂、鸡内金；失眠多梦者加合欢皮、夜交藤。

（3）阴虚火旺型

治法：滋阴清火，养心安神。

方药：黄连阿胶汤。

黄连15g，阿胶12g，黄芩12g，白芍15g，炒酸枣仁15g，珍珠母30g，生牡蛎15g。

阴虚而火热不明显者，可改用天王补心丹。

（4）心阳不振型

治法：温补心阳，安神定悸。

方药：桂枝甘草龙骨牡蛎汤。

桂枝9g，炙甘草9g，生龙骨15g，生牡蛎15g，人参10g，黄芪20g，熟附子12g。

有瘀血者加丹参、赤芍、桃仁、红花。

（5）水饮凌心型

治法：振奋心阳，化气利水。

方药：苓桂术甘汤。

茯苓 30g，桂枝 9g，白术 15g，炙甘草 9g。

恶心呕吐者加半夏、陈皮、生姜皮；尿少肢肿者加泽泻、猪苓、防己、葶苈子、大腹皮、车前子；兼瘀血者加当归、赤芍、川芎、泽兰、益母草；若心悸、咳喘不能平卧、尿少浮肿者可用真武汤。

（6）心血瘀阻型

治法：活血化瘀，理气通络。

方药：桃仁红花煎加减。

丹参 15g，赤芍 15g，桃仁 12g，红花 12g，制香附 12g，延胡索 15g，青皮 12g，当归、川芎、生地黄各 15g。

有气虚者加黄芪、党参。

（7）痰火扰心型

治法：清热化痰，宁心安神。

方药：黄连温胆汤。

半夏 12g，枳实 12g，陈皮 12g，茯苓 15g，竹茹 9g，黄连 12g，甘草 6g。

便秘者加生大黄；痰浊化热者加茵陈、苦参；心悸重症加远志、菖蒲、酸枣仁、生龙骨、生牡蛎、珍珠母、石决明。

2. 外治法

（1）针刺治疗：主穴为内关、神门、夹背胸 4~5（或心俞、厥阴俞），每次选用 1~2 穴。气虚加膻中、足三里；气阴两虚加三阴交或安眠，或肾俞；心脉痹阻加膻中、膈俞或三阴交。患者取卧位，用 30~34 号 1 寸半不锈钢针，用全提插的平补平泻手法为主，得气后有中等感应者留针 10~20 分钟。脉促、胸痛明显者，须间歇运针，用泻法，每日或隔日 1 次，8~10 次为 1 个疗程。

亦可用耳针。取心穴、神门、下脚端、皮质下、肝穴、耳迷根、脑点。每次选 4~5 穴，轻刺激，留针 30~60 分钟。留针期间捻针 2~3 次，每日 1 次，10 次为 1 个疗程。两耳交替使用。

（2）穴位注射：选用 5mL 注射器和 5.5 号针头，针尖垂直刺入内关（双）、神门（双），上下提插 2~3 次，有酸胀感后，每穴注入 5% 当归注射液 0.5mL，每日 1 次，10 次为 1 个疗程。

（3）推拿疗法：点按内关、神门、足三里。患者取坐位或仰卧位，用拇指抵住穴位，各用力揉捻 1 分钟。按揉心俞、肝俞、厥阴俞、肾俞。患者取坐位，闭目宁神，用掌根揉动，每穴约 1 分钟，也可用滚背法，患者俯卧位，在背部脊柱两侧膀胱经上，从上至下施以滚法约 2 分钟。

（三）西医治疗

1. 偶发期前收缩者，无明显症状，无须做针对性治疗，以治疗原发病为主。

2. 有频发期前收缩症状者，除预防其病因或诱因外，根据期前收缩的性质，选用以下药物：

房性及结区性期前收缩：维拉帕米 40mg，每日 3 次；普萘洛尔 10mg，每日 3 次；胺碘酮 0.2g，每日 3 次，1 周后逐渐减至 0.2g，每日 1 次维持。乙胺嗪 75～150mg，每日 4 次。

室性期前收缩：美西律 150～200mg，每日 3～4 次；普罗帕酮 150～300mg，每日 3 次；莫雷西嗪 100～200mg，每日 3 次；阿普林定 50mg，每日 3～4 次；常咯林 0.2～0.3g，每日 3～4 次；妥卡尼 0.4～0.6g，每日 3 次；普鲁卡因胺 0.25～0.5g，每日 4 次；胺碘酮，用法同前。

急性心肌梗死、急性心肌炎及低血钾、Q－T 间期延长基础上的室性期前收缩，成对出现，多源或多形，或出现 RonT，需要利多卡因 50～100mg 静注，可每 5～10 分钟加用 50mg，总量不超过 250mg，再以 1～2mg/min 静滴维持，稳定后改口服药。

洋地黄中毒有频发室性期前收缩时，除停用洋地黄外，可用苯妥英钠 250mg，加注射用水 20mL 静注（不得少于 10 分钟），无效者可每隔 15 分钟重用 100mg，总量不超过 500mg；轻者可口服苯妥英钠 0.1g，每日 3 次，同时要补充钾盐和镁制剂，如门冬氨酸钾镁（脉安定）30mL，每日 1 次。心率缓慢伴室性期前收缩者，用阿托品 0.3～0.6mg，口服，每日 3～4 次。

（四）中医专方选介

1. 甘参地黄汤

甘松、苦参、麦冬、五味子、生地黄、黄芪、党参、丹参。用于气阴两虚的室性期前收缩，治疗 42 例，显效 29 例，有效 12 例，无效 1 例，疗程为 2～60 天。[李策勋．甘参地黄汤治疗频发室性期前收缩 42 例．山西中医．1990 (1)：21]

2. 黄连生脉饮

黄连、党参、麦冬、五味子。本方具有益气养阴、养心复脉、清心安神之功，治疗期前收缩 86 例，每日 1 剂，水煎服，10 天为 1 个疗程。用药 1 个疗程者 38 例，2 个疗程者 29 例，3 个疗程者 12 例，4 个疗程者 7 例。结果：显效 45 例，有效 30 例，无效 11 例。[王金荣．黄连生脉饮治疗 86 例期前收

缩临床观察·中医杂志·1998（12）：37]

3. 抗期前收缩合剂

红参、丹参、苦参、全当归、麦冬、五味子、薤白、茯苓、柏子仁、炙甘草、酸枣仁、琥珀。该方具有益气养阴、活血祛瘀、宁心安神之功，治疗各类期前收缩94例，每日1剂，30天为1个疗程，显效50例，有效20例，无效24例，总有效率为75%。[何国兴.抗期前收缩合剂治疗期前收缩94例临床观察.浙江中医杂志.1990（9）：411]

4. 生脉活血汤

太子参、麦冬、五味子、当归、赤芍、丹参、赤茯苓、柏子仁、生牡蛎、炙甘草。本方具有益气复脉、活血化瘀之功。用于气阴两虚，气滞血瘀型期前收缩，随症加减，每日1剂，水煎服，30天为1个疗程，治疗期前收缩50例，显效36例，好转12例，无效2例，总有效率为96%。[吴震西.生脉活血汤治疗期前收缩50例临床观察.浙江中医杂志.1991（1）：11]

第二节　阵发性心动过速

阵发性心动过速是指一种阵发性、规则而快速的心律，其性质相当于一系列很快重复出现的期前收缩，心率常在每分钟160～220次，平均以200次左右最为多见，每次发作常持续几分钟至几小时或几天，最短的发作可为只有接连3～6个快速出现的异位搏动。根据异位搏动的起源部位，阵发性心动过速可分为房性、交接性与室性三类。但前两类在临床或心电图上常难以鉴别，可合称为阵发性室上性心动过速，室上性心动过速远较室性心动过速常见。

阵发性心动过速临床上常以心悸、脉来疾数或头晕、晕厥、喘促、四肢厥冷等为临床表现，属中医"心悸""厥脱"的范畴。

一、临床诊断

（一）辨病诊断

1. 症状与体征

阵发性心动过速有突发突止、反复发作的特点，患者常能回忆起发作的明确时间，发作中检查心脏时发现心率在每分钟160～220次，室上性和室性心动过速的表现不尽相同。

（1）阵发性室上性心动过速发作时，有心悸、头晕、心前区不适、乏力、发作时间长的临床表现，严重的病例可出现心绞痛、呼吸困难、血压下降。心率多在160次/分以上，节律绝对规则，不受运动、深呼吸的影响。压迫颈动脉窦等使迷走神经兴奋，可使心率立即恢复正常。以往常有类似发作史，患者也常能找出一些减轻或终止发作的方法。

（2）阵发性室性心动过速是一种危重的心律失常。由于对心功能影响严重，常可导致心力衰竭、休克，甚至发生心室扑动和心室颤动，造成严重后果。发作时患者突然有心悸、血压下降、头晕、胸闷、汗出、心绞痛发作，甚至有昏厥、休克、阿－斯综合征发作、急性心力衰竭，甚至猝死。心率大多为160~220次/分，节律略不规则，心尖区第1心音强度可轻重不等，刺激迷走神经的方法对心率无影响，严重者可有休克或心力衰竭的体征。

2. 心电图检查

（1）阵发性房性心动过速的心电图特征

①连续出现3次或3次以上频率的房性期前收缩，房率为160~220次/分。

②P′－P′间期匀齐，P′－R间期＞0.12秒。

③QRS波群形态一般呈室上性。

（2）房室交界性阵发性心动过速的心电图

①连续出现3次或3次以上频率的交界性期前收缩，频率为150~220次/分。

②室律均匀，QRS波群呈室上性。

③可无P波，或可有逆行P′波，P′－R＜0.12秒，R－P′＜0.20秒。

（3）阵发性室性心动过速的心电图特征

①连续出现3次或3次以上频率的室性期前收缩，频率为140~180次/分。

②QRS波群宽大畸形，时限≥0.12秒。T波与主波方向相反。

③节律可稍有不齐，可出现窦性P波，但频率较慢且与QRS波无关。

④QRS波群正负相间，称为双向性室性或室上性心动过速。如QRS波幅不断改变，每3~10个心搏QRS主波方向倒转1次，称为尖端扭转性室性或室上性心动过速。

（二）辨证分型

1. 痰火扰心型

（1）临床表现：心悸不安，烦躁易怒，头晕失眠，口干，口苦。舌苔黄腻，脉滑数。

（2）辨证要点：口干口苦，烦躁易怒。舌苔黄腻。

2. 瘀血内阻型

（1）临床表现：心悸怔忡，胸闷或痛，呼吸气短。舌质紫暗，有瘀点，脉涩迟。

（2）辨证要点：胸闷或痛。舌质紫暗或有瘀点。

3. 阴虚火旺型

（1）临床表现：心悸不宁，头晕目眩，胸中灼热，寐少梦多，口舌干燥。舌红少津，脉细数。

（2）辨证要点：头晕目眩，胸中灼热，寐少梦多。舌红少津。

4. 气阴两虚型

（1）临床表现：心悸怔忡，虚烦多梦，气短乏力，汗多口渴。舌淡，苔薄白，脉虚数。

（2）辨证要点：心悸气短，汗多口渴，虚烦多梦。

5. 心阳虚脱型

（1）临床表现：心悸气短，四肢厥冷，冷汗淋漓，面色苍白。脉微欲绝。

（2）辨证要点：四肢厥冷，面色苍白。脉微欲绝。

二、鉴别诊断

（一）不同类型的室上性心动过速的鉴别诊断

1. 房室结折返性心动过速（AVNRT）

AVNRT 为常见的室上性心动过速，房室结双径路是其折返性环的基础，折返方式有两种，常见类型为慢快型，兴奋经慢径路（α 径路）向前传，再经快径路（β 径路）逆传，房室结内慢径路的传导速度慢而不应期短，快径路的传导速度快而不应期长，一个适时发生的房性期前收缩恰遇快径路不应期，快径路出现单向阻滞，兴奋经慢径路缓慢下传，再经快径路逆向回传，周而复始，使心动过速得以持续。少见的折返类型为快慢型，此型快径路不应期短于慢径路，折返方向与慢快型恰好相反。

（1）慢快型 AVNRT 的诊断：容易被心房连续递增或心房程序期前刺激诱发，诱发率接近100%，少数病人须静脉注入阿托品 1～2mg 后重复刺激方可诱发，个别病人需要滴注异丙肾上腺素同时刺激诱发。诱发心动过速的心房期刺激有 $A^{\pm}-H$ 或 $P^{\pm}-R$ 间期的跳跃（由快径路到慢径路）。心动过速时 A

（P）波和 V（QRS）波常同时发生，P 波埋藏于 QRS 内不易辨认，有人称之为 AinV，有时 A（P）波可能紧随于 V（QRS）波之后，V－A'间期，即 P'－R'间期≤70ms，体表心电图上可能出现 V₁ 导联的类似右束支图形，实际上 r'波是 P'波。QRS 图形多为正常，但可伴有室内差异传导。R－R 匀齐，频率范围为 140～200 次/分。一般无房室分离，但心房和心室均不是折返环所必需的组成部分，偶可出现房室分离现象，结房或结室可出现Ⅱ度传导阻滞而心动过速不终止，P 波在Ⅱ、Ⅲ、aVF 导联倒置，心房去极顺序为 HBE 最先出现心房活动，而高右房和冠状窦 A 波在后。

（2）快慢型 AVNRT 的诊断：临床少见。A'波（P'波）常在两个 VV（RR）之间，R－P 间期＞1/2R－R 间期。A（P）靠近下一个 V（QRS），所谓 A before V，心动过速时，心房最早去极活动也发生于 HBE 电极记录导联。此型 AVNRT 可呈连续性，难以控制。

AVNRT 绝大多数见于心脏正常者。

2. 隐匿性预激房室旁道参与的房室折返性心动过速（AVRT）

兴奋经房室结－希氏束下传心室，经房室旁道逆向上传心房，形成 AVRT。AVRT 易被快速或在程序期前刺激诱发，诱发率几乎为 100%，同 AVNR 一样，少数病人的 AVRT 诱发试验需加用阿托品或异丙肾上腺素；A 波（P 波）的 V（QRS）之后，V－A 或 P'－R 间期＞70ms，A afterV，P'－R＜1/2R－R 间期；QRS 多正常，但可伴有室内差异传导，多呈 LBBB 图形；频率间期为 150～240 次/分；QRS 的振幅或房室传导受阻，而心动过速不终止者，可排除 AVRT 的诊断；心动过速时心房去极顺序"偏心"，因隐匿性房室旁道多位于左侧，冠状窦或食道导联 A 波常早于 HBE 导的 A 波出现。AVRT₁ 多见于正常心脏。

3. 窦房折返性心动过速（又称阵发性窦性心动过速）

该病临床表现为折返发生在窦房结内或窦房结及其邻近的心房组织之间；心动过速可被快速或程控心房期间刺激诱发；心率为 80～200 次/分，历时短暂；可在终止前心率减慢；P 波与窦性 P 波相同，位于 R－R 间期之后 50%，A before V；心房去极顺序与窦性心律一致，高右房－低右房和 HBE－冠状窦（左房）；P－R 间期稍延长。

窦房折返性心动过速多见于有器质性心脏病的老年患者，约半数有窦房疾病的其他表现。

4. 房性阵发性心动过速

（1）心房内折返性心动过速：可发生于左心房或右心房内的任何部位，

可被快速或程序期前心房刺激诱发和终止，诱发心动过速的房性期间刺激落在心房的相对不应期内，开始出现 S_2-A_2 间期延长时，产生房内传导延迟；P 波在 R - R 间期之后 50%，P 波形态不同于窦性 P 波；心动过速时，心房去极顺序不同于窦性心律；QRS 多正常，可伴有室内差异传导；心房率一般为 100~150 次/分；可以存在房室传导阻滞而心动过速持续不终止；刺激迷走神经不能使之终止，但可减慢心室率。

（2）自律性房性心动过速：不能被心房快速或期前刺激诱发或终止；房性心动过速的第一个 P 波与之后心动过速 P 波形态相同，心房去极顺序也相同，而窦性 P 波和窦性心律时的心房去极顺序均不同，P 波在 R - R 间期之后 50%。

阵发性房性心动过速多见于有器质性心脏病的患者，如心肌梗死、肺心病、急性感染、低血钾、缺氧和洋地黄中毒时。自律性房性心动过速多见于儿童。

综上所述，对不同类型的室上性心动过速进行鉴别诊断时应抓住四个要求：①对程度刺激的反应，能否被程序刺激所诱发和终止，分清折返与自律性，如能诱发，注意诱发时的特征。②A 波（P 波）与 V（QRS 波）之间的关系——AinV，A after VA - V 间期≤70ms 或 >70ms，A 在 R - R 前 50% 还是后 50%。③心动过速的 P 波形态与正常窦性 P 波形态是否相同。④不同类型室上性心动过速的鉴别见表 4 - 1。

表 4 -1　不同类型室上性心动过速鉴别表

	AVNRT	AVRT	窦房折返性心动过速	心房内折返性心动过速	自律性房性心动过速
被心房程序刺激诱发或终止	+	+	+	+	-
诱发的特殊性	有 A_2-H_2 跳跃	无 A_2-H_2 跳跃	不依赖房内或房室结内传导延迟	落在心房相对不应期内的期前收缩	
A 与 V 的关系	A in V 或 A 紧随 V 后，V - A 间期≤70ms，A 在 R - R 前 50%	A in V，V - A 间期 >70ms，A 在 R - R 前 50%	A beFore V，A 在 R - R 后 50%	A beFore V，R - R 后 50%	A boFore V，A 在 R - R 后 50%
P 波形态	Ⅰ、Ⅱ、aVF 倒置，逆行 P 波	逆行 P 波	与窦性 P 波形态一致	与窦性 P 波形态不同	与窦性 P 波形态不同

	AVNRT	AVRT	窦房折返性 心动过速	心房内折返 性心动过速	自律性房性 心动过速
心房去极顺序	HBBA 先	冠状窦 A 波常 最先	高右房 A－ 低右房 A－ 冠状窦 A	不同于窦性 心律	不同于窦性 心律
可否有房室分 离或房室阻滞而 心动过速持续	＋	－	＋	＋	＋

（二）室性心动过速与室上性心动过速的鉴别诊断

需要综合临床与心电图特点进行鉴别：

1. 有多年反复发作病史而无心脏其他病症者多为室上性心动过速。

2. 压迫颈动脉窦常使室上性心动过速突然停止而对室性心动过速无影响。

3. 心电图上 QRS 宽度正常或形态与窦性心律相同，为室上性心动过速。

4. 发作开始时或发作前后见到发作中波形相同的房性或室性期前收缩，提示阵发性心动过速与期前收缩属同一类型。

5. QRS 波群增宽至 0.12s 以上而房室分离，心房率较低者以室性心动过速最为可能，但不能完全排除交接性心动过速伴有差异性室内传导（原有束支传导阻滞者可凭发作前心电图确诊）。

6. QRS 在 V_1 为 rsR′型而在 V_6 为 Rs 型者常为室上性心动过速伴室内差异性传导；V_1 为 sR 或 QR 型而 V_6 为 QS 或 R 型者多为室性期前收缩。食管内心电图有助于分析 P 波及其与 QRS 的关系。类型难以确定而影响治疗时，可做心腔内希氏束电图进行鉴别。

三、治疗

（一）提高临床疗效的思路提示

1. 治疗分阶段，攻补得宜施

陈旧性心动过速，多见于年轻人，初发之时，病因多为痰火扰心，故初发阶段以清热涤痰、宁心安神为治疗大法。然而脾运不健，为生痰之源，所以施清泄痰火之剂，苦寒不可过甚，要中病即止，谨防痰火未除，中气已伤，变生他证。本病屡屡发作，频施苦寒化瘀攻伐之剂，必致正气损伤，故治疗当随病机和证候的不同，或滋阴降火，或益气养阴，或回阳救逆。

2. 诊断须明确，外治有方法

阵发性心动过速首先要明确其为室上性心动过速还是室性心动过速。对确诊为室上性心动过速者，施用外治法安全有效。对室上性心动过速无血流动力学改变者，可用针刺疗法，也可用兴奋迷走神经的方法，或用 Valaslvla 法、muller 法、压眼球法、按压颈动脉窦、压舌板刺激咽喉。反复发作者可用射频消融术根治。

（二）中医治疗

1. 内治法

（1）痰火扰心型

治法：清热豁痰，宁心安神。

方药：黄连温胆汤加味。

黄连 10g，半夏 15g，陈皮 12g，枳实 12g，竹茹 12g，茯苓 15g，生龙齿 30g，炒酸枣仁 15g，甘草 6g。

热甚者加山栀、黄芩各 10g，以清热泻火。

（2）瘀血内阻型

治法：活血化瘀。

方药：血府逐瘀汤加减。

桃仁、川芎、郁金、枳壳、牛膝、香附各 10g，当归、全瓜蒌、丹参各 15g，红花 6g。

兼气虚者加黄芪 20g，人参 10g。

（3）阴虚火旺型

治法：滋阴降火，安神定悸。

方药：朱砂安神丸加味。

生地黄、酸枣仁各 12g，当归、麦冬、柏子仁各 10g，莲子心 6g，黄连 10g，百合 15g，甘草 6g。

（4）气阴两虚型

治法：益气养阴，安神定悸。

方药：生脉散加减。

西洋参 10g，麦冬 15g，五味子 10g，酸枣仁 5g，柏子仁 12g，远志 12g，甘草 6g。

（5）心阳虚脱型

治法：益气回阳救逆。

方药：参附汤加味。

红参10g，熟附子12g，生龙骨15g，生牡蛎15g，黄芪15g，山茱萸15g。

2. 外治法

（1）针刺治疗：对室上性心动过速的终止有一定的效果，但对已有血流动力学障碍者不提倡选用针刺治疗。

①针刺内关透外关、合谷、厥阴俞，用强刺激，不留针。

②取攒竹穴，以1寸毫针由攒竹快速直刺进针0.2~0.3寸，使针柄与皮肤呈30°，向鱼际方向沿皮透刺0.6~0.8寸，使酸沉感扩散至目及太阳穴，或有麻电感向前额放散，眼球自觉发胀，留针10~20分钟，每隔5~6分钟1次。

③针刺内关、合谷穴，必要时加人中穴，均施捻转泻法。患者取坐位或平卧位，于双上肢内关穴垂直刺入0.8~1.2寸，合谷穴垂直刺入0.5~0.8寸，持续捻转30分钟左右。个别严重病例加人中穴，从上向下斜刺0.3~0.5寸，捻转数秒钟。

④取人迎、内关穴，均取两侧。人迎穴平甲状软骨体上缘水平、胸锁乳突肌内侧、颈动脉内缘，斜向内侧进针1~1.5寸，以针体随动脉搏动而抖动为度，不做手法。内关穴：垂直进针0.5寸，用雀啄手法，使针感向中指及肘部放射为度。属虚证，因惊吓、劳累而发者加神门、三阴交穴，神门进针0.3寸，三阴交进针0.5寸，施捻转补泻手法。属实证，因情志波动、烦闷而发者加太冲穴，进针0.5寸，用提插补泻手法的泻法。室性心动过速时，可针刺内关、合谷、心俞穴，采用强刺激。

（2）耳针：治疗室上性心动过速的方法有以下几种。

①选耳穴心、神门、交感点。用探针探准穴位后，用0.5寸毫针刺入穴位内，进针深度以穿透耳软骨为度，留针30分钟，10分钟行针1次，中等刺激，隔日1次，7次为1个疗程。

②取耳穴心、交感、神门、皮质下、小肠，毫针轻刺激，留针30~60分钟，其间捻针2~3次。

（3）三棱针：取主穴心俞、神门，配穴足三里、三阴交。点刺出血，少量。

（三）西医治疗

1. 室上性心动过速

室上性心动过速的治疗目标是终止发作，预防复发或减慢心室率，保持血流动力学稳定，兴奋迷走神经的方法简便易行，对鉴别诊断有意义，抗心律失常药物是治疗和控制室上性心动过速最常用的有效手段。少数病人需电击转复，对于药物治疗无效、反复发作的室上性心动过速可考虑射频消融术。

（1）兴奋迷走神经的方法

①Valsalvla 法：嘱病人深吸气后紧闭声门，再用力做呼气动作，直至不能忍耐为止。

②Muller 法：嘱病人深呼气后紧闭声门，再用力做吸气动作。

③按压眼球法：病人两眼下视闭合，用手指压迫右眼上部 10 ~ 20 秒。无效时，再压左眼，同时听诊心脏，心动过速中止则立即停止压迫。

④按压颈动脉窦法：病人卧位，头转向左侧，以拇指压于右颈动脉窦外，向内、向后、向颈椎横突按压，时间不超过 5 秒，并密切观察心率变化，心动过速中止时，立即停止压迫。无效时，再试压左侧。勿同时压迫两侧，老年人和颈动脉过敏者不宜采用此法。

（2）药物治疗：普罗帕酮 70mg，加入 25% 葡萄糖液 20mL 静注（不宜少于 10 分钟），20 分钟无效者可重复 1 次，一般总量不超过 210mg。

维拉帕米 5mg 加入 25% 葡萄糖液 20mL 静注（速度 1mg/min），同时听心率，大多在用药后 3 ~ 5 分钟内有效。有心脏扩大、心功能减退或病态窦房结综合征者慎用。不宜紧接普萘洛尔使用。

三磷腺苷（ATP）10 ~ 20mg，加入注射用水 3 ~ 5mL，于 5 ~ 10 秒内快速静注，有心绞痛、支气管哮喘、室性心律失常、病态窦房结综合征及年龄 > 60 岁者禁用，可引起心脏骤停。

毛花苷 C0.4mg，加入 25% 葡萄糖液 20mL（5 ~ 10 分钟）静注，若无效，则在 60 ~ 90 分钟后，再静注 0.2 ~ 0.4mg，合并心力衰竭者可首选，有预激症候群者不用此法。

甲氧明 10 ~ 20mg，加入 25% 葡萄糖液 20mL 中缓慢静注，并持续听心率和测血压，以收缩压不超过 24 ~ 26.7kPa（180 ~ 200mmHg）为宜。当心率突然变慢或停跳时立即停止注射。高血压、冠心病、脑血管病变者慎用。

（3）经食管、心房调节室上性心动过速终止术：此法简便易行，需心脏程序刺激仪一台及食道电极，将食道电极经鼻插入食道约 35cm 左右，记录食道心电图，选 S_1S_1 刺激频率，较室上性心动过速频率高 10～30 次/分，刺激电压为 15～30mV，给予短阵触发刺激，多数可以终止室上性心动过速，此法安全快捷。

2. 阵发性室性心动过速

阵发性室性心动过速的治疗要求控制发作，迅速纠正血流动力学障碍，同时给予必要的针对病因的治疗。

（1）药物治疗：下列药物可供选用。

利多卡因 50～100mg 静注，无效者，可 10 分钟重复 1 次，连用 2～3 次，至心率得以控制或总量达 250mg，再以 1～4mg/min 静滴，维持 72 小时或更长。

普鲁卡因胺 100～200mg，加入 25% 葡萄糖液 20mL 静注（不少于 5 分钟），无效者，每隔 10～15 分钟重复 1 次，总量不宜超过 1.0～1.2g，有效后以 1～4mg/min 静滴或改口服维持。血压明显下降或心电图 QRS 波群增宽时立即停止用药。

苯妥英钠 125～250mg，加入注射用水 20～40mL 静注（不得少于 10 分钟），必要时 5～10 分钟后再予 100mg，见效后，继予 0.1g，每日 3 次，口服巩固疗效。主要适用于洋地黄中毒所致的室性心动过速。

胺碘酮 3～5mg/kg，稀释后缓慢静注（2 分钟以上），日总量不超过 450mg，亦可用 300mg 加入生理盐水 250mL 中，于 30 分钟内静滴完。

继发于病态窦房结综合征、完全性房室传导阻滞，或由奎尼丁、锑剂、原发性与继发性 Q－T 间期延长综合征所致的室性心动过速（包括尖端扭转型），宜用 0.5% 的异丙肾上腺素溶液，每分钟静注 2～4mL。由洋地黄中毒或低钾引起者（包括双向性型），宜用氯化钾 1.0～1.5g，加入 5% 葡萄糖溶液 500mL 中，2～3 小时内滴完（先快后慢）。因锑剂中毒引起者，立即用阿托品 2mg 直接静注，同时肌注 1～2mg，以后每 30 分钟静注 1mg，有效后改为每 2～4 小时肌注 1mg。

（2）同步直流电复律：适用于药物无效，或伴有低血压、休克等，首选 100 焦耳（J），无效时可每次增加 50 焦耳，一般不超过 400 焦耳，洋地黄中毒引起者禁用。

（3）心室内超速抑制法：经股静脉穿刺，在 X 线指引下送入心室起搏导管，连接心脏程序控制刺激仪，当室性心动过速发作时，选择超过心室率 20

次/分左右的 S_1S_1 刺激，给予短阵心室起搏即可抑制室性心动过速，适用于阵发性室性心动过速用药物治疗后仍反复发作者。

（四）中医专方选介

1. 稳脉汤

太子参 30g（或红参 12g），黄芪、麦冬、生地黄各 15g，五味子 8g，当归、白芍、阿胶、炙甘草各 12g，炙龟甲 18g。本方益气养阴，生脉养血。适用于阵发性心动过速属气阴两虚者。水煎，每日 1 剂，分 3 次服。10 天为 1 疗程，治疗 1～3 个疗程。［向从贵. 稳脉汤治疗气阴两虚快速性心律失常. 实用中西医结合杂志. 1995，8（2）：67］

2. 转律合剂

川黄连、苦参各 15g，炙甘草、菖蒲、玄参、桂枝各 10g，红参、阿胶（烊化）各 5g。本方清热燥湿，通阳益气。适用于阵发性心动过速属痰火内盛、心气亏虚者。水煎，每日 1 剂，14 天为 1 疗程。［剡雄. 转律合剂治疗快速性心律失常临床与实验研究. 中国中医急症. 1996，5（4）：153］

3. 参茵汤

生晒参（或红参 10g）、苦参各 15g，茵陈 30g，琥珀 6g。本方益气安神，清热燥湿。适用于湿热内盛、心气不足引起的阵发性心动过速。水煎，每日 1 剂，30 天为 1 疗程，治疗 1～3 个疗程。［沈兆科. 参茵汤治疗快速心律失常临床观察. 福建中医药. 1993，24（5）：15］

第五章 心脏骤停

心脏骤停一般是指患者在原来全身和心脏相对正常或无致命性重大病变的情况下，心脏受到严重打击，如触电、急性缺血和某些药物的急性毒性反应而发生的突然停搏。

临床上心脏骤停以突然昏迷、抽搐、呼吸停止、脉搏及大动脉搏动消失为主要表现，相当于中医学中的"猝死""厥证""厥脱"等范畴。

一、临床诊断

（一）辨病诊断

1. 症状与体征

心脏骤停的临床表现为心音和脉搏消失，血压测不出，数秒后丧失知觉，呼吸断续或在几次短促或痉挛性呼吸动作后停止，瞳孔散大，面色苍白兼青紫，继而全身抽搐，形成急性心源性脑缺氧综合征。短暂的心脏骤停病例如能于几秒或几十秒钟内停止发作，心搏与呼吸将会重新出现，血压回升，面色转红，患者迅即恢复知觉。

心脏骤停的诊断并不困难，临床上不应要求上述症状都具备时才确立诊断，也不能因怀疑听诊的正确性而反复进行心脏听诊。对突然丧失知觉伴股、颈等大动脉搏动消失的患者应考虑诊断为心脏骤停，并立即进行初步急救，以免错过最关键的头1~2分钟的抢救。即使不是心脏骤停，心前区叩击或胸外心脏按压对患者亦无害。

2. 心电图检查

心电图表现可分成3种类型。

（1）心室颤动或扑动：心电图示 QRS 波群消失，代之不规则的、连续的室颤波或扑动波，每分钟200~400次。心室肌发生极不规则、快速而又不协调的颤动。

（2）缓慢而无效的心室自主心律：心电图呈间断出现的宽而畸形、振幅较低的 QRS 综合波，此种情况被称为电－机械分离，心室肌可断续表现为慢而极微弱的不完整的收缩，频率在每分钟 20～30 次以下。但心脏听诊时听不到心音。

（3）心室停顿：心电图上无心室激动波可见，或仅见心房波，心室肌完全丧失了收缩活动。

（二）辨证分型

1. 气虚阳脱型

（1）临床表现：颜面青暗，精神淡漠，身冷如冰，呼吸气微，尿少而遗。舌淡苔白，脉微欲绝。

（2）辨证要点：精神淡漠，身冷如冰，呼吸气微，遗尿。脉微欲绝。

2. 阴血虚脱型

（1）临床表现：面色灰白，身热烦躁，尿少色黄，四肢厥冷，心悸多汗。舌淡苔少，脉细弱数。

（2）辨证要点：面色灰白，身热烦躁，四肢厥冷，心悸多汗。舌淡苔白，脉细弱数。

3. 阴阳俱脱型

（1）临床表现：神志昏迷，瞳孔散大，喉中痰鸣，气少息促，汗出如油，舌卷囊缩，周身冰冷，二便失禁。舌质淡胖，脉微欲绝。

（2）辨证要点：神志昏迷，瞳孔散大，气少息促，舌卷囊缩，二便失禁。脉微欲绝。

4. 瘀血阻滞型

（1）临床表现：颜面紫暗，口唇、肢端瘀暗，四肢厥冷。舌有瘀点，脉沉弦或沉涩。

（2）辨证要点：颜面、口唇、肢端瘀暗。舌有瘀点，脉沉弦或沉涩。

二、鉴别诊断

对怀疑为心脏骤停的患者应立即进行急救，同时要在最短的时间内与下述疾病区别。

（一）单纯性昏厥

该病多见于年轻体弱的女性，发病前大多有诱因，如疼痛、情绪紧张、恐惧、疲劳和各种穿刺术以及手术等；昏厥前期病人常有头晕、恶心、上腹部不适等症状。发作时血压下降，心率减慢或心音微弱，可突然意识丧失（数秒至数分钟不等），往往在站位或坐位时发生，如让病人处于平卧位或头低位，则神志恢复较快，且多无后遗症。

（二）癫痫

癫痫有癫痫发作史，易在夜间入睡后发作，发病时心音、脉搏存在，血压可测到，脑电图有特征性改变可助鉴别。

（三）中风（脑出血）

中风多数发生在 50 岁以上的高血压病人，急性起病的昏迷伴脑局灶症状，病情发展迅速，常在数分钟至 10 分钟达到高峰，眼底检查发现乳头水肿、视网膜出血。现代医学的脑 CT 和核磁共振（MRI）也有助于鉴别。

三、治疗

（一）提高临床疗效的思路提示

心脏停搏与急性循环停顿的时间越长，全身组织特别是大脑经受缺氧的损害越严重，维持生命的可能性就越小。心脏停搏超过 4 分钟以上再急救的患者会导致严重的不良后果，往往造成不可逆性的大脑损害，因此为达到良好的复苏效果，必须分秒必争地积极采取正确的治疗措施，急救越快，赢得的时间越多，复苏成功的可能性越大。

（二）中医治疗

1. 内治法

心脏骤停复苏后，可根据病人的症状、舌、脉进行辨证施治，对促使病人病情稳定及康复很有益处。

（1）气虚阳脱型

治法：回阳固脱。

方药：人参四逆汤加味。

人参 15～30g，制附片 30g（先煎 2 小时），干姜 12g，炙甘草 9g，上肉桂 9g。

（2）阴血虚脱型

治法：救阴敛阳。

方药：固阴煎加减。

白干参 15～30g，黄精、熟地黄、龙骨、牡蛎、黄芪各 30g，麦冬 20g，五味子 9g。

（3）阴阳俱脱型

治法：补阳益阴。

方药：四逆汤合生脉散加味。

红参 20g，制附片、麦冬各 15g，干姜 12g，炙甘草 10g，肉桂（后下）、五味子各 9g。

（4）瘀血阻滞型

治法：活血化瘀，疏通血脉。

方药：通窍活血汤加减。

丹参 15g，当归、赤芍、桃仁、红花、川芎各 12g，大黄 9g，香附 15g。

2. 外治法

（1）针刺

取穴：人中、十宣、少商、内关、百会、涌泉、心俞。

方法：用毫针，采取强刺激手法。以上、下、左、右顺序为宜。

（2）灸法

取穴：气海、关元、神阙、百会、足三里、涌泉、心俞。

方法：足三里、内关可刺灸并用，手法宜轻，余穴均用灸法。灸气海、神阙、关元，不拘壮数，以汗止、脉复、肢温为度。

（3）耳针

取穴：心、脑点、皮质下、肾上腺。

方法：上穴全取，任选一耳，强刺激，留针时间不定，以心跳恢复、人事清醒为度。

（4）三棱针

取穴：少泽、十宣。

方法：用三棱针点刺，挤出数滴血。

（三）西医治疗

对心脏骤停的患者，无论基础病因是什么，均应当机立断，分秒必争，就地进行心肺复苏，不要等待别人，不要等待心电图检查。

1. A、B、C 治疗

A、B、C 治疗的目的是维持肺的通气，输送适量氧合血到组织中去。在进行 A、B、C 治疗之前，先进行心脏叩击，即直接拳击胸骨下段，有许多报告显示可使部分室颤、室性心动过速甚至心室停搏者恢复窦性心律，其方法是：紧握拳，有力地捶击 1~2 次，如不成功，立即进行 A、B、C 治疗。

（1）A 即开放气道：置病人于平卧位，一手将其下颌向上、向头顶方向托起，使后颈部抬高；另一手朝背部方向按其前额，以使头尽量后仰。这种姿势可避免舌下坠，保持气道开放。与此同时，消除口中异物（包括假牙），有时病人在气道开放后即可恢复呼吸。

（2）B 即建立呼吸：①口对口呼吸。捏住患者鼻孔，医护人员深吸气后，口对口向患者气道吹入。吹气时要注意口接触口时要严密，不要漏气，然后松开鼻孔。以 12 次/分的速率进行，但开始时可连续给予 4 次快速大口呼吸，有效时可见患者胸廓有起伏动作。②口对鼻呼吸。将患者下颌托紧，使其口紧闭，然后将口盖住病人的鼻，深吸气后，向患者鼻孔吹气。③应用简易人工呼吸器。

（3）C 即恢复循环

①胸外按压：病人背部下方一定要垫一块硬块，按压者一手掌根部置患者胸骨以下 1/3 段，另一手按压在接触患者胸骨下段的手背上。向下按压的时间和解除按压的时间之比应是 6：4，胸外按压的速率以 60 次/分为宜。如只有一个人，既要做人工呼吸，又要做胸外按压，则每按压 15 次，给患者两次足量的口对口呼吸；如有两人在场，则每 5 次胸外按压，做 1 次人工呼吸。

若胸外按压未使心脏复跳，A、B、C 治疗不得停止。

胸外按压的有效标志为：A. 一般可触到股动脉搏动，收缩压 > 8kPa（60mmHg）。B. 瞳孔可缩小，有睫毛反射出现，肌张力增高，有自主呼吸出现。A 和 B，包含其中一点，即说明人工循环对大脑有效。C. 口唇、指甲颜色好转。

②开胸按摩：适应证为胸部严重畸形，严重肺气肿，胸部严重创伤或胸外按压无效者。

2. 心电图监护和除颤，并立即开放静脉

大多数心搏骤停是由于室颤所致，故在未查心电图之前，即可盲目用直流电除颤。目前多数除颤电极又可用作心电图电极，只要将除颤电极置于正确位置即可显示心电图。直流电除颤多数主张先给 200J，可使 89% 的室颤复律成功，若一次不能成功，可用同样的能量再次除颤，如仍未成功，可将能量提高到 300~400J 再除颤，成功后，立即以利多卡因 2~4mg/min 持续静滴，若是静滴过程中仍有较多室性期前收缩，可间断以利多卡因 50~100mg

静推或加用其他抗心律失常药。

对难治性室颤可采用以下措施：

（1）电转复后立即静脉注射抗心律失常药。常选用利多卡因、普鲁卡因胺、溴苄胺、胺碘酮、心律平等，一般需联合用药。首选利多卡因50～100mg静推，若无效，5分钟后重复注射50mg，负荷量＜300mg，继以1～4mg/min持续点滴。普鲁卡因胺的用法为首剂0.1g静推，5分钟后可重复，日总量＜1000mg。胺碘酮的用法为首剂75～150mg静推（以20mL液体稀释），5分钟推完，30分钟后可再重复，日总量＜600mg。普罗帕酮的用法为50～100mg静推（20mL液体稀释），5分钟推完，30分钟后可再重复，日总量＜300mg。

（2）反复室颤时，应毫不犹豫、不失时机地重复电转复律。

（3）如室颤波细小，可先给肾上腺素0.2～1.0mg或10%的氯化钙10mL心内注射，使细颤波变为粗颤波后，再行电转复。

（4）纠正酸中毒、电解质紊乱和低氧血症。因为这些因素将造成电复律困难。

（5）少数病人因体内儿茶酚胺浓度比较高，易诱发室颤。故若发现转复后患者血压升高，窦性心率较快，又反复室颤时，可以普萘洛尔静脉注射。剂量可自1mg开始，静脉推注无反应时可逐渐加重。

（6）有的患者由低血钾诱发，应积极补充氯化钾。如血钾较低，反复室颤不能控制时，可先给予一定负荷量的氯化钾。

（7）少数顽固性室颤可在静脉注射硫酸镁后得以控制，一般可给25%硫酸镁10～20mL，半小时后可重复给药。

心室停搏或电机械分离的紧急处理：心腔内注射肾上腺素1mg或异丙基肾上腺素0.5mg。心内注射时应注意：一定要有明显回血才能注射，注药后应继续胸外按摩。心内注射可造成心肌损伤，并中断心肺复苏，故目前一些新进展认为应静脉或经气管给药。可经气管给入的药物有肾上腺素、利多卡因及阿托品，而碳酸氢钠、钙不能经气管给入。药物经气管给入后，应立即连续做4次深通气，保证药物进入远端支气管，而心内注射只应作为静脉未开通或气管插管前的给药途径。

心室搏动恢复后，如出现多源或快速心室律，应立即停用肾上腺素或异丙肾上腺素，若已知病因为高度房室传导阻滞，应立即安置临时人工心脏起搏器。

3. 特殊技术通气

经A、B、C治疗后，如患者仍神志不清，呼吸恢复不满意，应立即行气管插管，高压给氧；如持续无自主呼吸，应使用呼吸机。一般希望血气分析动脉 $PO_2 > 80mmHg$，$PCO_2 < 50mmHg$，如患者恢复自主呼吸，神志清楚，需改用鼻管和面罩吸氧时，通常需按 $6 \sim 10L/min$ 持续给氧，并经常监测血气；当自主呼吸不健全时可同时予呼吸兴奋剂，常用尼可刹米 $0.375g \times 5$ 置 $500mL$ 液体中持续静脉点滴，或尼可刹米与 CNB 加静脉小壶交替使用。

4. 纠正酸中毒

心脏停搏后，很快出现酸中毒，即代谢性酸中毒，（$pH < 7.3$，PCO_2 正常，HCO_3 降低）是由于组织低灌注和低氧血症引起。呼吸性酸中毒（$pH < 7.3$，$PCO_2 > 50mmHg$，HCO_3 正常或轻度降低）是由于先前存在肺疾患、气道阻塞或人工通气不当所致，若 A、B、C 治疗及时有效，酸中毒常很轻。

若心搏骤停超过 10 分钟，应补充碳酸氢钠，同时保持充分通气，以免加重心脏和大脑的功能损害。对于高血钾或原来已存在代谢性酸中毒的患者，应给予有效的碳酸氢钠治疗。

经过以上治疗，心跳和呼吸恢复后的进一步治疗是恢复原有心律和有效循环及呼吸，分析猝死原因，做相应处理，如纠正严重低血钾，对抗药物中毒，治疗心源性休克，行血流动力学监测，昏迷患者留置导尿管。

5. 控制心律失常

心跳恢复后，可能出现多种心律失常，需进行相应的处理。

（1）室性心动过速：若导致明显的低血压和心力衰竭，可再次发展为室颤。心室率大于 200 次/分，应立即行同步直流电转复，所需能量同室颤的转复。若病人血流动力学稳定且心室率不太快时，可予药物治疗，依次选用利多卡因、普鲁卡因胺、胺碘酮、普罗帕酮、溴苄胺、普萘洛尔等，如为洋地黄中毒引起，首选苯妥英钠。扭转性室速的治疗不同于一般室性心动过速，它常由于基本心律较快，$Q-T$ 间期延长所致，可见于低血钾、洋地黄或奎尼丁中毒、长 $Q-T$ 间期综合征等。因此，凡能延长 $Q-T$ 间期的药物均应避免使用。治疗应予异丙基肾上腺素（$1 \sim 5$）$\mu g/min$ 静脉点滴。其次可用阿托品静脉注射，无效者应进行人工心脏起搏。

（2）完全性房室传导阻滞：开始可给异丙肾上腺素（$1 \sim 4$）$\mu g/min$，如无效，患者反复发作阿斯综合征时，应尽早安装临时起搏器。

6. 抗休克及治疗低心排血量

复苏后发生低血压的原因很多，要针对不同原因进行治疗，适量补充血容量的同时，给予血管活性药。如多巴胺、多巴酚丁胺等，具体用量视病情而定。治疗过程中，应密切记录尿量。少尿时，应控制输液量，避免过量输液导致肺水肿。

7. 保护脑组织

治疗脑水肿：心跳停止后，患者常因缺氧而导致脑损害。如复苏及时，患者神志很快恢复，只需持续给氧，保持 PO_2 在 13.3 ~ 17.3kPa（100 ~ 130mmHg）即可。若心跳停止时间较长，或患者神志不清，应迅速给予冰帽，并物理降温，使肛温在 36℃。同时给予呋塞米 20 ~ 40mg 或甘露醇 250mL 静点，每 8 小时 1 次，及地塞米松 5 ~ 10mg，每 8 小时 1 次，消除脑水肿。患者烦躁不安时，应予镇静药，常用安定 10mg 静注或肌肉注射，每 6 小时 1 次，或并用吗啡 5mg，其他促进脑组织代谢的药物，如 ATP、辅酶 A、细胞色素 C 等亦可应用。

8. 纠正酸碱平衡失调及电解质紊乱

复苏过程中及复苏后密切监测血气及血钾、血钠，并进行相应的处理。

9. 防治并发症

治疗过程中要防治急性肾功能衰竭，防止继发感染。

附：终止心肺复苏的指征

心肺复苏的终止应视脑和心血管情况而定，以下两个概念提供了终止复苏的依据：①脑死亡：指患者处于深度意识丧失状态，无自主呼吸，瞳孔扩大且固定，持续 30 分钟以上。（如瞳孔保持在收缩状态，说明机体氧合尚可，应继续心肺复苏）②心脏死亡：连续心肺复苏 1 小时，而心电图上无心电活动恢复。

第六章 血液循环障碍

第一节 心力衰竭

心力衰竭是指在正常的静脉回流情况下，由于心排血量绝对或相对减少，不能满足机体代谢需要而引起的循环障碍为主的综合征。按其发展过程，可分为急性和慢性两种。急性心力衰竭发展迅速，心脏排血量在短时间内急剧下降，甚至丧失，此时心脏的功能常来不及代偿，多见于急性心肌弥漫性损害、急性心脏排血或充盈受阻、急性心脏容量负荷增加或严重的心律失常等情况，也可由慢性心力衰竭急性发展所致，其临床表现多为心力衰竭的直接后果，根据心脏排血功能减退的程度、速度和持续时间的不同，以及代偿功能的差别，有昏厥、心源性休克、急性肺水肿、心脏骤停四种不同表现。慢性心力衰竭发展缓慢，往往经过心脏肥大的代偿阶段，早期由于动用了心脏和心脏外的代偿机制，使心脏排血量尚能满足机体的代谢需要，故称为心力衰竭的代偿期。在后期，即使完全动用了机体的代偿功能，心排血量仍不能满足机体需要时，则称为慢性心力衰竭的失代偿期或称充血性心力衰竭。根据心力衰竭发生的部位，临床上分为左心衰竭、右心衰竭和全心衰竭。

中医学虽无心力衰竭的病名，但根据其临床多表现为心悸、呼吸困难、发绀、水肿，甚至昏厥等症状，有病情重、病程长、症状多等特点，似属于中医学的"心悸""胸痹""喘证""水肿""瘀证""饮证""厥脱"等范畴。

一、临床诊断

（一）辨病诊断

1. 症状与体征

（1）急性心力衰竭

①昏厥。发作持续数秒钟时可有四肢抽搐、呼吸暂停、发绀表现，称阿

斯二氏综合征，发作大多短暂，发作后意识常立即恢复。

②休克。早期心率增快，脉压变小，脉搏细弱而快，面色苍白，血压可正常，随着病情进展，休克进入中、晚期，收缩压降至 10.6kPa 以下，患者出现发绀，四肢厥冷，皮肤湿冷，神志淡漠，反应迟钝，尿少或尿闭，颈静脉充盈，静脉压升高。

③急性肺水肿。典型发作为突然严重气急，每分钟呼吸可达 30～40 次，端坐呼吸，阵阵咳嗽，面色苍白，口唇青紫，大汗，常咯出泡沫样痰，严重者可从口腔和鼻腔内涌出大量粉红色泡沫痰。心率、脉搏增快，血压在起始时可升高，以后降至正常或低于正常。两肺内可闻及广泛的湿性啰音和哮鸣音。心尖部可听到奔马律，但常被肺部湿性啰音掩盖。X 线片可见典型蝴蝶形大片阴影，由肺门向周围扩展。急性肺水肿早期肺间质水肿阶段可无上述典型的临床和 X 线表现，而仅有气促、阵咳、心率增快、心尖奔马律和肺部哮鸣音，X 线示上肺静脉充盈、肺门血管模糊不清、肺纹理增粗和小叶间隙增厚，如及时做出诊断并采取治疗措施，可以避免发展成肺泡性肺水肿。

④心脏骤停。

（2）充血性心力衰竭

①左侧心力衰竭

临床表现：A. 呼吸困难。由于肺充血的程度不同，呼吸困难的表现有劳力性呼吸困难、端坐呼吸、阵发性夜间呼吸困难这些不同形式，重者则可发展为肺水肿。B. 咳嗽、咯痰、咯血、倦怠、乏力，严重时可出现烦躁或嗜睡、精神错乱等。

体征：A. 原有心脏病的体征。左心室扩大，心尖搏动向左下移位，可在心尖区听到收缩期杂音。心率增快，心尖区可听到舒张早期奔马律最有诊断价值。交替脉是左心衰竭的重要体征，常与奔马律同时出现，预后不良。B. 两肺底湿性啰音，若继发支气管痉挛，可伴哮鸣音。偶有胸水，以右侧多见。

②右心衰竭

临床表现：主要因各脏器慢性持续淤血而发生的功能改变。如胃肠道淤血可致纳差、恶心、呕吐，肝淤血可致肝区胀痛，甚或出现黄疸，肾淤血可致尿少、夜尿等。

体征：原有心脏病的体征，右侧心力衰竭多是左侧心力衰竭所引起，因此多是全心扩大。右心室显著扩大，可在三尖瓣区听到收缩期杂音。心率增快，在胸骨左缘可听到舒张早期奔马律。颈静脉充盈，肝脏肿大和压痛大多发生于皮下水肿之前。早期质地较软，压痛明显，肝颈静脉回流征阳性。长期右心衰竭，可导致心源性肝硬化，肝脏质地变硬，压痛和肝颈静脉回流征反不明显，可伴黄疸、腹水、慢性肝功能损害、下垂性水肿，严重者可发展到全身水肿，并可出现胸水、腹水，有时还可发生心包积液、发绀，晚期患者可有营养不良，消瘦，表现出恶病质。

③全心衰竭：左、右侧心力衰竭的临床表现同时存在，但可以其中之一为主。右心衰所致肺淤血表现有所减轻或不明显。

2. 现代仪器诊断

（1）X线检查：左心衰竭时可见肺上叶肺静脉扩张；间质性肺水肿在两肺下野侧可形成水平位的 Kerley B 线；肺泡性肺水肿则有肺门阴影，呈蝴蝶状。右心衰竭时可见上腔静脉增宽；右房、左室增长或全心增大。单纯右心衰竭者的肺野清晰。

（2）静脉压侧室：静脉压增高时（静脉压超过 1.4kPa 或重压肝脏 0.5 ~ 1 分钟上升 0.1 ~ 0.2kPa 以上者）提示有右侧心力衰竭。

（3）左室功能评价：包括有创性（如左心导管、漂浮心导管和心血管 X 线造影术等）和无创性（如放射性核素扫描、超声心动图和收缩时间间期测定）方法，在静息或负荷状态下，定量急性和慢性收缩功能改变以及舒张功能异常，对判断左心室储备、左心室代偿性或失代偿性心力衰竭和治疗效益均具有一定的实用价值。常用的指标有容积指数、压力指数、收缩指数和舒张指数等。

附：心脏功能分类

按心力衰竭的程度，心功能分为 4 级，心力衰竭分 3 度，其关系如下：

心功能 1 级（心力衰竭代偿期）：一般体力活动不受限制，也不出现任何心力衰竭的症状和体征。

心功能 2 级（1 度心力衰竭）：体力活动稍受限制。在一般体力活动时，出现呼吸困难和心悸等症状。

心功能 3 级（2 度心力衰竭）：体力活动明显受限。轻体力活动时，即出现心力衰竭的症状和体征。

心功能 4 级（3 度心力衰竭）：完全丧失了体力活动的能力，即使在安静情况下仍出现心力衰竭的症状和体征。

（二）辨证分型

1. 气阴两虚型

（1）临床表现：心悸，气短，倦怠无力，动则汗出，自汗或盗汗，头晕，面颧暗红，夜寐欠佳，口干。舌质红或淡红，苔薄白，脉细数无力或结代。

（2）辨证要点：心悸，气短，自汗，口干。舌质红，脉细数。

2. 心肾阳虚型

（1）临床表现：心悸，喘息不能平卧，颜面及肢体浮肿，或伴胸水、腹水，脘痞腹胀，形寒肢冷，大便溏泻，小便短少。舌体胖大，舌质淡，脉沉细无力或结代。

（2）辨证要点：心悸，喘息不能平卧，肢体浮肿，小便短少。舌质淡，脉沉细。

3. 气虚血瘀型

（1）临床表现：心悸，气短，面色晦暗，口唇青紫，颈脉怒张，胸胁满闷，胁下痞块，或痰中带血。舌有紫斑、瘀点，脉细涩或结代。

（2）辨证要点：心悸，气短，口唇青紫，颈脉怒张。舌有紫斑、瘀点。

4. 阳虚水泛型

（1）临床表现：喘促气急，痰涎上涌，咳嗽，吐粉红色泡沫样痰，颜面灰白，口唇青紫，汗出，肢冷，烦躁不安。舌质暗红，苔白腻，脉细促。

（2）辨证要点：喘促气急，痰涎上涌，咳吐粉红色泡沫样痰，汗出肢冷。

5. 心阳虚脱型

（1）临床表现：心悸，烦躁，呼吸短促，不能平卧，喘促不宁，额汗不止，精神萎靡，颜色发绀，唇甲青紫，四肢厥冷。舌质淡，苔白，脉细微欲绝。

（2）辨证要点：呼吸短促，精神萎靡，唇甲青紫，额汗不止，四肢厥冷。

二、鉴别诊断

（一）急性心力衰竭

1. 诊断要点

起病突然，极度呼吸困难伴窒息感，咳出或从口鼻涌出粉红色泡沫样痰，两肺布满哮鸣音和湿性啰音，可有休克或昏厥的表现。

2. 鉴别诊断

注意与以下疾病鉴别：

（1）非心源性昏厥：心律、心率无明显过缓、过速、不齐或暂停，无引起急性心功能不全的心脏病基础。

（2）非心源性休克：无心功能不全和体循环静脉淤血，静脉压和心室舒张末期压不高。

（3）支气管哮喘：自幼有哮喘史，心尖部无奔马律。X线检查心脏正常，可有肺气肿征象。在急诊处理未能分辨时可注射氨茶碱，它对两种哮喘都有效，且可立即做体格检查。如仍未能区别，可含服硝酸甘油，它对支气管哮喘无效也无害。

（二）慢性心力衰竭

1. 诊断要点

（1）原有心脏病的病史和体征。

（2）心力衰竭的主要临床表现。左侧心力衰竭有呼吸困难，咳嗽，咯血，肺底湿性啰音，心界向左下扩大，心尖区舒张期奔马律；右侧心力衰竭见颈静脉充盈，肝肿大，肝颈静脉回流征阳性，水肿，发绀，心界向左扩大，心前区舒张期奔马律等。

2. 鉴别诊断

左侧心力衰竭的呼吸困难，应与支气管、肺和胸廓疾患引起的呼吸困难相鉴别。后者引起的呼吸困难受体位改变影响不大（见急性心力衰竭）。

右侧心力衰竭的肝肿大、水肿，通过肝颈静脉回流征阳性，一般不难与其他肝脏疾病所引起的肝肿大、肾脏疾病引起的水肿相鉴别，肝肿大合并腹水的心力衰竭病例，需与非淤血性肝硬化相鉴别，后者无心血管疾病的体征，腹水量较多，常伴脾肿大，无颈静脉充盈及肝颈静脉回流征阳性。右心衰竭还应与心包积液、缩窄性心包炎引起的肝肿大、水肿和腹水相鉴别。

三、治疗

（一）提高临床疗效的思路提示

1. 防微杜渐，早期诊断，及时治疗

心力衰竭是各类心血管疾病发展到严重程度所必然产生的一组临床综合

征，亦是其他脏器疾病发展到后期的一种常见并发症。因此对各种心血管疾病病人要时刻注意其心功能情况，避免一些导致心功能恶化的因素，特别是医源性因素，如过多的静脉外补液，心脏抑制药物的应用，水钠潴留药物的使用等。对严重的心脏病，如快速心律失常、严重高血压病、心肌梗死等，因随时都可能发生急性左心衰竭，故应及时注意了解患者的心功能状态，发现心衰的早期症状，预防性使用减轻心脏前、后负荷的药物及方法。如急性心肌梗死的病人，在发生急性左心衰竭之前往往有先驱症状及实验室检查的阳性发现，如轻微的咳嗽，平卧时加重，侧卧时减轻，心脏正位片发现肺淤血要早于呼吸困难，如能及时识别这些轻微的临床先兆，给予减轻心脏前后负荷的治疗，可使病人不致发生急性左心衰竭、肺水肿。

2. 严格控制饮食的钠、水量

对有心力衰竭倾向的患者控制进水量，保持日出入量平衡十分重要，可以延缓心功能恶化，已有心功能失代偿者饮食进水量过多是导致心力衰竭加重和长时间难以控制的主要因素之一。临床医师有时只注意药物的应用而忽视控制病人钠、水的摄入，病情难以稳定。一旦严格控制钠和水的摄入量，病人心功能很快稳定好转，亦说明限制钠、水摄入的重要性。

3. 预防感染

心力衰竭患者由于长期的肺部淤血，气管分泌物增多，容易发生肺部感染，而感染又促使心力衰竭进一步加重、恶化，甚至导致病人死亡，故而对心力衰竭病人要从多方面注意预防感染的发生。

（二）中医治疗

1. 内治法

（1）气阴两虚型

治法：益气养阴。

方药：生脉散加减。

人参15g，麦冬15g，五味子6g，黄芪30g，酸枣仁12g，益母草18g，葶苈子18g。

兼有瘀血者加桃仁12g，红花12g，赤芍15g。

（2）心肾阳虚型

治法：温阳益气化水。

方药：参附汤合五苓散加减。

人参 15g，熟附子 12g，桂枝 9g，茯苓 15g，猪苓 15g，白术 15g，车前子 15g，葶苈子 15g，大枣 5g 枚。

有瘀血者加丹参 30g，赤芍 5g。

（3）气虚血瘀型

治法：益气活血。

方药：四君子汤合活络效灵丹。

人参 15g，茯苓 15g，白术 12g，当归 15g，丹参 15g，乳香 15g，没药 15g，桂枝 12g，泽泻 15g，益母草 18g，葶苈子 18g。

（4）阳虚水泛型

治法：温阳利水。

方药：真武汤加减。

炮附子 12g，干姜 12g，白术 15g，桂枝 9g，人参 15g，茯苓 20g，益母草 18g，葶苈子 8g，泽泻 15g。

（5）心阳虚脱型

治法：回阳救逆，益气固脱。

方药：参附汤加味。

人参 18g，炮附子 10g，龙骨 30g，牡蛎 30g。

大汗不止者加山茱萸 12g；肢凉如冰者加桂枝 12g，干姜 9g。

2. 外治法

（1）针灸疗法：主穴取内关、间使、通里、少府、心俞、神门、足三里等。辨证取穴如利水消肿取水分、水道、阳陵泉透阴陵泉；中枢透曲骨；三阴交、水泉、飞扬、复溜、肾俞。以上三组穴位可酌情选用。咳嗽痰多取尺泽、丰隆；嗳气腹胀取中脘；止咳平喘取肺俞、少府、合谷、膻中、天突。每次选部分主穴及辨证取穴 4~5 个，每日 1 次，7~10 天为 1 疗程，休息 2~7 天，再行下一疗程。

（2）气功疗法：适用于轻度心力衰竭者，开始可练静功，取盘坐式或靠位式，症状减轻后，可练床上十六段锦或保健功。有功底者可练大、小周天功。

3. 中西医结合疗法

（1）张大荣采用中西医结合治疗风湿性心脏病心力衰竭 88 例，临床分为 5 型：心气不足，心阳闭阻型；心脾两虚，水饮内停型；气阴两虚，痰瘀阻肺型；脾肾阳虚，水气凌心型；外邪袭表，痰热闭肺型。前 4 型均以生脉饮或炙甘草汤加丹参等为基本方法治疗，其中心阳闭阻型合瓜蒌薤白半夏汤加减；痰瘀阻肺型合小陷胸汤加减；脾肾阳虚、水气凌心型合苓桂术甘汤或真武汤加减。第 5 型用麻杏石甘汤合千金苇茎汤、二陈汤加减。西药 70 例用地高辛，个别用毛花苷 C，50 例用利尿药，36 例用扩张血管药，8 例用抗心律失常药。结果：显效（症状消失，心率下降，窦性心率 70～80 次/分，心房纤颤，心率 <90 次/分，能耐受一般体力劳动）35 例，有效（症状改善，心率下降，但不稳定，不能耐受一般体力活动）48 例，无效 1 例，死亡 4 例。

（2）丁淑明采用中西医结合疗法治疗顽固性心力衰竭。分治疗组 16 例，用酚妥拉明、多巴胺各 1 支，加 10% 葡萄糖 100mL 中静滴，每日 1 次，伴急性肺气肿者每日可用 3 次。予中药抗心力衰竭合剂，药用人参、制附片、桂枝、川芎、枳实、木通各 10g，生黄芪 30g，丹参、泽泻各 25g，红花 8g，茯苓、车前子各 20g，郁金、白术各 15g，每日 1 剂，服 3 次。痰多加清肺化痰药；水肿、胸水甚加葶苈子 15g。对照组 17 例，用洋地黄、氢氯噻嗪、呋塞米、硝苯地平等药。均以 10～15 天为 1 疗程。同时均视病情采用低盐饮食和氧疗。经 1～4 疗程治疗后，两组分别显效 12、0 例，有效 3、6 例，无效 1、11 例；总有效率分别为 93.7% 和 35.3%。治疗组疗效明显优于对照组。

（3）何友作对生脉液加西药治疗心力衰竭进行了观察，选择心功能 III～IV 级患者 100 例，随机分为 2 组。生脉液组在强心、利尿基础上，用本品 20～40mL 加葡萄糖液静滴，日 1 次，对照组除不用本品外，余同。结果两组分别显效 28、14 例，有效 18、25 例，无效 4、11 例，其中死亡 2、8 例，总有效率分别为 92%、78%。两组疗效比较，有非常显著的差异（$P < 0.01$）。生脉液组起效时间及心力衰竭纠正时间均短于对照组（$P < 0.05$ 和 $P < 0.01$）；本组室性心律失常和洋地黄中毒的发生率明显降低，与对照组比较有明显差异（$P < 0.01$ 和 $P < 0.05$）。

（4）莫振北用加味生脉散合西药治疗慢性心力衰竭 18 例，方用人参、五味子各 9g，麦冬 12g，生龙骨、生牡蛎各 20g。阳虚加熟附片；血瘀加用三七。每晚 1 剂，水煎服。地高辛 0.25mg，日 1 次；异山梨酯 10mg，日 3 次；卡托普利 25mg，日 3 次；阿米洛利 5mg，日 2 次。对照组 20 例，用上述西药，剂量、用法同上，均 10 天为 1 疗程。结果：两组心功能提高 2 级者分别为 7、5 例，心功能提高 1 级者分别为 9、11 例，心功能无改善者分别为 2、4 例，总有效率分别为 88.9% 和 80%（$P < 0.05$）。核素心功能检查结果显示 SV、EF、RCO 治疗后均有提高，本组较对照组为优（$P < 0.05$）；本组自身运动负荷试验治疗前后 EF/ER/PER/RCO 比较均有改善（$P < 0.05, 0.01$）。

（5）徐万武用强心汤合西药治疗心力衰竭 60 例，强心汤由党参、葶苈子各 30g，黄芪 25g，茯苓 20g，当归、杏仁、炙甘草各 15g，赤芍、车前子各10g，制附子 5g。随症加减，日 1~2 剂，水煎服，心力衰竭控制后，继服 2~3 周。并用卡托普利 12.5mg，日 3 次，血压偏低者用 6.25mg，日 2 次，口服。结果：显效 42 例，有效 16 例，无效 2 例，总有效率为 97%。

（6）宋秀月用肾气丸合卡托普利治疗肺心病心力衰竭 30 例，用法为金匮肾气丸 40 粒，日 3 次，卡托普利 25mg，日 2 次，均口服，4 周为 1 疗程。结果：显效 12 例，有效 16 例，无效 2 例，总有效率为 93.33%。

（7）张笑丽采用中西医结合治疗心力衰竭 62 例，与单纯西药组进行对照；治疗组生黄芪、车前子、白茅根各 30g，太子参、炙杏仁、麦冬、炙葶苈子、当归各 15g，五味子 12g，川芎 10g，茯苓、泽泻各 20g，甘草 6g，随症加减，日1 剂，水煎服；治疗组与对照组 33 例，均用异山梨酯 10mg，日 3 次，地高辛0.25mg，日 1 次，均口服，多巴酚丁胺 20mg，酚妥拉明 10mg，加 10% 葡萄糖500mL，静滴，日 1 次。重症用毛花苷 C 稀释，缓慢静注；水肿用氢氯噻嗪50mg，日 3 次，口服，或呋塞米 20mg，稀释静注，并补充氯化钾。结果：两组分别显效 42、13 例，有效 19、15 例，无效 1、5 例，总有效率为 98.39%、85%（$P < 0.01$）。治疗组心功能改善优于对照组。

（8）周锦用益气温阳、活血利水药配合西药治疗难治性心力衰竭 40 例，并与单纯西药进行对照，结果两组总有效率分别为 85%、73%（$P < 0.01$）。治疗后本组心功能每分钟输出量（CO）、心输出量指数（CL）、左室内径缩短分数（FS_3）、每分搏出量（SV）、射血分数（EF）及心脏 X 线心胸比例均有明显改善（$P < 0.05$、0.01）；对照组仅 CO、CL 有明显改善（$P < 0.05 \pm$）。

（9）赵俊生采用中西医结合治疗心力衰竭 70 例，本组用川芎、赤芍各15g，丹参 20g，黄芪 30g，苏木 6g，水蛭、生地黄、枳实、五加皮各 10g。随症加减，日 1 剂，水煎服。与对照组 38 例，均用强心利尿西药，并进行对症处理。均 5 周为 1 疗程。结果：两组分别治愈 10、0 例，显效 25、9，有效31、19 例，无效 4、10 例。本组治愈率和有效率均优于对照组。血液流变学指标本组治疗前后自身及对照组比较均有显著性差异（$P < 0.05$、0.001）。

（10）邵静用益气活血方合小剂量洋地黄及转换酶抑制剂（地高辛，每日0.125mg，卡托普利 12.5mg，日 3 次，口服）治疗 61 例心力衰竭。该方由人参、黄芪、红花各 10g，益母草 30g，肉桂 3g（冲服）组成，随症加减，日 1剂，水煎服，3 周为 1 疗程；对照组 59 例，常规用地高辛、卡托普利、利尿剂等西药。结果：两组分别显效 37、25 例，有效 20、21 例，无效 4、13 例。

两组比较有显著性差异（$P < 0.05$），心力衰竭控制时间分别为 3~7 天、5~8天，说明中西药合用对控制心力衰竭的疗效较理想。

（三）西医治疗

1. 急性心力衰竭

（1）心源性昏厥发作的治疗：心脏排血受阻者，予卧位或胸膝位休息、保暖和给氧；房室瓣口被血栓或肿瘤阻塞者，改变体位可减轻或解除房室瓣口的阻塞；严重心律失常引起者，迅速控制心律失常；分析病因，针对病因治疗。

（2）急性肺水肿的治疗

①取坐位或半卧位，两腿下垂，减少下肢静脉回流。

②给氧，以面罩给氧和加压给氧效果较好。

③镇静，吗啡 2~5mg 静注，必要时可重复。此药有抑制呼吸的作用，用后发生呼吸抑制时，可用纳洛酮 0.4~0.8mg 肌注或静注。

④呋塞米 40~60mg 静注。

⑤舌下或静滴硝酸甘油。收缩压 13.3kPa（100mmHg）或以上，硝酸甘油 0.3mg，舌下含，5 分钟后复查血压，可再给予 0.3~0.6mg，5 分钟后再测血压，如收缩压降至 12kPa（90mmHg）或以下停药。

⑥硝酸甘油静滴，起始剂量为 10μg/min，在血压监测下，每 5 分钟增加（5~10）μg/min，直至症状缓解或收缩压下降至 12kPa（90mmHg）左右，维持有效剂量滴注，病情稳定后逐步减量至停药。

⑦硝普钠静滴，开始（5~10）μg/min，每 5 分钟增加（5~10）μg/min，直至症状缓解或收缩压降至 13.3kPa（100mmHg）左右，维持病情稳定，以后逐步减量至停药。

⑧氨茶碱 0.25g 加 5% 葡萄糖溶液 100mL 静滴。

⑨以洋地黄制剂快速静注，对二尖瓣狭窄伴有心房纤颤者有特效。其他如主动脉瓣疾病或高血压引起的肺水肿，即使是窦性心律效果也好。

⑩在四肢轮流上血压带，将气打在低于舒张压（10mmHg）的高度，以保证动脉血的供应而阻止静脉血的回流，每 15~20 分钟轮换 1 次，目前较少采用。

2. 慢性心力衰竭

（1）减少体力活动和精神负担，以减轻心脏负荷。

（2）限制钠的摄入，每日 2～5g 为宜。

（3）限制进水量，避免过多饮水，控制在 1000mL 以下。

（4）利尿剂的应用，常用的有氢氯噻嗪，每次 25～50mg，每日 1～2 次，口服；呋塞米，每次 20～40mg，每日 1～2 次，口服，或螺内酯，每次 20～40mg，每日 2～3 次，口服。在应用排钾利尿剂时要注意补钾，避免低钾血症的发生。同时要注意补镁以防止低镁血症的出现。在应用保钾利尿剂时，注意避免合用氯化钾或血管紧张素转换酶抑制剂而引起高钾血症。另外要注意利尿剂引起的其他不良反应，如低血容量，肾素－血管紧张素－醛固酮系统活性增高，低钠血症等，一旦发生，及时纠正。

（5）正性肌力药物的应用

①洋地黄糖苷类：目前临床上给药的方法，既不采用过去的洋地黄化法，也不采用一开始即用维持量，而是根据心力衰竭的轻重缓急分为慢速给药或快速、中速给药相结合的方法。例如伴有快速心房纤颤或室上性心动过速，在短期内达到有效量，即能达到转复至窦性心律者，一般常用毛花苷 C0.4mg，用 10% 葡萄糖溶液 20mL，稀释后缓慢静注。为了维持其对心力衰竭的作用，可在次日用地高辛 0.25mg，日 2 次，连用 2～3 天，以后可改为每日 0.25mg 或 0.125mg。对于一些慎用洋地黄的患者，如肺心病、心肌梗死和心肌炎等，应根据病情需要，急性者用半量快速药，如毒毛花苷 K0.125mg 或毛花苷 C0.2mg，非急性者可用地高辛 0.25mg，日 1 次，4～5 天后可根据病情改用 0.125mg，日 1 次。总之，对伴有房颤或心动过速者可以心室率为根据；而对一般心力衰竭患者，只有根据症状、体征、尿量、体重、静脉压等指标来调剂量，以有效和无毒为原则。

②拟交感胺类正性肌力药物：多巴胺或多巴酚丁胺静脉给药，常用剂量为（2～10）μg/（kg·min），连续滴注超过 72 小时，可出现耐药性。

③非糖苷、非交感胺类正性肌力药：包括磷酸酶抑制剂、腺苷环化酶激活剂和钙促效剂，大多尚处于实验和临床研究阶段。

（6）血管扩张剂的应用。近年来，心力衰竭内科治疗的最重要进展是应用血管扩张剂减轻心室的前后负荷，降低增高的左室充盈压及提高降低的心排出量，从而改善心脏功能，常用的有如下几种：

①硝普钠：本品作用强，快速，持续时间短，剂量和反应之间呈显著直线关系，已被广泛应用于治疗心力衰竭急、慢性危重病人。其对静脉容量血管及动脉阻力血管具有相似强度的扩张作用。用法为静脉点滴，从小剂量开

始，6.25μg/min 或（0.125～0.25）μg/（kg·min），以后逐渐增加，对血压、心律应连续测定，使动脉收缩压降低到 13.3kPa（100mmHg）或以下。有效剂量维持到病情稳定，以后逐步减量、停药。如有条件，应在血管动力学监测下使用。

硝普钠最主要的副作用为低血压，与剂量有关，长期应用可产生血中硫氰盐积蓄中毒。一般主张用药时间不宜超过 72 小时，但如果剂量不过大，肾功能正常者，有报道显示连续用药 2～3 周亦未见不良反应。

硝普钠与正性肌力药物同时应用，可使受损泵功能得到更进一步改善。急性心肌梗死和心肌病并发左室衰竭或冠状血管重建手术后早期的患者，当心室功能处于抑制状态时，硝普钠和多巴胺或多巴酚丁胺联合应用，可使降低的心排出量显著增加，超过单独应用硝普钠者。

在急性心肌梗死合并左室功能衰竭，动脉压正常或降低时，气囊反搏（IABP）与硝普钠联合应用于主动脉，可在体循环血管扩张、心室流出阻抗降低的同时，冠状动脉舒张期灌注得到改善，可避免体循环血管扩张致使主动脉舒张压下降，造成冠脉灌注减少，心肌缺血坏死区扩大。

②酚妥拉明：本品为 α-阻滞剂，对血管平滑肌有直接松弛的作用，可同时减低小动脉及周围静脉张力，降低心室的前后负荷，提高心脏的泵血功能。本品对小动脉血管床的作用比较显著，对静脉容量血管的扩张作用较弱。开始治疗时可用 0.1mg/min，以后根据需要增加剂量，最大剂量为 2mg/min。该药与硝普钠不同的是，静滴时 80% 的心肌梗死患者发生心动过速，因而对心肌梗死患者不利。

③硝酸甘油：其主要作用是直接扩张静脉容量，减少回心血量，从而减轻心室前负荷及心肌需氧量，对动脉阻力的扩张作用较弱，但高浓度时，具有强大的扩张体循环小动脉的作用。硝酸甘油增加心搏出量的作用弱于硝普钠或酚妥拉明，而左室充盈压的降低则较后两者为强，硝普钠减轻前负荷的作用较酚妥拉明强。这三种血管扩张剂降低心肌需氧量的作用大致相等。硝酸甘油的用法为 0.3～0.6mg，含化或口服，或以 10mg/min 开始静滴，使用过程中注意监测血压，每 5 分钟增加（5～10）μg/min，直至症状缓解或收缩压下降至 13.3kPa（100mmHg）或以下，继续以有效剂量维持静脉滴注，病情稳定后逐步减量至停止。

④血管紧张素转换酶抑制剂：此类药物可长期扩张血管，常用的有卡托普利、依那普利等，在应用洋地黄和利尿剂的治疗基础上，可明显提高充血

性心力衰竭的疗效，甚至可延长病人的寿命。

（四）中医专方选介

1. 活血强心汤

鸡血藤 15g，路路通 15g，乳香 12g，没药 12g，当归 15g，丹参 15g，桃仁 15g，红花 15g，生地黄 15g，桂枝 10g，瓜蒌 20g，薤白 12g，防己 12g，车前子 12g。本方活血强心，通阳利水。严重病人可加用人参 10g，单独煎服；发热加金银花 15～30g，连翘 15～30g，竹茹 12g，生石膏 30～60g；腹胀加木香 10g，大腹皮 15～30g；呕吐加代赭石 15g，旋覆花 10g，竹茹 12g；恶心呕吐减乳香、没药，加柴胡 10g，黄芩 10g；血瘀症状不明显而面色虚浮、四肢无力者加黄芪 30g，附子 6～10g。每日 1 剂，水煎服。治疗 18 例病人，治疗中有 12 例病人配合吸氧、输液（抗生素），有 16 例病人曾先用洋地黄类药物，因效果不明显改用中药。经治疗，1 例因合并肺部感染死亡，1 例好转后突然死亡，其他 16 例均症状痊愈出院。［宋安凤，等．活血强心汤在抢救心力衰竭疾患中的运用．天津中医．1992（4）：29］

2. 强心汤

葶苈子 10～20g，北五加皮 10～15g，益母草、茯苓、泽泻各 30g，桔梗 10g。肢冷畏寒加附子（先煎）10～20g，桂枝 10g；神疲懒言、舌体胖大加人参（另煎）6～10g；脘腹胀满加大腹皮 10g，白豆蔻 6g；恶心呕吐者加法半夏 10g，生姜 10～15g；舌体紫暗胖大，舌苔光剥如猪腰状者加人参 6g（另煎），生地黄 30g。每日 1 剂，水煎服，分 2 次口服。治疗 41 例，显效 28 例，占 68.30%；有效 12 例，占 29.30%；无效 1 例，占 2.40%。总有效率为 97.60%。［邰玉宝．强心汤治疗充血性心力衰竭 41 例小结．湖南中医杂志．1992（3）：3］

第二节　休克

休克是由于循环障碍导致组织和器官的氧和血液灌注不足而引起的临床综合征。休克可发生于感染、心脏病、失血、烧伤、创伤、过敏性疾病等过程，是临床常见的危重症之一，死亡率高。

休克临床表现为面色苍白或发绀、四肢厥冷、大汗淋漓、血压下降、尿量减少、神志改变、脉细欲绝等。中医学无"休克"的病名，但有关休克的临床表现在我国古代医籍中早有记载。目前多认为休克可以包括在中医的

"厥证""脱证"等范畴内。

一、临床诊断

（一）辨病诊断

1. 症状与体征

（1）休克早期：患者神志清醒，但烦躁不安，可焦虑或激动。面色及皮肤苍白，口唇和甲床略带青紫，出冷汗，肢体湿冷，可有恶心、呕吐。心跳加快，脉搏尚有力。收缩压可偏低或接近正常，亦可因儿茶酚胺分泌增多而偏高，但不稳定；舒张压升高，故脉压减低，尿量亦减少。

（2）休克中期：临床表现随休克的程度而异。中度休克时，一般具有上述表现，神志尚清楚，但软弱无力，表情淡漠，反应迟钝，意识模糊，脉搏细速，按压稍重即消失。收缩压降至 10.7kPa（80mmHg）以下，脉压小，多在 2.67kPa（20mmHg）以下，表浅静脉萎陷，口渴，尿量减少至每小时 20mL 以下。重度休克时，呼吸急促，可陷入昏迷状态，收缩压低于 8.0kPa（60mmHg）以下，甚至测不出，无尿。

（3）休克晚期：在此期发生弥漫性血管内凝血和广泛的内脏器质性损害。前者引起出血，可有皮肤、黏膜和内脏出血，消化道出血和血尿亦较常见。肾上腺出血可导致急性肾上腺皮质功能衰竭，胰腺出血可导致急性胰腺炎，可发生心力衰竭、急性呼吸衰竭、急性肾功能衰竭、脑功能障碍和急性肝功能衰竭等。

2. 实验室检查

（1）血常规：大量出血后数小时，红细胞和血红蛋白即显著降低；失水患者则发生血液浓缩、红细胞计数增高、红细胞压积增加。白细胞计数一般增高，严重感染者大多有白细胞总数和中性粒细胞的显著增加，嗜酸性粒细胞可减少。有出血倾向和弥散性血管内凝血者，血小板计数可减少，血纤维蛋白原可降低，凝血酶原时间可延长，血浆鱼精蛋白副凝试验（3P 试验）或乙醇胺试验阳性。

（2）血液生化：血糖增高，血丙酮酸和乳酸增高，并有 pH 值降低，碱储备降低，二氧化碳结合力降低；肾功能减退时可有血尿素氮和非蛋白氮等增高，血钾亦可增高；肝功能衰竭时血转氨酶、乳酸脱氢酶等可增高，血氨亦可增高，动脉血氧饱和度、静脉血氧含量可下降；肺功能衰竭时动脉血氧分压显著降低，吸纯氧亦不能恢复正常。

（3）尿常规：随肾脏的变化尿中可出现蛋白、红细胞和管型等，并发急性肾功能衰竭时，尿比重由初期偏高而转低，固定在 1.010～1.012，血尿素氮和肌酐增高，尿钠可增高。

3. 影像学检查

心电图：可有冠状动脉明显供血不足的表现，如 ST 段下移，T 波低平或倒置，甚至可有类似心肌梗死的变化。原有心脏病者还可有相应的心电图改变。凡遇原因不明的休克，均应常规做心电图检查，以排除心肌梗死。

4. 辅助检查

（1）动脉压测定：除休克早期外，患者动脉血压均降低。有高血压者，血压数值下降 20% 以上或较原来血压降低 4.0kPa（30mmHg）时，应考虑血压已降低。

（2）中心静脉压测定：有助于鉴别心功能不全或血容量不足引起的休克，因而对处理各类休克、决定输液的质和量及是否使用强心药或利尿剂，有一定的指导意义。

（3）肺动脉楔压测定：可反映左心房平均压，与左心室舒张期末压密切相关。在无肺血管疾病或二尖瓣病变时测定肺动脉楔压，有助于了解左心室功能，是估计容量和监护输液速度，防止发生肺水肿的一个很好的指标。

（4）心排血量测定

（5）尿量测定：留置导尿管，连续观察排尿情况，要求每小时尿量多于 20～30mL。若低于此值，提示肾血流不足，肾功能趋于衰竭。

（6）微循环灌注情况检查

①皮肤与肛门温度的测定：休克时皮肤血管收缩，故皮肤温度常较低。由于皮肤血管收缩不能散热，故肛温常增高。如两者温差在 1℃～3℃，则表示休克严重（正常在 0.5℃左右）。

②红细胞压积：当外周血的红细胞压积高出中心静脉血红细胞压积的 3% 时，表示有显著的周围血管收缩。这种差别变化的幅度常提示微循环灌注恶化或好转的程度。

③眼底和甲床检查：眼底检查可见小动脉痉挛与小静脉扩张，严重时可有视网膜水肿。在指甲上加压后放松时可见毛细血管内血液充盈的时间延长。

（二）辨证分型

休克在临床上分为感染性休克、心源性休克、低血容量性休克、过敏性休克、神经源性休克五种。其中感染性休克属中医的"热厥""闭证""脱证""亡阴""亡阳"等范畴；心源性休克属中医"脱证"范畴；低血容量性休克属中医"厥脱"范畴；过敏性休克属中医"气脱""寒厥"范畴；神经源性休克属中医"厥脱"范畴。根据不同病因而辨证分型。

1. 感染性休克

（1）早期：轻症。属"热厥"，为邪热传里，阳气郁滞。

①临床表现：恶寒发热，寒热往来，神清，四肢温或冷，尿少色深，便燥。舌苔薄黄或腻，脉沉伏数或滑数。

②辨证要点：恶寒发热，寒热往来，四肢冷，尿少便燥。脉沉。

（2）中期：较重症。属"热厥"向纵深发展。热深厥深，内真热外假寒。

①临床表现：神昏谵语，口苦咽干。脉沉细数无力。

②辨证要点：寒战高热，神昏谵语，皮肤湿冷。脉细数无力。

（3）后期：重症。

①临床表现：无身热，冷汗，呼吸急促。舌红少津，可无舌苔，脉微欲绝。

②辨证要点：意识不清，呼吸急促，冷汗出。脉微欲绝。

（4）末期：危症。属"亡阴""亡阳"，正气大伤，津液耗竭。诸脏腑功能失调。

①临床表现：呼吸急促，四肢逆冷，大汗淋漓，或见皮肤瘀点、瘀斑。舌质青紫，脉微欲绝。

②辨证要点：四肢逆冷，大汗淋漓。舌质紫，脉微欲绝。

2. 心源性休克

（1）阳脱

①临床表现：额汗淋漓，四肢厥冷，面色苍白，神志淡漠，皮肤湿冷，烦躁少尿，口唇青紫。舌质暗淡，脉微欲绝。

②辨证要点：神志淡漠，四肢厥冷，额汗淋漓。脉微欲绝。

（2）阴脱

①临床表现：心悸不寐，心烦不宁，面唇苍白，多汗肢冷。舌红少津，脉细微或沉微欲绝。

②辨证要点：心烦不宁，多汗肢冷。舌红少津，脉细微。

3. 低血容量性休克

（1）阴脱：多见于热病。

①临床表现：面唇苍白，发热烦躁，心悸多汗，口渴喜饮，尿少色黄，肢厥不温。脉细数或沉微欲绝。

②辨证要点：发热烦躁，心悸多汗，口渴喜饮。脉细数或沉微欲绝。

（2）阳脱：多见于阴脱演变后的症候。

①临床表现：面色晦暗，身寒肢冷，神情淡漠，尿少或遗尿，下利清谷。舌淡苔白，脉微欲绝。

②辨证要点：神情淡漠，身寒肢冷，下利清谷。脉微欲绝。

（3）阴阳俱脱：疾病发展的严重阶段。

①临床表现：多见神志昏迷，目呆口张，瞳孔散大，喉中痰鸣，气少息促，汗出如油，舌卷囊缩，周身俱冷，二便失禁。脉微欲绝。

②辨证要点：神志昏迷，瞳孔散大，气少息促，汗出如油。脉微欲绝。

4. 过敏性休克

气脱

①临床表现：颜面苍白，肢冷，多汗，心悸，呼吸急促或低微，神志不清，四肢不温。舌体萎软，脉细无力或脉微欲绝。

②辨证要点：肢冷多汗，心悸气促，神志不清。脉微欲绝。

5. 神经源性休克

（1）阴脱

①临床表现：面色潮红或不红，烦躁不安，或精神恍惚，四肢温或厥冷，微汗或汗出如珠，口干口苦，渴而欲饮，小便黄少，大便燥结。舌苔黄而干，舌质红，脉细数。

②辨证要点：面色潮红，烦躁不安，渴而欲饮，汗出如珠。舌质红，脉细数。

（2）阳脱

①临床表现：体温不升，面色苍白，皮肤发花，神志淡漠，大汗淋漓，四肢厥冷，气促息微，尿少。舌质淡，脉微细。

②辨证要点：体温不升，神志淡漠，大汗淋漓，四肢厥冷，气促息微。脉微细。

（3）阴阳俱脱

①临床表现：体温过低，神志昏迷，目呆口张，汗出如油，肢冷如冰，

无尿，面色白，皮肤有瘀斑或有出血，瞳孔散大。舌质淡紫，脉细欲绝。

②辨证要点：神志昏迷，汗出如油，肢冷如冰，皮肤瘀斑，瞳孔散大。脉细欲绝。

二、鉴别诊断

休克的诊断，常以低血压、微循环灌注不良、交感神经代偿性亢进等方面的临床表现为依据。诊断条件：

（1）有发生休克的病因。

（2）意识异常。

（3）脉搏快，超过 100 次/分，细或不能触及。

（4）四肢湿冷，胸骨部位皮肤指压阳性（压后再充盈时间大于 2 秒），皮肤花纹，黏膜苍白或发绀，尿量小于 30mL/h 或无尿。

（5）收缩压小于 10.64kPa（80mmHg）。

（6）脉压小于 2.66kPa（20mmHg）。

（7）原有高血压者，收缩压较原有水平下降 30% 以上。

凡符合（1）以及（2）、（3）、（4）中的两项，和（5）、（6）、（7）中的一项者，诊断即可成立。诊断时，明确休克的病因、病理、生理类型对进一步处理休克有极其重要的意义。因此要及时进行鉴别诊断。

（一）心源性休克的鉴别诊断

心源性休克最常见于急性心肌梗死。根据临床表现及心电图、血心肌酶的检查结果，确诊急性心肌梗死一般并无问题。在判断急性心肌梗死所致的心源性休克时需与下列情况鉴别：

1. 急性大块肺动脉栓塞

肺动脉大块栓塞有右心负荷急剧增加的表现，如右心室急剧增大、肺动脉瓣区搏动增强和该处第二心音亢进、三尖瓣区出现收缩期杂音等。发热和白细胞增多出现较早。心电图示电轴右偏，Ⅰ 导联出现 S 波或原有的 S 波加深，Ⅲ 导联出现 Q 波和 T 波倒置，aVR 导联出现高 R 波，胸导联过渡区向左移，右胸导联 T 波倒置等，与心肌梗死的变化不同。

2. 急性心包填塞

急性心包填塞为心包腔内短期内出现大量炎症渗液、脓液或血液压迫心脏所致。患者有心包感染、心肌梗死、心脏外伤手术操作创伤等情况。此时脉搏细弱或有奇脉，心界增大但心尖搏动不明显，心音遥远，颈静脉充盈。X 线示心影增大而搏动微弱，心电图示低电压或兼 ST 段弓背向上抬高和 T 波倒置，超声心动图、X 线、CT 或 MRI 显示心包腔内液体可以确诊。

3. 主动脉夹层分离

主动脉夹层分离以剧烈胸痛起病，疼痛一开始即达高峰，常放射到背、胁、腹、腰和下肢，两上肢血压及脉搏可有明显差别，少数有主动脉瓣关闭不全，可有下肢暂时性瘫痪或偏瘫。X 线胸片、CT、超声心动图探测到主动脉壁夹层内的液体，可资鉴别。

4. 快速性心律失常

快速性心律失常包括心房扑动、心房纤颤、阵发性室上性或室性心动过速，尤其伴有器质性心脏病者，心电图检查有助于判断。

5. 急性主动脉瓣或二尖瓣关闭不全

急性主动脉瓣或二尖瓣关闭不全由感染性心内膜炎、心脏创伤、乳头肌功能不全等所致。此时有急性左心衰竭，有关瓣膜区有反流性杂音，超声心动图和多普勒超声检查可确诊。

（二）低血容量性休克的鉴别诊断

急性血容量降低所致的休克要与下列情况鉴别：

1. 出血

胃肠道、呼吸道、泌尿道、生殖道的出血最后排出体外，诊断不难。脾破裂、肝破裂、宫外孕破裂、主动脉瘤破裂、肿瘤破裂等，出血在腹腔或胸腔，不易被发现。此时除休克的临床表现外，患者还有明显贫血及胸、腹痛和胸、腹腔积液的体征，胸、腹腔或阴道后穹隆穿刺有助于诊断。

2. 外科创伤

有创伤和外科手术史，一般不难诊断。

3. 糖尿病酮症酸中毒或非酮症性高渗性昏迷

对原因不明的失水、酸中毒、休克、神志淡漠、模糊，甚或昏迷，应考虑糖尿病酮症的可能性。通过尿糖、血糖、尿酮、血酮、CO_2 结合力等检查，尿糖强阳性，血糖在 27.75mmol/L（500mg/mL）左右，尿酮强阳性，血酮定性强阳性，定量 >50mg/mL（约 5mmol/L），CO_2 结合力 <30% 容积，HCO_3 <（5~10）mmol/L，血电解质 Na <135mmol/L，血钾 >5mmol/L，根据以上标准可确诊糖尿病酮症酸中毒。糖尿病老年病人未经妥善控制而大量失水者或少数幼年型（Ⅰ型）患者，血糖 > 33.3mmol/L（600mg/mL），血渗透压 > 350mmol/L，血钠 > 145mmol/L，血酮正常或稍高，CO_2 结合力正常或稍低，血 pH 值在 7.35 左右或正常。体征方面有较多的神经系征象，尤其是局灶性运动神经失常，有阵发性偏瘫失语症、同侧偏盲、眼球震颤、抽搐，反射亢进，血压上升，有时伴脑卒中和冠心病等有助于糖尿病高渗性昏迷的诊断。

4. 急性出血性胰腺炎

急性出血性胰腺炎早期表现为全腹剧痛及出现腹肌强直、腹膜刺激症状；烦躁不安、四肢厥冷、皮肤呈斑点状等休克症状；血钙显著降低到 2mmol/L 以下；腹腔诊断穿刺有高淀粉酶活性的腹水；与病情不相适应的血尿淀粉酶突然下降；肠鸣音显著降低、肠胀气等麻痹性梗阻；格雷·特纳征或卡伦征阳性；正铁血红白蛋阳性；肢体出现脂肪坏死；消化道大量出血；低氧血症；白细胞 > 18×10^9L 及血尿素氮 > 14.3mmol，血糖 > 11.2mmol/L（无糖尿病病史者）。

（三）感染性休克的鉴别诊断

各种严重的感染都有可能引起休克，常见的有：

1. 中毒性细菌性痢疾

中毒性细菌性痢疾多见于儿童，休克可能出现在肠道症状之前，需用肛门拭子取粪便检查和培养以便确诊。

2. 肺炎双球菌性肺炎

肺炎双球菌性肺炎也可能在出现呼吸道症状前即发生休克。需根据胸部体征和胸部 X 线检查来确诊。

3. 流行性出血热

流行性出血热为引起感染性休克的重要疾病。

4. 暴发型脑膜炎双球菌败血症

本病以儿童多见，严重休克是本病的特征之一。

5. 中毒性休克综合征

中毒性休克综合征为感染葡萄球菌所致，多见于年轻妇女月经期使用阴道棉条，导致葡萄球菌繁殖、毒素吸收，亦见于儿童皮肤和软组织葡萄球菌感染。临床表现为高热、呕吐、头痛、咽痛、肌痛、猩红热样皮疹、水样腹泻和休克。

三、治疗

（一）提高临床疗效的思路提示

1. 中西合璧，各取所长

休克是危重症，病死率高，治疗时很难单用某一药物或疗法取效，而是综合应用各种治疗措施才能取得良好疗效。现代医学的检查手段可明确病因诊断，药物及各种抢救措施运用得当，针对性强，可最大限度地赢得时间。中医学从整体观念入手，注重辨证施治，且中药具有广泛的药理作用。如生脉散对心脏具有正性肌力作用，用药后可使冠心病患者的射血分数增加，左心功能改善；可增加冠脉流量，改善心肌供血；调整心肌代谢，提高耐缺氧能力；调节血压，改善微循环；提高机体的抗病能力等。中西药合用可取长补短，从而降低休克的病死率。

2. 谨守病机，灵活立法

休克因病因病机不同，病情表现亦不同，因而所采取的治法亦应不同。阴寒内盛、阳气衰微，表现为四肢厥冷、遍体冷汗、气息微弱、精神恍惚、脉微欲绝之危候者，必须用大剂温热药物以回阳救逆。急性感染性疾病中医辨证皆属里、实、热证。若邪毒内陷，发生热厥或脱证，则又有虚寒的一面。因而感染性休克多为虚实并见、寒热交错，其治疗也应当是扶正祛邪。根据中医气血理论，血液在脉管中环行不休，有赖于阳气的推动。气为血帅，气行血行，气虚或气滞皆可导致血瘀。休克时由于阳气衰微，故常伴有血瘀之象。现代医学也已认识到休克可引起急性弥漫性血管内凝血（DIC），而 DIC 又可以加重休克。故在处理各种不同病因的休克过程中，要时刻警惕有无 DIC 的存在，做到早防、早治，此对改善休克的预后有重要意义。实践证明，益气活血在预防和治疗休克合并 DIC 时，具有良好作用。多数 DIC 病人除有皮肤黏膜紫斑、皮下青紫、呕血、便血、尿血或阴道出血、舌质发暗发青或有瘀斑等血瘀表现外，同时尚有明显的气虚阳脱之象，故休克所致的DIC，中医辨证属气虚血瘀，治疗应以益气活血为法。阳脱之时非纯阳之品不足以破阴寒而振阳气，故应益气回阳复脉；阴脱时则恐阳随阴脱，又当固阴恋阳，益气生津。根据病理机转，灵活立法，才能效如桴鼓，使患者转危为安。

（二）中医治疗

1. 内治法

（1）感染性休克

①早期与中期

治法：清热解毒，急下存阴。

方药：大柴胡汤与大承气汤化裁。

柴胡、芒硝（冲）、黄连各10g，金银花、蒲公英各30g，黄芩、枳壳、赤芍、大黄（后下）各15g。水煎成200mL，自胃管注入胃肠道。

②晚期（后期、末期）

治法：回阳固脱。

方药：四逆汤加减。

生晒参15～30g，干姜、熟附子、肉桂各10g，沙参、山茱萸各15g，炙甘草6g。

（2）心源性休克

①阳脱

治法：回阳救逆固脱。

方药：参附汤加味。

人参、附片、甘草各10g，干姜15g，麦冬20g，肉桂3g。

②阴脱

治法：益气养阴，救逆固脱。

方药：固阴煎加减。

生晒参15g，黄精、黄芪各18g，熟地黄、山茱萸、山药各12g，麦冬、五味子各10g。

（3）低血容量性休克

①阴脱

治法：养阴益气固脱。

方药：固阴煎加减。

西洋参（另炖分冲）、黄精各10g，五味子、山茱萸、甘草各5g，怀山药、麦冬、熟地黄、黄芪各15g。

②阳脱

治法：温阳益气。

方药：人参四逆汤加味。

红参（另炖分冲）、熟附片各 10g，干姜、甘草各 5g，肉桂（分冲）1.5g。

③阴阳俱脱

治法：救阴敛阳，回阳固脱。

方药：参附汤合生脉散加减。

西洋参、红参各 12g，熟附片 10g，干姜 5g，麦冬 15g，五味子 9g。

唇、面、指端发绀，加丹参、赤芍各 15g，红花、川芎各 10g。

（4）过敏性休克

治法：益气回阳固脱。

方药：参附汤加味。

红参 12g，熟附片 10g，干姜 5g，黄芪 15g。

血压回升后有皮肤症状者，用祛风药物，如荆芥、防风、蝉蜕、僵蚕、蛇床子各 10g；有全身不适、乏力、纳呆者，宜益气健脾，加黄芪、党参各 15g，茯苓、白术、陈皮各 10g。

（5）神经源性休克

①阴脱

治法：益气养阴。

方药：生脉散。

西洋参、麦冬各 15g，五味子 9g。

②阳脱

治法：益气温阳固脱。

方药：人参四逆汤加味。

红参 15g，制附片 12g，干姜 10g，炙甘草、上肉桂各 6g。

③阴阳俱脱

治法：回阳固阴。

方药：回阳固阴汤。

生晒参 15g，麦冬 12g，制附片、五味子各 9g，白芍、龙骨、牡蛎各 30g，炙甘草 6g。

2. 外治法

（1）针刺治疗：先刺人中、十宣。刺十宣见血，在人中穴则间歇刺激，进针后每隔 4～5 分钟刺激 1 次，经 2～3 次仍不见效，再加刺内关、足三里，灸百会等。

（2）耳针：取交感、肾上腺、内分泌、皮质下、心、肺等穴，强刺激后留针。

（3）灸法：取百会、神阙、关元，每穴灸 3～5 壮。

（三）西医治疗

1. 感染性休克

（1）病因治疗：在病原菌未明确前，可根据原发病灶、临床表现推测最有可能的致病菌，选用强力的、抗菌谱广的药物进行治疗，在分离得病菌后，宜按药敏试验结果选用药物。

（2）补充血容量：可选择使用右旋糖酐 40（低分子右旋糖酐）、血浆、白蛋白、全血、碳酸氢钠、复方氯化钠等。

（3）纠正酸中毒：静滴 5% 碳酸氢钠 200～250mL 或 11.2% 乳酸钠 100～120mL。

（4）选用调节血管舒缩功能的药物。

①异丙肾上腺素：以 5%～10% 葡萄糖液每 100mL 中加入异丙肾上腺素 0.1～0.2mg 缓慢静脉滴注，速度为每分钟 30 滴左右。根据血压、心律调整滴注速度，以最少用量使收缩压维持在 12kPa（90mmHg）左右，脉压在 2.7kPa（20mmHg）以上。以脉力强、四肢温暖、皮肤略红、尿量较多、人较安静为满意，可连续应用至病情稳定 1～2 天后停用。

②多巴胺：每 100mL 葡萄糖液中加入 10～20mg 静脉滴注。

③酚苄明：以每千克体重 0.5～1mg 的剂量加入 100～200mL 葡萄糖液中静脉滴注，在 1～2 小时内滴完。

④酚妥拉明：可将本药 1～2mg 与去甲肾上腺素 1mg 加入到 500mL 葡萄糖液中静脉滴注。

⑤人工冬眠：每 250mL 葡萄糖液中加入双氢麦角碱 0.6mg、异丙嗪 25mg、哌替啶 50mg，静脉滴注，1～2 小时滴完。人工冬眠可降低组织的代谢和氧消耗，改善末梢循环，第 1 天可用 2 次，以后逐渐减量，用 4～5 天。有呼吸功能不全者，少用或不用哌替啶。

⑥阿托品：以 0.02～0.05mg/kg（不超过 2mg）剂量，加入葡萄糖液 20mL 中稀释，后于 5～10 分钟内静脉注射，每 10～20 分钟 1 次。阿托品扩张血管的作用不如上述各药，易出现副作用。

⑦山莨菪碱：作用与阿托品相似，静脉注射，每次 10～20mg，每 10～30 分钟 1 次。病情好转后减量至停用，副作用与阿托品亦相仿。

以上各药以异丙肾上腺素与多巴胺较为安全，也易于掌握。

（5）肾上腺皮质激素的应用：若经上述处理后血压仍低，感染一时难以控制，毒血症明显，可静脉滴注氢化可的松 100～200mg 或地塞米松 5～10mg，在 24 小时内氢化可的松可用到 600mg。有溃疡病和糖尿病者忌用。

（6）预防肾功能衰竭：血压开始基本稳定后，宜静脉滴注 20% 甘露醇或 25% 山梨醇 250mL，以促进尿的分泌，预防急性肾功能衰竭。

（7）吸氧和保持呼吸道通畅：用鼻导管或面罩给氧。

2. 心源性休克

一般常见的心源性休克多由急性心肌梗死引起，故着重讨论急性心肌梗死所引起的心源性休克。

（1）镇痛：急性心肌梗死时的剧痛对休克不利，剧痛本身即可导致休克，宜用吗啡、哌替啶等止痛，同时用镇静剂以减轻病人的紧张和心脏负担，以免引起迷走神经亢进，使心率减慢或抑制呼吸。

（2）纠正低氧血症：吸氧和保持呼吸道通畅，可用鼻导管或面罩给氧。如气体交换不好，动脉血氧分压仍低而二氧化碳分压仍高时，宜及时行气管插管或气管切开，用人工呼吸器辅助呼吸，要求动脉血氧分压达到或接近 13.3kPa（100mmHg），二氧化碳分压维持在 4.7kPa（35～40mmHg）。

（3）维持血压：如血压急剧下降，应立即开始静脉滴注间羟胺，以 10～20mg 稀释于 100mL 葡萄糖液内，亦可同时加入多巴胺 20～30mg。必要时密切观察血压，静脉内缓慢推注间羟胺 3～5mg，使收缩压维持在 12～13.3kPa（90～100mmHg），保持重要器官的血流灌注。

（4）纠治心律失常：伴有显著心动过速或心动过缓的各种心律失常都能加重休克，需积极应用药物、电复律或人工心脏起搏等予以纠治。

（5）补充血容量：有少部分病人，由于呕吐、出汗、发热、使用利尿剂和进食少等原因而有血容量不足，治疗时需要补充血容量。可根据中心静脉压的监测结果来决定输液量。中心静脉压正常为 0.4～1.2kPa（4cmH$_2$O～12cmH$_2$O），如低于 0.5kPa（5cmH$_2$O），提示有低血容量存在；低于 1.0kPa（10cmH$_2$O）即可输液。输液时宜根据具体情况选用全血、血浆、人体白蛋白、右旋糖酐 40 或葡萄糖液，一般应用右旋糖酐 40。可先在 10～20 分钟内输入

100mL，如中心静脉压上升不超过 0.2kPa（2cmH$_2$O），可每 20 分钟重复输入同样剂量，直至休克改善，收缩压维持在 12～13.3kPa（90～100mmHg），或中心静脉压升至 1.5kPa（15cmH$_2$O）以上，或输入总量达 750～1000mL 为止。

（6）应用血管活性药物

①升压胺类：间羟胺：可用 10～30mg 加入 5% 葡萄糖液 100mL 中静脉滴注。此药较去甲肾上腺素作用缓和而持久，且使肾血管收缩的作用也较轻，因此常被列入首选药物。去甲肾上腺素：作用与间羟胺相同，但作用比较快而维持时间短，渗出血管外易引起局部组织损伤及坏死，可用 0.5～1.0mg 加入 5% 葡萄糖 100mL 中静脉滴注，每分钟静脉滴入约 20 滴或 5～10μg。如加入酚妥拉明 0.5～1.0mg，可减轻本药血管外溢时引起的局部组织损伤，加入 3～5mg 则可对抗本药 α 肾上腺素能受体的兴奋作用，而保留其对 β 肾上腺素能受体的兴奋作用。多巴胺：可用 10～30mg 加入 5% 葡萄糖液 100mL 中静脉滴注，可和间羟胺合用，两者比例为 1∶1 或 2∶1。多巴酚丁胺：静脉给药常用剂量为（2.5～10）μg/（kg·min）。应用升压药后，要求调节滴注的速度能将收缩压维持在 12～13.3kPa（90～100mmHg）。如用一种升压药不能维持这个血压水平，可两种或三种合用。

②血管扩张剂：硝普钠：以 5～10mg 加入 5% 葡萄糖 100mL 中静脉滴注，滴速为 20～100μg/min。滴注时要警惕突然发生严重低血压，停滴 1～10 分钟作用即消失，滴注瓶应包以黑纸避光。酚妥拉明：以 10～20mg 加入 5% 葡萄糖液 100mL 中静脉滴注，一般剂量为 0.3～0.5mg/min。为防止血压明显下降，可与去甲肾上腺素、间羟胺或多巴胺合用。酚苄明：剂量为 0.2～1.0mg/kg，加入 5% 葡萄糖液 200mL 内静脉滴注。硝酸酯：以硝酸甘油 1mg 置于 5% 葡萄糖液 100mL 中静脉滴注，7～8 滴/分钟；或二硝酸异山梨醇 10mg 溶于 5% 葡萄糖液 100mL 中静脉滴注，30～100μg/min。胆碱能受体阻滞药：阿托品和山莨菪碱及氯丙嗪。

（7）胰高血糖素的应用：用 3～5mg 静脉注射，半分钟内注完，待 2～3 分钟后，如无反应，可再重复注射；继用 3～5mg 肌肉注射，每 1/2～1 小时 1 次，或可每小时用 5～10mg 加入 5% 葡萄糖液 100mL 中静脉滴注，连用 24～48 小时。

（8）纠正酸碱平衡失调和电解质紊乱：主要是纠正代谢性酸中毒和高或低钾血症。休克较重或用升压药不能很快见效者，可立即静脉滴注 5% 碳酸氢钠 100～200mL。注意测定血钾、钠、钙和氯化物，按情况予以补充或限制。

（9）预防肾功能衰竭：血压基本稳定后，在无心力衰竭的情况下，可在

10～30分钟内快速静脉滴注20%甘露醇或25%山梨醇100～250mL利尿，以防发生急性肾功能衰竭。如有心力衰竭，不宜用上述药物静脉滴注，可静脉注射呋塞米40mg或依他尼酸50mg。

（10）机械辅助循环：方法有多种，其中主动脉内气囊反搏术和体外加压反搏术较适合用于急性心肌梗死所致的心源性休克。

3. 低血容量性休克

治疗低血容量性休克的最主要环节为补充血容量。须根据失血、失水或失血浆情况补充相应的液体。大量失血者最好补充等量全血，如情况紧急而一时又未能取得全血，可先用血容量扩充剂、血浆或白蛋白。血容量扩充剂中以右旋糖酐最常用，右旋糖酐40具有疏通微循环及利尿作用，但排泄较快，其扩充血容量的作用只能维持0.5小时左右；右旋糖酐70（中分子右旋糖酐）的平均分子量为75000，排泄较慢，无明显的疏通微循环和利尿作用，但扩充血容量作用可维持4小时左右，一般在24小时内用量不超过1000mL，过多给予可影响凝血功能，若需要量更大则宜以血浆补充。在补充上述液体的同时，争取配血型做交叉试验，准备输血。为纠正出血后休克，输血量多在1000mL或更多。一般经静脉输入，但在严重患者亦可先做动脉输血，以提高主动脉内血压，改善冠状动脉血流灌注。丧失血浆为主的休克应输以血浆或白蛋白，亦可暂时先用右旋糖酐。失水引起的休克应补以水分，一般用生理盐水或葡萄糖生理盐水，但需结合电解质平衡状况适当调整液体的内容。

低血容量性休克历时较长，严重者同样有内脏、血管和代谢的变化。酸中毒多数存在，若测得二氧化碳结合力较低者，可同时输入5%碳酸氢钠250～500mL。休克后的肾功能损害常见，若经输血或输液后血压回升而尿量不增加，应给予甘露醇或山梨醇，或加用利尿合剂，其用法同中毒性休克。如仍无尿或尿量极少，须考虑急性肾功能衰竭的可能。由于休克后持续缺血、缺氧而致心肌功能减退，在大量输液时可予强心药物。如已补入足量血液或液体而周围循环未见改善者，可试用血管扩张药物，必要时测中心静脉压作为参考。

在积极采取紧急措施的同时，应尽快找出病因予以纠正。例如食管胃底静脉曲张破裂大量出血者，用三腔管压迫止血；胃、十二指肠溃疡或胃癌大量出血不止，或肝癌破裂大量内出血者需行手术治疗；糖尿病酸中毒须积极应用胰岛素控制高血糖。

4. 过敏性休克

由药物或接触某些化学物质以致发生过敏性休克时，应立即行皮下、肌肉或静脉注射肾上腺素。皮下或肌肉注射量为 0.5～1mg；静脉注射量为 0.1～0.5mg，以 9 倍生理盐水稀释。如疗效不佳，可立即以 4～8mg 加入 5% 葡萄糖液 500～1000mL 中静脉滴注，同时针刺人中、十宣与内关。若疗效仍不显著，应加用肾上腺皮质激素，并根据情况输血、血浆或右旋糖酐，同时应用抗组胺药，如异丙嗪、苯海拉明等，亦可静脉注射 10% 葡萄糖酸钙 10～20mL，有酸中毒时同时用碳酸氢钠予以纠正。对支气管痉挛者，静脉注射氨茶碱 200～500mg。

5. 神经源性休克

治疗神经源性休克可给予乳酸钠加林格氏液，或 5% 葡萄糖及升压药。对于剧痛引起的休克，应给予吗啡或哌替啶等止痛药。由于血管扩张而造成的神经性休克，可用血管收缩药治疗。此外，还应根据病情，选用强心、利尿等对症治疗方法。

（四）中医专方选介

1. 固脱汤

阳脱汤用人参 10～15g，制附片 15g，干姜 6g，桂枝 8g，五味子 10g，炙甘草 15～20g。阴脱汤用人参 15g，麦冬 15g，黄精 30g，五味子 10g，炙甘草 15g。阳脱汤功能为回阳救逆固脱，主治急性心肌梗死所致的心源性休克属阳脱者；阴脱汤功能为益气养阴固脱，主治急性心肌梗死所致的心源性休克属阴脱者，每日 2 剂，水煎频服。阳脱配合灸百会、神阙、涌泉，每穴 30～60 分钟，每日 2～3 次；阴脱配合针刺内关、足三里，留针 30～60 分钟，15 分钟行针 1 次（3～5 分钟）。上两方治疗急性心肌梗死时出现的心源性休克 32 例，显效（经中药治疗，在 6 小时内血压回升，并在 3 天内厥脱证消失，或者原单用西药不能纠正休克而加用中药治疗，在 6 小时内病情好转，3 天内撤除西药者）13 例；有效（在用药后 12 小时内病情好转；经配用小量西药升压药在 5 天内厥脱证消失，或原用西药病情不见好转，而加用中药后 12 小时内血压回升，5 天内厥脱证消失者）19 例；没有无效病例。［刘乾和，等. "真心痛"并发"厥脱"32 例. 上海中医药杂志. 1990（1）：8］

2. 升压汤合血府逐瘀汤

升压汤由党参 33g，黄精 33g，甘草 17g 组成。两方相合，功能益气活血，适用于休克所致气虚阳脱，辨证属气虚血瘀的 DIC 患者。剂量依病情而定，每6 小时或每 12 小时 1 剂，或每日 1 剂；或用血府逐瘀针剂静滴，每次 50mL，6～8 小时 1 次，与其他中西医结合措施并用，但不用影响凝血机制的西药。本方治疗休克所致的 DIC 患者 22 例，取得了满意的效果，缩短了休克期，提高了治愈率。［天津市第一中心医院．急性心肺肾功能衰竭中西医结合抢救组．中华内科杂志．1977，16（2）：90］

第七章　心内膜疾病

第一节　风湿热

风湿热是一种与甲族乙型溶血性链球菌感染有关的变态反应性疾病，病变主要累及心脏、关节、中枢神经系统、皮肤及皮下组织，其临床特点是发热，游走性多关节炎和心肌炎，或伴有皮下结节、环形红斑及舞蹈症。

中医学虽无风湿热的病名，但对有关本病的认识及治疗内容极为丰富，根据风湿热在临床上的不同表现及病变部位，一般以关节症状为主的可归于"痹证"，以心肌炎症为主者则归于"心悸""怔忡"等范畴。

一、临床诊断

（一）辨病诊断

1. 症状与体征

（1）心肌炎：是急性风湿热最常见的表现，重者有心前区不适甚至心功能不全。二尖瓣或主动脉瓣的反流杂音常是急性风湿性心肌炎的首见体征，其中二尖瓣反流更为常见。还可出现与体温不成比例的窦性心动过速，第一心音低钝及各种心律失常。

（2）关节炎：典型的表现为游走性、多发性、对称性，累及四肢大关节，局部有红、肿、热、痛的炎症表现。急性炎症消退后，不遗留关节强直和畸形，但易反复发作。

（3）环形红斑：是一种粉红色的圆形皮疹，红斑常呈环形或半月形，中央清晰，大小不等，可轻度隆起或融合，主要见于躯干和四肢近端，时隐时现，为一过性，不痒不硬，压之褪色，历时可达数日之久。

（4）皮下结节：结节如豌豆大小，数目不等，较硬，触之不痛。常位于肘、膝、枕部、前额、棘突等骨质隆起或肌腱附着处，与皮肤无粘连。结节的存在少则数日，多则数月不等，也可隐而复现。

（5）舞蹈症：是一种中枢神经系统的异常，其特征是四肢、躯干和面部肌肉无目的、不自主、不协调的急促运动。

（6）其他表现：除上述典型表现外，风湿热还常伴有其他表现，如发烧、全身不适、食欲减退、体重减轻、腹痛及流鼻血等。

2. 实验室检查及影像学检查

（1）一般检查

①白细胞计数轻度或中度增高，中性粒细胞稍增多。常有轻度红细胞计数和血红蛋白含量降低。

②尿常规检查可有少量蛋白、红细胞和白细胞。

③在风湿活动期，溶血性链球菌咽部拭子培养可呈阳性。

（2）特殊检查

①血清溶血性链球菌抗体测定：抗链球菌溶血素"O"（ASO）>500U。在急性风湿热早期，ASO 通常是增高的。

抗链激酶 >80U。

抗透明质酸酶 >128U。

红细胞沉降率（ESR）：在风湿活动时加速。

②C 反应蛋白（CRP）：风湿活动时，CRP >10%。

③黏蛋白：凡结缔组织病变时，基质内的黏蛋白在血浆中的浓度可增高。

④蛋白电泳：白蛋白降低，γ-球蛋白、α-球蛋白升高。

⑤血清总补体（CH50）、补体 C3：风湿活动期时均降低。

（3）心电图：P-R 间期延长虽不为风湿热所特有，但可支持风湿热的诊断，特别是在儿童和青年。已表明约有 25% 的急性风湿热病人可出现 I 度房室传导阻滞，ST 段和 T 波改变以及 OT 间期延长在风湿性心肌炎中也很常见。

（二）辨证分型

对于痹证的辨证，首先应辨清风、寒、湿痹与热痹的不同。热痹以关节红肿、疼痛为特点，风寒湿痹则虽有关节疼痛，但无局部红肿灼热。其中关节酸痛、游走不定为行痹；痛有定处，疼痛剧烈者为痛痹；肢体酸痛重、肌肤不仁者为着痹。病程久者可邪犯脏腑，出现心痹。如《素问·痹论》篇说："五脏皆有合，病久而不去者，内舍于其合也。""心痹者，脉不通，烦则心下鼓，暴上气而喘。"

1. 风热痹

（1）临床表现：发病急骤，初起多见发热、咽痛、口渴等风热症，继而出现关节肌肉游走性疼痛，伴全身发热，热偏盛者，关节红肿疼痛，灼热感明显，皮肤可见红斑。舌红苔黄，脉数。

（2）辨证要点：关节游走性疼痛，红肿灼热。舌红，脉数。

2. 湿热痹

（1）临床表现：肢体关节烦痛或红肿疼痛，或风湿结节硬痛，或有红斑，伴发热，周身困重，口渴但不欲饮，小便短赤。舌红，苔黄腻，脉滑数。

（2）辨证要点：肢体关节烦痛或红肿疼痛，周身困重。舌红，苔黄腻，脉滑数。

3. 寒湿热痹

（1）临床表现：关节局部红肿灼热，但又畏寒，得温则舒，晨起关节僵硬，活动后反减。舌质红，苔黄白相间，脉弦滑数。

（2）辨证要点：关节局部红肿灼热，畏寒，得温则舒。舌红，苔黄白相间。

4. 血虚热痹

（1）临床表现：低热，关节肿痛不明显，伴头晕，乏力，面色无华，心悸。舌淡，苔薄黄，脉细数。

（2）辨证要点：头晕，乏力，面色无华。舌淡，苔薄黄。

二、鉴别诊断

（一）其他病因的关节炎

1. 类风湿性关节炎

本病为多发性对称性指掌等小关节炎或脊柱炎，其特点是伴有"晨僵"和手指纺锤形肿胀，后期出现关节畸形，X线显示关节面被破坏，关节间隙变窄，邻近骨组织有骨质疏松。血清类风湿因子测定为阳性，免疫球蛋白IgG、IgA升高。

2. 球菌性脓毒血症所引起的迁徙性关节炎

本病常伴有原发感染的症候，血液及骨髓培养多数呈阳性，且关节内渗液有化脓趋势，可找到病原菌。

3. 结核感染过敏性关节炎

本病体内有确切的结核感染病灶，经常有反复的关节炎表现，但一般情况良好，接受水杨酸类药物治疗可暂时缓解，但反复发作，经抗结核治疗后症状消失。

4. 淋巴瘤和肉芽肿

据报道白血病可有10%病例有发热和急性多关节炎症状，其关节炎表现可先于周围血象的变化，因而易被误诊。其他淋巴瘤和良性肉芽肿也有类似报道。

（二）亚急性感染性心内膜炎

亚急性感染性心内膜炎多见于原有心脏瓣膜病变的病人，有进行性贫血、脾脏肿大、瘀斑、杵状指或栓塞现象，伴有血培养阳性。

（三）链球菌感染后状态

在扁桃体炎或上呼吸道感染后患者出现低热、关节酸痛、血沉和抗链球菌溶血素"O"轻度增高，心电图中可有一时性的期前收缩和轻度S-T和T波的变化，但无心脏扩大的明显杂音，在应用青霉素和小剂量激素治疗后很快恢复正常，以后也不再反复发作，此类病人一般可诊断为链球菌感染后状态，其预后与风湿热不同。

（四）系统性红斑狼疮

本病有关节痛、发热、心肌炎、肾脏病变等，类似风湿热，但有对称性脸部蝶形红斑，白细胞计数减少，血液或骨髓涂片内可找到狼疮细胞。

（五）病毒性心肌炎

本病由病毒感染引起，有原发感染的全身表现和心肌损害所致的体征、心电图变化与风湿性心肌炎极为相似，但病毒性心肌炎全身感染症状较轻，白细胞正常或降低，血沉一般不快，C反应蛋白多呈阴性，体检时心脏一般无杂音。

三、治疗

（一）提高临床疗效的思路提示

1. 知常达变，灵活辨证

把握主症，肢体关节疼痛为本病的基本特点，但依据其临床表现的不同而有行痹、痛痹、着痹及热痹之别。风邪盛者为行痹，寒邪盛者为痛痹，湿邪盛者为着痹，热邪盛者为热痹。

2. 谨守病机，活用治法

痹证以驱邪扶正、活络止痛为治疗大法。风盛者选用散风之品，当中病即止，以防风燥之剂伤阴、燥血、耗气；寒盛则宜活血驱寒，通滞畅痹；湿盛者当渗湿化浊，兼以健脾益气，使脾旺能胜湿，气足无顽痛；热盛者兼以清泄郁热，活血通络。

（二）中医治疗

1. 内治法

（1）风热痹

治法：散风清热，解毒凉血，通痹散结。

方药：银翘散加减。

金银花10g，连翘30g，薄荷10g，荆芥10g，牛蒡子10g，赤芍10g，丹皮10g。

咽痛加僵蚕10g；热重加生石膏30g，黄芩15g；关节肿痛重可选白虎加桂枝汤化裁：生石膏30g，忍冬藤30g，知母、连翘、生地黄、赤芍、丹皮、蒲公英、桑枝各10g；风邪重者加羌活、防风、秦艽各10g；湿盛加苍术、滑石、防己各12g；热盛者加水牛角30~60g。

（2）湿热痹

治法：清热祛湿，宣痹通络。

方药：薏苡仁汤。

薏苡仁20g，苍术12g，羌活、独活、防风各10g，川乌6g，麻黄6g，桂枝9g，当归、川芎各12g，甘草6g，生姜3片。

湿重加滑石、防己、赤小豆各10g；热盛加黄柏、栀子、蚕砂各10g。

（3）寒湿热痹

治法：祛寒清热，除湿宣痹，通络止痛。

方药：桂枝芍药知母汤加减。

制附子10g，桂枝、赤白芍、知母、防风、白术、当归各10g，麻黄9g。

热象明显加生地黄10g，栀子10g；湿邪盛者加萆薢10g，薏苡仁10g，防风10g；寒盛者加制川乌6g。

（4）血虚热痹

治法：养血通络，清热宣痹。

方药：四物汤、当归补血汤加减。

当归、川芎、赤芍、生地黄、阿胶、独活各 10g，黄芪、薏苡仁、忍冬藤、地龙、桑寄生各 30g，何首乌 15g，豨莶草、海桐皮各 10g。

2. 外治法

（1）外敷疗法：基本方：制川乌、制草乌、细辛各 10g，薏苡仁 50g，丹皮、赤芍、乳香、没药、红花、黄柏、苍术各 15g，透骨草 20g。皮下结节多，关节红肿无灼热者减黄柏；痛剧者重用制川乌、制草乌；皮肤红斑，结节较多，加夏枯草；上肢肿痛加桂枝；下肢肿痛加牛膝；关节屈伸不利加伸筋草；肢体关节肿痛，湿重于热，上药水煎 15 分钟，先熏后洗肿痛部位，后用药渣温敷；热重于湿，水煎 15 分钟温洗患部。均每次 20～30 分钟，日 1～2 次，20 天为 1 疗程。

（2）针灸治疗：上肢取穴肩髃、曲池、合谷、臂臑、外关、中渚、阳池；下肢取环跳、风市、伏兔、足三里、阳陵泉、昆仑、三阴交、照海、八邪、膝眼；脊背取风池、天柱、大椎、身柱、命门、肺俞、肝俞、脾俞等。

（三）西医治疗

1. 一般治疗

卧床休息，保暖和避寒十分重要，若无明显的心脏损害，一待血沉正常，即可起床活动。若有心脏扩大、心包炎、持续心动过速和明显心电图异常，则需待急性症状消失、血沉恢复正常，应继续卧床休息 3～4 周左右。

2. 药物治疗

急性风湿热的药物治疗包括青霉素、水杨酸盐和肾上腺皮质激素。

（1）青霉素：是治疗急性风湿热的最有效方法：儿童肌注单剂量 60 万～120 万 U 苄星青霉素，成人青霉素水剂 80 万～160 万 U，每日 2 次，或静点青霉素 800 万 U，日 1 次，连续 10 天。对青霉素过敏者可予以口服红霉素，每天 4 次，每次 0.5g，共 10 天。

（2）水杨酸制剂：是治疗风湿热的常用药物，对退热、消炎和恢复血沉均有一定疗效，水杨酸制剂以阿司匹林及水杨酸钠为常用，其中以阿司匹林尤为适宜。一般剂量为每日 3～5g，小儿按 0.1g/kg 给药，分 3～4 次口服，于症状控制后减半用药，维持 6～12 周。本药口服后有胃部刺激症状，如恶心、呕吐、食欲减退等，可加用氢氧化铝。口服水杨酸制剂时不可加用碳酸氢钠，因其可降低水杨酸制剂在胃肠道的吸收和增加肾脏排泄，且钠离子可促发或加重充血性心力衰竭的症状。水杨酸制剂用量大时，可出现毒性作用，如耳鸣、耳聋、头晕、呕吐、换气过度，并可抑制凝血酶原合成，阻断前列腺素代谢，降低血小板黏附性，故忌用于消化性溃疡和出血体质的病人。

病人若对水杨酸制剂不能耐受，可用：①氯芬那酸 0.2～0.4g，每日 3次；②贝诺酯 1.5～4.5g/d，分 3 次口服。

（3）肾上腺皮质激素：多用于心肌炎及其他抗风湿药物无效时。本品能抑制炎症反应，减少血管壁的通透性，使炎症渗出物易于吸收，同时抑制体内抗体的产生，纠正机体的变态反应。激素治疗开始剂量宜大，可用泼尼松40～60mg/d，分 3～4 次口服，1～2 周病情好转后开始减量，每周减 5～10mg，总疗程需 2～3 个月。病情严重者可用氢化可的松 200～300mg 缓慢静脉滴注，或地塞米松 5～10mg，每日 3～4 次，肌肉注射。激素治疗的副作用为肥胖、多毛、白细胞计数增加、痤疮、糖尿病、高血压等，在治疗中，一方面应注意其潴钠排钾的作用，每日应补钾 1～3g；另一方面应注意其他继发感染的可能性，必要时可给予预防性抗菌药物。

对舞蹈病的治疗主要应用巴比妥及其他镇静剂，尽量避免刺激。激素及水杨酸制剂对舞蹈病的症状无疗效。

（四）中医专方选介

1. 防己地黄汤加味

木防己 15g，生地黄 15g，防风 9g，桂枝 9g，甘草 9g，羌活 30g，忍冬藤30g，蒲公英 30g（或野菊花 30g）。若关节红肿，皮肤有环形红斑，舌质红去桂枝、羌活、忍冬藤，加生地黄至 60g，丹皮 9g，赤芍 9g，水牛角 30g，紫草15g。水煎服，日 1 剂，分 2～3 次服。治疗 50 例，显效 35 例，有效 8 例，无效7 例。［刘蔼韵. 防己地黄汤加减治疗急性风湿性关节炎 50 例. 新中医. 1981（2）：36］

2. 祛痹 I 号

黄柏、秦艽、独活、苍术、牛膝各 15g，忍冬藤、络石藤、半枝莲各 30g，威灵仙 30g，桂枝 6g，细辛 3g。热象偏盛加生石膏、红藤；湿重加生薏苡仁、萆薢、蚕砂；伤阴加生地黄、鳖甲、知母；正气不足、气血亏虚加黄芪、党参、当归、鸡血藤；脉络瘀阻、久痹不愈加穿山甲、地龙、桃仁、丝瓜络，或加雷公藤 10～15g（未婚者少用、慎用），水煎服，日 1 剂。药渣加水 250mL，煎煮20 分钟，温后浸泡或湿敷受累关节 30 分钟，日 1 次。治疗 200 例，临床治愈 89

例，显效 67 例，有效 34 例，无效 10 例，总有效率为 95% 。［闻起风．祛痹I号治疗风湿热痹 200 例临床观察．实用中西医结合杂志．1993，6（1）：19 ~ 21］

3. 热痹清解汤

七叶一枝花 15g，白花蛇舌草、生石膏、忍冬藤各 30 ~ 60g，生地黄、防己、络石藤各 15 ~ 30g，地龙 10g。风热表证加金银花、连翘、葛根；气分热甚者生石膏加量，加知母；便秘加生大黄、知母；关节肌肤色红或见红斑、结节，加水牛角、丹皮、赤芍、丹参；肿甚加薏苡仁、白芥子、连翘、泽兰；湿热甚去生地黄，加苍术、黄柏、蚕砂、滑石；痛甚加羚羊角、青风藤、海桐皮；关节僵硬加僵蚕、炮穿山甲、土鳖虫；病在上肢加桑枝、羌活；病在下肢加牛膝、木瓜；寒热错杂加桂枝、川乌。水煎服，日 1 剂。治疗 30 例，近期治愈 8 例，显效 16 例，有效 6 例。［杨桂生．自拟热痹清解汤治疗热痹 30 例．上海中医药杂志．1996（3）：25］

第二节　风湿性心脏病

风湿性心脏病的发展可分为活动期心肌炎和非活动期的慢性风湿性心脏病两大阶段。本章着重讨论后者。慢性风湿性心脏病是指心肌炎停止后，从发炎、损害、愈合过程中遗留下来的心脏病变，特别是瓣膜病变，是非活动性风湿性心脏病在临床上的主要表现形式。但因风湿病容易复发，慢性风湿性心脏瓣膜病形成后，活动性心肌炎仍可继续存在或发展。国内成人慢性风湿性心脏病患者中约 1/3 ~ 1/2 以往无明确的风湿热病史。

根据本病的临床表现及发病特点，似属于中医学中的"心痹""心悸""喘证""水肿""胸痹"等疾病范畴。

一、临床诊断

（一）辨病诊断

1. 症状与体征

（1）二尖瓣狭窄

①临床表现：咳嗽及呼吸困难（包括劳力性呼吸困难、阵发性夜间呼吸困难、端坐呼吸，甚则发生心源性哮喘）；咯血，肺泡或支气管内膜毛细血管破裂时，痰中带血丝，静脉与支气管静脉循环血管破裂时，则为喷射样大口

鲜红色血痰；急性肺水肿时，咯粉红色泡沫样血痰。

②体征：两颧多呈紫红色，口唇轻度发绀，称"二尖瓣面容"。儿童久病患者常有心前区隆起。心尖区常可触及舒张期震颤。叩诊可见胸骨左缘第3肋间心浊音界向外扩大。心尖区舒张期杂音是二尖瓣狭窄最重要的体征，呈低调、隆隆样、局限的舒张中晚期杂音，于左侧卧位、活动后、呼气末增强，还可闻及心尖区第1心音亢进和二尖瓣开放拍击音、肺动脉瓣区第二音亢进和分裂、肺动脉瓣区舒张期杂音、三尖瓣区全收缩期杂音。晚期右心功能不全时，出现肝肿大压痛，肝颈静脉回流征阳性。

（2）二尖瓣关闭不全

①临床表现：轻度二尖瓣关闭不全可无症状。病变加重，收缩期左心房压力增高引起肺淤血而出现呼吸困难。左心功能不全有乏力、心悸等。后期肺动脉高压时可出现右心功能不全症状。

②体征：心尖区全收缩期杂音是二尖瓣关闭不全的主要体征。杂音调高，性质柔和或较粗糙，强度在二级或三级以上，常将第一心音掩盖。肺动脉瓣区第二心音分裂，心尖区常有第三心音。脉搏较细小，心尖搏动可向左下移位。心浊音界向左下扩大，在心尖区可见到并扪到有力的局限性抬举性冲动，表示左心室肥厚扩大。

（3）主动脉瓣关闭不全

①临床表现：早期无症状，或仅有心悸和头部搏动感，心前区不适。晚期产生左心功能不全和肺淤血的症状，如劳累后气急或呼吸困难。少数可有心绞痛或昏厥。最后发生右心衰竭。

②体征：包括主动脉瓣区及主动脉瓣第二听诊区舒张期吹风样杂音、主动脉第二音减弱或消失；周围血管征（水冲脉、"枪击音"毛细血管搏动及杜氏征）、左室增大征及血压、脉压增大。

（4）主动脉瓣狭窄

①临床表现：轻者无症状。狭窄加重时，可有乏力、头晕，甚至昏厥、心绞痛，甚至心肌梗死、心律失常、心悸，甚至猝死。

②体征：在主动脉瓣区胸骨右缘第二肋间，可听到一响亮粗糙的收缩期杂音，向颈动脉及锁骨下动脉传导，有时可触到收缩期震颤，并可伴有收缩期喷射音。主动脉瓣区第二心音减弱，可有第二心音逆分裂。由于左心室排血量减少，收缩压降低，以致脉压变小，脉搏呈迟滞脉，心率常缓慢。

（5）三尖瓣关闭不全：多为严重二尖瓣病变或肺动脉高压时右心室扩大

引起的功能性关闭不全，少数为风湿病所致的器质性瓣膜病变。右心室收缩时，血液经关闭不全的瓣口反流入右心房，引起右心室继而体静脉系统压力增加。右心室因工作量增加而肥大和扩大。临床上见右心扩大，胸骨左缘第3～5肋间有高调的全收缩期杂音，吸气时增强。颈部静脉显示收缩期脉搏动，肝脏常肿大，并有收缩晚期扩张性搏动。晚期可有腹水。

（6）三尖瓣狭窄：以器质性瓣膜损害为主，与二尖瓣或主动脉瓣病变合并存在。舒张期右心室的充盈受阻，排血量减少。右心室和体静脉系统压力增加。病人有疲倦、呼吸困难的症状。查体见右心房扩大。胸骨左缘第3～5肋间有低调的隆隆样舒张中期到后期杂音，在收缩期前增强，深吸气时亦增强，可伴舒张期震颤。颈静脉过度充盈，肝肿大显著，常有腹水和水肿。

（7）联合瓣膜病变：临床表现为各瓣膜病变引起的综合症状和体征，一般以损害较严重的瓣膜病变表现较为突出，且相互影响。如二尖瓣狭窄合并主动脉瓣关闭不全时，二尖瓣狭窄的舒张期杂音可减轻，主动脉瓣关闭不全的周围血管征也较不显著。联合瓣膜病变对心功能的影响一般也较单一瓣膜病变的影响为大。

（8）风湿性心瓣膜病的并发症

①心功能不全（充血性心力衰竭）：是最常见的并发症，常为就诊或致死的主要原因。

②急性肺水肿：多见于重度二尖瓣狭窄、右心功能尚好的病人。

③心律失常：期前收缩、心房纤颤、阵发性心动过速等皆可发生。其中以心房纤颤较多见。往往见于晚期二尖瓣膜狭窄伴有左心房明显扩大的病人。

④亚急性细菌性心内膜炎：多见于二尖瓣关闭不全和主动脉关闭不全的病人，往往发生于瓣膜病变的早期。

⑤栓塞现象：常发生于二尖瓣狭窄病人，并发心房纤颤时更易促进血栓形成。脱落的血栓沿体循环播散造成栓塞现象。

⑥呼吸道感染：长期肺淤血易致肺感染，进而诱发或加重心功能不全。

2. 现代仪器诊断

（1）二尖瓣狭窄

①X线检查：心脏呈"梨形心"或称"二尖瓣型心"，包括左心房增大；右心房增大；肺动脉总干突出；脉动脉弓缩小。肺淤血：肺门阴影增重、模糊；肺下部血管纹理减少而上部血管影增重。

②心电图：典型改变为"二尖瓣型P波"，并可有右心室肥厚的表现。

③超声心动：左心房内径增大。二尖瓣曲线呈"城墙样"，前后叶同向运动。瓣叶增厚，曲线反光增强。

（2）二尖瓣关闭不全

①X线检查：主要为左房左室增大。

②心电图：主要为左心室肥大或兼有劳损的表现。

③超声心动：可见左房左室内径增大。B超可见瓣膜关闭不能合拢。彩色多普勒见左房内邻近二尖瓣口处有背离探头的回流血液显像带。

（3）主动脉瓣关闭不全

①X线检查：呈靴形心，包括主动脉扩张、屈曲延长及左室增大。

②心电图：有左心室肥大和劳损的表现。

③超声心动：可见主动脉瓣膜关闭时不能合拢。彩色多普勒见主动脉瓣下舒张期湍流。

④逆行性主动脉造影：见造影剂反流入左心房，根据反流的程度，可初步估计关闭不全的程度。如造影剂反流至右心房的密度较主动脉明显，则说明是重度关闭不全。如造影剂反流仅于瓣膜下或呈线状反流，说明是轻度关闭不全。

（4）主动脉瓣狭窄

①X线检查：左心室扩大，偶尔可发现主动脉瓣钙化，升主动脉多因收缩期血流的急促喷射而发生狭窄后的扩张。

②心电图：主要是左心室肥厚和劳损。

③超声心动：主动脉瓣开放幅度减少，回声增厚。主动脉根部舒张期末内径减少，收缩幅度减低，常呈多层回波。左心室后壁和室间隔肥厚。二维超声示主动脉瓣于收缩期呈向心性运动。

（5）三尖瓣关闭不全

①X线检查：见右心室和上腔静脉在收缩期明显搏动，右心房极度增大，其后缘和膈肌之间仍成直角或钝角。

②超声心动：示右心室增大，室间隔呈从属于右心室的运动，即与左室后壁呈同向运动。声学造影示下腔静脉显影，并可见显影剂往返于右心室与右心房之间。多普勒超声示右心房收缩期的反流血流。

（6）三尖瓣狭窄

①X线检查：示右心房极度增大而肺部动脉无明显扩大，肺野也较清晰。心影的其他变化可因合并存在的心瓣膜病变的不同而有差别。

②心导管检查：示右心房压力增高，经三尖瓣口有收缩期前压力阶差。

③超声心动：示三尖瓣前叶于舒张期呈平斜型下降，EF 斜率减小，若可检出三尖瓣后叶，则亦呈同向运动。

（二）辨证分型

1. 心肺瘀阻型

（1）临床表现：心悸气短，胸痛憋闷，咯血，两颧紫红，甚者面色晦暗，口唇发绀。舌质瘀暗或有瘀点，脉细数或结代。

（2）辨证要点：心悸，胸闷，咯血，两颧紫红。舌质暗。

2. 气血亏虚，心神失养型

（1）临床表现：心悸气短，动则尤其，头晕目眩，身困乏力，面色无华。舌淡，苔薄白，脉沉细无力。

（2）辨证要点：心悸气短，动则尤其，头晕，面色无华。脉沉细。

3. 心脾阳虚夹瘀型

（1）临床表现：心悸，气短，喘促，身困乏力，脘腹胀满，恶心，胁下痞块，下肢水肿，形寒喜暖，手足不温，大便稀溏，面色瘀暗，口唇发绀。舌质淡，有齿痕或紫暗，脉沉细无力或结代。

（2）辨证要点：心悸喘促，脘腹胀满，下肢水肿，手足不温，口唇发绀。

4. 心脾肾阳俱虚夹瘀型

（1）临床表现：心悸，气逆喘促，冷汗淋漓，四肢逆冷，高度水肿，面色晦暗，胁下痞块，呕恶不欲食。舌质淡嫩或瘀暗，苔白多津，脉结代或疾数散乱。

（2）辨证要点：心悸，气逆喘促，冷汗淋漓，四肢逆冷，高度水肿，面色晦暗。

二、鉴别诊断

（一）二尖瓣狭窄

1. 二尖瓣狭窄引起咯血时，应与肺结核或支气管扩张相鉴别，但后者均有原发病表现。

2. 心尖区舒张期杂音应与下列疾病相鉴别：①先天性二尖瓣狭窄：瓣膜呈降落伞样畸形，可以出现类似风湿性二尖瓣狭窄的症状和体征，但其发现都在幼儿年代。②左房黏液瘤：症状、体征的出现往往呈间歇性，随体位而变更，听诊可发现肿瘤扑落音，很容易有反复的周围栓塞现象。超声心动图显示左房内有云雾状光点。③"功能性"二尖瓣狭窄：见于各种原因所致的左心室扩大，如动脉导管未闭和心室间隔缺损等有大量从左至右分流的先天性心脏病、二尖瓣关闭不全、主动脉瓣关闭不全等，杂音一般历时较短，较少伴有开瓣音。

（二）二尖瓣关闭不全

1. 与高热、甲状腺功能亢进、明显贫血等引起的功能性收缩期杂音相鉴别：主要的一条是以上各情况均有其原发疾病的表现，而且在原发病消除后杂音可消失。

2. 由高血压心脏病或各种心肌病等导致左心室扩大，引起相对性二尖瓣关闭不全：病人应有高血压或心肌疾病的其他临床表现。

3. 二尖瓣脱垂有如下临床特点可资鉴别：①心尖部收缩中晚期喀喇音及收缩晚期递增型杂音。②超声心动：M 超见收缩中晚期二尖瓣曲线 CO 段呈"吊床样"改变。B 超见收缩期二尖瓣叶脱入左房内。

（三）主动脉瓣关闭不全

1. 肺动脉瓣相对关闭不全的杂音，以胸骨左缘第 2 肋间最明显，伴肺动脉高压和右心室肥厚而无周围血管征。

2. 梅毒性主动脉瓣关闭不全和高血压、主动脉粥样硬化所致的相对性主动脉瓣关闭不全，有相应的临床体征及血液检查、X 线检查的变化。

（四）主动脉瓣狭窄

1. 先天性主动脉瓣狭窄：无风湿热病史，幼年发病；超声心动图可显示瓣膜畸形。

2. 肥厚型梗阻性心肌病：杂音位置低，杂音激发试验阳性；超声心动图可显示心肌非对称性肥厚。

三、治疗

（一）提高临床疗效的思路提示

1. 控制风湿活动为首务

风湿性心脏病可反复出现风湿活动，从而加重病情。因此，控制风湿活动是治疗风湿性心脏病的关键。症见发热、关节肿痛、皮肤红斑者，应以祛风化湿、清热宁心为首务，用药为：金银花30g，连翘、防风、桑枝、秦艽各

15g，当归、赤芍、黄芪、茯神各 10g；ASO 增高者，可用忍冬藤、生薏苡仁、鸡血藤各 30g，蚕砂、防己、秦艽、川芎各 10g；关节肿痛明显者可选用苍术白虎汤（苍术、石膏、知母、粳米、甘草），或宣痹汤（木防己、杏仁、蚕砂、连翘、栀子、半夏、滑石、生薏苡仁、赤小豆）等。

2. 中西医结合治疗效果显著

风湿活动形成心脏瓣膜病变，瓣膜病变使循环障碍而出现心力衰竭，这是风湿性心脏病的特点。故其治疗一是防治链球菌感染，防止风湿活动，去除病因；二是减轻心脏前后负荷；三是增强心肌收缩力及心肌细胞营养，改善心功能，目前西医用利尿剂、洋地黄、血管紧张素转换酶抑制剂（ACEL）治疗取得了一定疗效，活血化瘀药及利水剂的现代药理作用相当广泛，中药的治疗能扬长避短，对风湿性心脏病出现心力衰竭时的治疗尤为重要。

（二）中医治疗

1. 内治法

（1）心肺瘀阻型

治法：活血化瘀，理气通络。

方药：桃仁红化煎加减。

桃仁 15g，红花 12g，丹参 30g，赤芍 15g，川芎 15g，延胡索 10g，香附 12g，青皮 10g，生地黄 15g，当归 15g，葶苈子 15g，车前子 15g。

咯血者加煅花蕊石 30g，三七 3g。

（2）气血亏虚，心神失养型

治法：益气养阴，宁心安神，佐以活血。

方药：归脾汤加减。

黄芪 30g，党参 30g，白术 15g，茯苓 15g，当归 15g，龙眼肉 15g，酸枣仁 15g，远志 10g，广木香 6g，丹参 30g，红花 10g，生龙骨、生牡蛎各 15g，炙甘草 10g。

（3）心脾阳虚夹瘀型

治法：温阳健脾，活血利水。

方药：附子理中汤合五苓散加减。

红参 6g，白术 15g，茯苓 30g，干姜 10g，熟附子 10g，桂枝 12g，猪苓 15g，泽泻 15g，葶苈子 15g，丹参 30g，当归 15g，红花 15g，鳖甲 15g，大枣 5 枚。

（4）心脾肾阳俱虚夹瘀型

治法：回阳救逆，活血利水。

方药：四逆加人参汤合真武汤加减。

大力参 10g，白术 15g，干姜 15g，熟附子 15g，上肉桂 3g，茯苓 30g，泽泻 15g，丹参 30g，红花 15g，葶苈子 15g，大枣 5 枚。

亡阳欲脱者，急用参附汤回阳固脱：大力参 10g，熟附子 30g，炮干姜 15g，山茱萸 30g，上肉桂 3g。

2. 外治法

（1）穴位注射治疗：用丹参注射液 2mL，分别注射到天池、膻中、内关、郄上穴（腕横纹与肘横纹连线上中 1/3 交界处两筋间）中，隔日 1 次，14 天为 1 疗程。用于风湿性心脏病心悸的治疗。

（2）温和灸法：取心俞、内关、神门、巨阙艾灸，每日 1～2 次，每次 10～15 分钟，10 次为 1 疗程，用于风湿性心脏病心悸的治疗。

（3）隔盐灸法：先用凡士林涂在神阙穴中，再用麻纸盖在穴上，纸中央（神阙穴的位置）放 6.6mm 厚的小颗粒青盐，然后压平，放上大艾炷施灸，每日 1 次，适用于风湿性心脏病水肿的治疗。

（4）敷脐法：商陆、大戟、甘遂各等份，共研细末，每次用 5～10g，撒神阙穴中，盖以纱布，用胶布固定。每日换药 1 次，适用于风湿性心脏病水肿的治疗。

（5）取穴压豆法：耳穴的主穴选肾、肾俞、输尿管、膀胱；配穴选交感、肾上腺、神门、三焦、内分泌，根据病情再配以心、肝、脾、肺穴。将粘有王不留行籽的胶布贴在所选穴位上，嘱患者每日按捏 10 余次，每次 3～5 分钟，每次选 3～4 个穴。2 天 1 次，1 周为 1 疗程。适用于风湿性心脏病水肿的治疗。

（6）气喘膏药敷贴：制附子 60g，肉桂 12g，母丁香 18g，党参 90g，黄芪 270g，紫苏叶 12g，白术 90g，干姜 18g，防风 60g。将上药制成黑色圆形膏药，贴背后第 3 脊椎处，贴时忌食海鲜，适用于风湿性心脏病心力衰竭。

（三）西医治疗

对于风湿性心脏瓣膜病的治疗，目的是保持和改善心脏代偿功能，限制体力活动，防治链球菌感染，控制风湿活动，注意预防并发症。治疗的重点是控制心力衰竭和心律失常。

1. 心力衰竭的治疗

（1）一般治疗：休息是减轻心脏负荷的主要方法。轻度心力衰竭者，限制其体力活动即可；重度则需卧床休息，可取半卧位，两腿下垂，并鼓励患者做小腿轻度活动以防止下肢血栓形成。低钠饮食，限制饮水量，少量多餐，防止过饱。吸氧可有效改善患者的缺氧症状。

（2）应用洋地黄：速给法适用于病情紧急者或 2 周内未用过洋地黄者。常用毛花苷 C 或毒毛花苷 K。如可用毛花苷 C0.4mg，用 25% 葡萄糖溶液 20mL 稀释后静脉缓慢注射。如尚未控制，可再给半量或相同剂量，直到心力衰竭基本控制。在心力衰竭控制后，每日可用地高辛维持量口服，剂量为 0.125~0.25mg，每日 1 次。

缓给法适用于病情较轻，或 2 周内用过洋地黄者。一般选用地高辛。每天口服维持量 0.25mg，经 6~8 天，即可达满意疗效。

（3）其他增强心肌收缩力的药物

①多巴胺：能兴奋肾上腺素能 β_1 受体，使心肌收缩力增强，心输出量增加。一般成人常用量为 40mg，加入 5%~10% 葡萄糖溶液 250mL 缓慢静脉滴注，可连续应用数日。

②多巴酚丁胺：一般人常用量为 20mg，加入 5% 葡萄糖溶液 200mL 缓慢静脉滴注。

（4）利尿剂的应用：通过增加肾小球滤过率或减少肾小管对钠盐的吸收，使尿量增多，血容量减少，心脏前负荷因而减轻。常用的利尿剂如：①氢氯噻嗪，每次 25mg，每日 3 次，口服，但应注意补钾。②螺内酯，一般剂量为每次 20~40mg，每日 2~3 次。③氨苯蝶啶，一般每天剂量为 100~200mg，分 2~3 次服。④呋塞米 20~40mg，每天 1~2 次。

（5）血管扩张剂的应用：加用血管扩张剂能取得一定效果，尤其是对二尖瓣关闭不全和主动脉瓣关闭不全者的疗效较狭窄病变的疗效为佳。如硝酸异山梨醇酯，10~20mg，每 2~4 小时 1 次。硝普钠 0.5μg/（kg·min），静脉滴注，逐渐增加剂量，最大剂量可用至 400μg/min。

2. 心律失常的治疗

心房纤颤是风湿性瓣膜病最常见的心律失常。阵发性心房纤颤首先用洋地黄制剂治疗，能有效控制心室率的同时使心律转为窦性节律。持续性房颤若系新出现的房颤，未经过复律治疗，则电复律治疗为首选。慢性心房纤颤病人，应用洋地黄制剂控制心室率，但往往在情绪激动、体力过劳或继发感染的情况下，心室率明显增快，此时合并应用 β 肾上腺素能阻滞剂往往可以取得较好疗效。其他心律失常，如各种期前收缩可参考相关章节。

3. 介入治疗

经皮气囊瓣膜扩张术（PBD 或称成形术与切开术）是心脏病学的重大进展，PBD 是把气囊导管经皮、经外周血管插至狭窄的心瓣膜处，利用气囊加压充盈产生的膨胀力使狭窄的瓣口得以扩大的非外科手术疗法。由于 PBD 的疗效高，并且比外科手术创伤小、危险性小、痛苦小、康复快和不遗留胸部手术瘢痕而深受病人的欢迎，在一定范围内是代替外科心脏瓣膜分离术的理想选择。PBD 适用于单纯二尖瓣狭窄、主动脉瓣狭窄、肺动脉瓣狭窄和三尖瓣狭窄者。

4. 外科治疗

对风湿性心脏病的外科治疗常用的方法有二尖瓣分离术和人工瓣膜替换术，近年来二尖瓣分离术基本上被经皮二尖瓣球囊扩张术所代替。

（四）中医专方选介

木防己汤

木防己 15 ~ 20g，桂枝、红参、枳壳各 6 ~ 10g，生石膏 10 ~ 25g，益母草 15 ~ 30g。喘甚加葶苈子、椒目、大枣；心悸明显加紫石英、生龙骨、生龙齿；肢肿尿少加车前子、茯苓；气虚自汗加黄芪、浮小麦；畏寒肢冷加熟附子；咳嗽咯痰加桔梗、陈皮；腹胀、纳呆加厚朴、炒莱菔子；瘀血明显加丹参、桃仁、红花；咯血加白茅根、阿胶。用于治疗风湿性心脏病心衰 16 例，每日 1 ~ 2 剂，10 天为 1 疗程，连服 1 ~ 3 疗程后，显效 4 例，有效 11 例，无效 1 例，总有效率为 93.75%，除 1 例服药后咯血外，均无不良反应。[于志强，等．木防己汤治疗风心病心衰 16 例．天津中医．1989，5：7]

第三节　感染性心内膜炎

感染性心内膜炎是指由细菌、真菌、立克次体等微生物直接感染而产生的心脏瓣膜或心室内膜的炎症。

感染性心内膜炎大多发生在原有心瓣膜病、先天性心血管畸形或置换人工瓣膜者。按感染性心内膜炎的病程可分为急性与亚急性两种，但两者无明显界限。主要临床表现有发热、心脏杂音、脾肿大、贫血、血尿和栓塞等，血培养阳性。

　　自抗生素广泛应用于临床，并作为预防心脏病患者并发感染性心内膜炎的常用药物后，其发病率似有下降，但随着心脏手术的广泛开展、心导管及起搏器的应用以及吸毒等，多数报道认为感染性心内膜炎的发病率未见减少，甚至有所增加。病原菌以草绿色链球菌、葡萄球菌、革兰阴性球菌及杆菌多见，几乎所有的细菌均可引起本病。

　　本病属于中医学"温病"的范畴。

一、临床诊断

（一）辨病诊断

1. 症状与体征

（1）全身感染

①发热：为本病常见的症状，热型以不规则者为最多，各类热型均可出现，但有不发热者（约20%左右）。如有严重并发症如顽固性心力衰竭、休克、尿毒症、严重脑血管病以及老年患者可无发热。有发热而不自觉者，亦有病程中仅偶有低热者。

②其他全身症状：主要为进行性贫血、乏力、食欲不振、体重减轻、盗汗等。进行性贫血可达严重程度，是感染性心内膜炎较常见的表现，有时可成为突出症状之一。全身乏力、软弱、气急可能部分由贫血引起。广泛性全身疼痛常见，特别是病程长者，其中一部分由身体各部的栓塞引起，另一部分可能由毒血症所致。

③杵状指：一般杵状指多出现在晚期，见于20%～40%的病例，无发绀。在疾病过程中如观察到无发绀的杵状指，对诊断有很大意义。

④脾肿大：脾肿大而软者，占52%～69%，脾肿大对本病有相当大的诊断价值。风湿性心脏病中虽偶尔可有轻度脾肿大，但远较本病少见。除非有脾栓塞，脾肿大的程度多不甚显著，但亦有脾肿大达脐水平而被误诊为白血病或脾性贫血者。

（2）栓塞及血管病损：栓塞现象广泛而常见，成为诊断或鉴别诊断的要点之一，占36%～66%，近年来下降至15%～35%。栓塞为单一部位或多部位。尸检所见的肾栓塞往往较临床诊断者为多。早期发生的栓塞大多起病急，病情凶险。

栓塞部位以脑部多见。包括：①脑栓塞，常发生于大脑中动脉，表现为偏瘫、失语；②弥漫性栓塞性脑膜炎，因小动脉或毛细血管的散在性细菌性栓塞所致，可酷似化脓性脑膜炎、脑炎或结核性脑膜炎，应谨慎鉴别；③脑出血，即脑部菌性动脉瘤出血，特别是蛛网膜下腔出血，可引起颈部强直及血性脑脊液，预后恶劣。

肺栓塞多见于先天性心脏病、吸毒者的三尖瓣心内膜炎中，反复肺栓塞为很重要的临床表现，典型的肺梗死症状为突发性胸痛、气急、发绀、咯血或虚脱等，多发性小栓子引起的肺部栓塞可无典型的肺梗死症状。在 X 线胸片上除呈大块楔形阴影外，亦可表现为不规则的小块阴暗影。如发生在两肺上叶，可能被误认为是肺结核。

冠状动脉栓塞可引起突然胸痛、休克、心力衰竭、严重心律失常等心肌梗死的表现，并可能迅速导致死亡。

肾脏栓塞时有腰痛、血尿，但小的栓塞有时不一定引起显著的腰痛。尿在显微镜下检查改变得不多，故易被遗漏，因此尸体解剖时所见的肾栓塞远比临床上所发现的多。

脾脏梗死时可发生左上腹或左胁部突然的疼痛和脾脏增大、压痛，并有发热和脾区摩擦音。许多小型脾梗死，可不发生明显的症状。反之，有时脾梗死亦可伴发脾破裂或脾动脉瘤破裂而引起腹腔内出血、休克。感染的脾破裂可引起腹膜炎或膈下脓肿，易被误认为是其他急腹症。

四肢动脉如股动脉、腘动脉、髂动脉、桡动脉和肱动脉的栓塞，会引起肢体动脉的软弱或缺血性疼痛。腹主动脉分叉处发生栓塞，则有腹部或下背部疼痛，一侧或双侧下肢的软弱、发冷、动脉搏动减弱或消失。细菌性动脉瘤可发生于任何动脉，但以较小的动脉和桡动脉或脑动脉为多见。栓塞可波及任何血管，故临床症状可多样化。肠系膜栓塞亦较常见，可因腹部剧烈疼痛、腹肌紧张被误认为是其他急腹症而进行手术。

眼部变化除结膜可见瘀点外，眼底检查还可见扇形或圆形出血，与白血病或严重贫血所见相仿。在白血病中系白细胞的沉积，而在本病中可能系中央区域因栓塞而坏死的结果。有时在眼底可见圆形白点（Roth 点），此种白点常见于急性感染性心内膜炎中。

中枢神经系统病灶有时引起偏盲、复视。视网膜中心动脉栓塞则引起突然失明。

皮肤及黏膜上的瘀点亦可由栓塞引起，或由于感染毒素作用于毛细血管使其脆性增加而破裂出血，瘀点中心可呈白色或灰色。大的皮内或皮下栓塞性损害约如青豆大小（直径为 5～15mm），微微隆起，多呈紫红色，有明显压痛，发生在手指或足端的掌面，称为欧氏结节，大多持续数天后消失。这是感染性心内膜炎的重要体征之一（占 10%～22%）。早期报道瘀点可见于 60% 以上的病例，近年有所减少，约 40% 左右。可成群出现，也可个别出现，多见于眼睑结膜、口腔黏膜及前胸皮肤。每次出现数目不像一般败血症那样多。

Janeway 结节为另一种特殊性皮肤损害，呈小结节状出血，见于手掌及足底，有时在手臂及腿部亦可见到，但较少见。

此外，在指甲下可出现条纹状出血，有压痛。

（3）心脏病变

①心脏杂音：在细心听诊下，可发现赘生物生长或破坏产生杂音性质的改变，亦可因瓣膜溃疡、瓣叶膨胀瘤穿孔、腱索断裂或室间隔破裂使原有杂音变得粗糙、响亮或呈音乐样。

②心力衰竭：由于瓣膜严重损坏、穿孔、破裂、腱索断裂、乳头肌受损和心肌受累出现充血性心力衰竭，此常为致死原因，发生率为 39.5%～85%。

③心律失常：感染性心内膜炎所引起的心律失常除心房纤颤外，多数为期前收缩，心脏传导阻滞以 PR 间期延长最为多见，房室或束支传导阻滞多由主动脉瓣炎发展而来。

2. 实验室及影像学检查

（1）血培养：有 70%～80% 患者的血液经培养可获得链球菌、葡萄球菌或其他致病菌，血培养阳性是诊断本病的最直接证据。

（2）血液变化：继发性贫血为本病的特点，病程长者较明显，血红蛋白大多在 60～80g/L。贫血可持续较长时间，随着病情的好转或治疗，贫血逐渐得到改善。病程中较常遇到进行性贫血，对诊断有一定的参考价值。

无并发症的患者，白细胞计数通常可轻度增多，但也有属正常范围或减少者。在有较严重或广泛的栓塞并发症或急性病例中，白细胞计数可在 25×10^9/L 以上，报道有高达 66×10^9/L 者。

有时在血液内有大量吞噬细胞出现，直径为 $10～80\mu m$，一般只占细胞的 3%～5%，在血涂片中可以出现很多，这类吞噬细胞亦有称为组织细胞或网状内皮细胞者，属于网状内皮系统过度刺激的表现。

血小板计数通常正常，偶尔亦可有严重的血小板减少，伴有广泛的紫癜或出血倾向。出血的原因可能为：①血管脆性增加；②血小板减少，由播散性血管内凝血或单独的血小板消耗增加所致；③栓塞引起的紫癜。

在疾病的活动期，红细胞沉降率大多增快。血中丙种球蛋白增加，蚁醛试验可呈阳性。

（3）尿常规检查及肾功能：半数以上病例可出现蛋白尿或显微镜下血尿，晚期病例有肾功能不全。

（4）超声心动：能检出 >2mm 的赘生物，阳性率为 53% ～93%，可了解瓣膜损伤程度和其他心脏病变，同时应用多普勒超声检查可估测血流动力学改变的程度。

（二）辨证分型

1. 热袭卫表型

（1）临床表现：发热，微恶风寒，身痛无汗，或有咽痛咳嗽，口微渴。舌尖、边红，舌苔薄白，脉浮数。

（2）辨证要点：发热，恶风寒，身痛无汗。舌尖、边红，脉浮数。

2. 气分热盛型

（1）临床表现：高热，面赤，心烦，大汗出，口渴，喜冷饮，或心慌气短。舌质红，苔黄干或黑有芒刺，脉洪大，重按无力。

（2）辨证要点：高热，面赤，大汗，口渴喜饮。脉洪大。

3. 热入营血型

（1）临床表现：高热不退，夜间尤甚，烦躁不安，心悸气短，或肌衄、鼻衄，或吐血，咯血，斑疹隐隐，或神昏谵语。舌红绛，舌苔黄少而干，脉细数。

（2）辨证要点：高热，夜间尤甚，斑疹隐隐，烦躁不安。舌红绛。

4. 阴虚内热型

（1）临床表现：低热反复不退，神疲乏力，自汗盗汗，手足心热，心悸气短，面色苍白，形体消瘦。舌苔少或光剥，脉细数无力。

（2）辨证要点：低热不退，自汗盗汗，形体消瘦，手足心热。

二、鉴别诊断

感染性心内膜炎是严重的疾病，早期诊断、早期治疗属必要。近年来感染性心内膜炎的临床特点有很大的变化。欧氏结节、Janeway 结节、Roth 点少见，甲床下出血或皮肤瘀点偶见，心脏无杂音的感染性心内膜炎病例越来越多，尤其在急性感染性心膜炎或三尖瓣心内膜炎中常见，其诊断依靠多次血培养阳性和常见的栓塞并发症，多数病例在治疗过程中出现杂音。心脏杂音性质的改变过去认为是诊断上的一个特征，但在亚急性感染性心内膜炎中并不常见，只是在急性者，尤其是金黄色葡萄球菌心内膜炎中杂音的变化是由于瓣膜或其支撑结构的破坏而引起。本病的临床表现可具有菌血症、器质性心脏病及栓塞现象的特点，表现多样化，易与多种疾病相混淆，须注意鉴别。

（一）风湿热

本病的临床表现具有风湿活动及全心炎的特点，低热或中度发热，脉率增快，心脏进行性增大，出现奔马律，心包摩擦音，心包积液，心电图表现为 P-R 间期延长，ST-T 改变，可能有环形红斑、舞蹈病、链球菌感染史，抗"O"增高，贫血不明显，经抗风湿治疗好转。感染性心内膜炎除发热外，往往还出现脾肿大，皮肤栓塞性瘀点，镜检有血尿，杵状指（趾），超声心动图检出心瓣有赘生物，血培养阳性，经抗生素治疗好转。

（二）系统性红斑狼疮

本病也可有发热、心脏杂音、贫血、脾肿大、血尿、皮肤瘀点等症状，但病人可有颜面特征性的蝶形红斑，抗核抗体阳性，血、骨髓中可找到狼疮细胞，血培养阴性，用抗生素治疗无效，用皮质激素治疗有效。

本病以发热为主，还应注意与结核、伤寒、白血病、再生障碍性贫血、恶性肿瘤及风湿性心脏病、先天性心脏病合并心脏外感染等疾病鉴别。

三、治疗

（一）提高临床疗效的思路提示

感染性心内膜炎是可以治疗的疾病，早期明确诊断和积极治疗极为重要。

根据临床判断或血培养结果首选青霉素、链霉素或庆大霉素、头孢菌素等杀菌剂联合用药，很少用抑菌剂。

应维持较高的抗生素血清浓度和充足的治疗时间，一般疗程应在 4~6 周以上，以达到治愈目的。

（二）中医治疗

1. 内治法

（1）热袭卫表型

治法：疏风泄热，辛凉解表。

方药：银翘散化裁。

金银花 15g，连翘 12g，板蓝根 15g，炒栀子 10g，竹叶 6g，芦根 30g，荆芥穗 10g，薄荷（后下）6g，牛蒡子 10g，桔梗 10g，杏仁 10g，前胡 10g，淡豆豉 10g，甘草 5g。

（2）气分热盛型

治法：清热解毒，益气生津。

方药：白虎加人参汤化裁。

生石膏 30g，知母 9g，粳米 9g，甘草 3g，人参 6g，大青叶 30g，金银花 30g，连翘 15g，黄连 10g，天花粉 15g，栀子 10g，竹叶 10g。

（3）热入营血型

治法：清营泄热，凉血护阴。

方药：清营汤合犀角地黄汤化裁。

广角 10g，生地黄 30g，玄参 10g，竹叶 12g，金银花 30g，连翘 15g，黄连 10g，麦冬 15g，丹参 12g，赤芍 10g，丹皮 10g。

若神昏谵语，高热不退，可加服清热解毒、芳香开窍之品。

（4）阴虚内热型

治则：滋阴透热，凉血活血。

方药：青蒿鳖甲汤化裁。

青蒿 10g，鳖甲 20g，生地黄 15g，知母 10g，丹皮 10g，赤芍 12g，地骨皮 10g，白薇 10g。

若全身无力，气短明显，汗出较多者，可去青蒿、地骨皮，适当加入黄芪、西洋参以益气养阴。

2. 外治法

（1）针灸治疗：卫分证者，取风池、风门、肺俞、列缺、合谷、大椎等穴；气分热盛者，取合谷、足三里、曲池、解溪等穴，或点刺少商、商阳、十宣，放血少许；热入营血，取大椎、太冲、足三里、三阴交、合谷等穴；心悸者可用神门、心俞、内关、神阙等穴；神昏者可取人中、内关、合谷、印堂；阴虚内热者取合谷、三阴交、足三里、阳陵泉、关元等穴。

（2）贴敷法：地黄玄参膏：熟地黄、当归、栀子、黄柏、知母、山茱萸、白芍、生地黄、玄参、肉苁蓉、麦冬、天花粉、天冬、黄芩各 20g，五味子、红花、生甘草各 15g。用麻油煎熬后，再用黄丹、铅粉各半收膏，加石膏 120g 搅匀。贴心前区，适用于阴虚内热型的患者。

（三）西医治疗

1. 抗生素治疗

对拟诊为本病的病人在连送 4～6 次血培养后即开始用青霉素治疗，静脉给予青霉素 G，可从每天 1000 万～2000 万 U 开始，分 4～6 次快速静滴或持续静滴，持续静滴虽可保持血液的有效浓度，但高峰浓度低，因而进入赘生物的药量较少，难以杀灭其中的全部致病菌，而且持续静滴时间长，室温高，青霉素易降解，故主张分次静滴或静注，最好在 20 分钟内完成，每 4～6 小时 1 次，晚间临睡前 1 次也可改为肌注。开始治疗的前 2 周合用链霉素，每日 1g，分 2 次肌注，如疗效欠佳，5～7 天后青霉素 G 可增至 3000 万～5000 万 U/d，或根据临床判断可能侵入的致病菌种类改用其他抗生素，如苯唑西林或氯唑西林，均 8～12g/d，分 4 次静滴，或头孢拉定 6～8g/d，或头孢哌酮 4～6g/d，并加用庆大霉素 24 万 U/d，分 3 次肌注或静滴，注意庆大霉素不能与青霉素混于一个瓶内，给药时间也应有一定间隔，以免庆大霉素的活力受影响。为提高青霉素的血药浓度，可同时加服丙磺舒 0.5g，每日 3 次。若肾功能减退，注意青霉素 G 钾盐含钾量为 1.7mmol/L。也可选用氨苄西林，除对肠球菌有效外，对革兰阴性杆菌也有抗菌作用，每天 8～12g，持续或分次静滴，对青霉素过敏者，可换用头孢菌素类，如头孢噻吩、头孢吡啶或头孢唑啉，成人剂量为每天 6～12g，每 4 小时静注 1 次，应注意头孢菌素的过敏反应，也可改用万古霉素，成人每天 2g，分 2～4 次静滴。

依据血培养阳性结果及细菌的药敏结果选用抗生素。

（1）链球菌心内膜炎：对青霉素敏感菌株所致的心内膜炎，用青霉素 G 1000 万～2000 万 U/d，在开始 2 周内合并用链霉素 0.5g，每 12 小时肌注 1 次，疗程为 4 周，有肾功能不全或听神经障碍者忌用链霉素。少数草绿色链球菌对青霉素敏感度较差者，以青霉素合并庆大霉素治疗 4～6 周。对青霉素过敏者，可用万古霉素，用量、用法同上。

（2）肠球菌心内膜炎：可用青霉素加庆大霉素或链霉素，也可合用妥布霉素，剂量为 3mg/（kg·d），也可用氨苄西林 12g/d，持续或分次静滴。有报道称头孢硫脒对肠球菌有强大的抗菌活性，用 8～12g/d，静滴或分次静注，也有用萘夫西林 1g，每 3 小时 1 次，或 2g，每 4 小时 1 次静注，合用庆大霉素或妥布霉素。若对青霉素、氨苄西林不敏感，也可用红霉素或万古霉素，疗程为 4～6 周。

（3）葡萄球菌心内膜炎

①金黄色葡萄球菌心内膜炎：85%～90%的金黄色葡萄球菌产生青霉素酶（β内酰胺酶），对青霉素耐药者，可用耐酶青霉素，如苯唑西林、萘青霉素，每天6～10g，或甲氧苯青霉素12g/d，均分次静脉给药，也可联用萘夫西林，退热及控制菌血症的作用较快，也有加用利福平取得疗效者。对头孢菌素耐药者则改用万古霉素。

②表皮葡萄球菌心内膜炎：为人工瓣膜心内膜炎常见的致病菌，安置暂时或永久的静脉导管，心脏瓣膜置换或免疫抑制及细胞毒药的应用均可使表皮葡萄球菌入侵而发生心内膜炎，近年来，耐药菌株增加，给治疗带来困难，易导致心力衰竭，预后差。

（4）革兰阴性杆菌心内膜炎：自广泛开展心脏手术以来，继发革兰阴性杆菌心内膜炎者已逐渐增多，治疗困难，预后较差，常用青霉素类或头孢菌素类加氨基糖苷类，如庆大霉素或卡那霉素15mg/（kg·d），阿米卡星15mg/（kg·d），妥布霉素5～7mg/（kg·d）。若对普通抗生素耐药，可根据药敏反应选用第3代头孢菌素，如头孢哌酮4～6g/d，头孢噻肟6～12g/d，头孢曲松2～4g/d或头孢拉定6g/d，以及磺苯咪唑青霉素、苯咪唑青霉素等，对革兰阴性杆菌心内膜炎有很好的疗效，可与氨基糖苷类合用，疗程为4～6周。绿脓杆菌感染者以头孢拉定最优，也可以哌拉西林与氨基糖苷类合用。

（5）真菌性心内膜炎：药物治疗常无效，可考虑手术切除感染灶，术前先用两性霉素乙治疗1周，切除感染瓣膜后再置换人工瓣膜，术后再继续抗真菌治疗6～8周，如果失败，可考虑再次手术，置换新的人工瓣膜。药物治疗可用两性霉素乙与5－氟尿嘧啶联合治疗。两性霉素乙的用法为静脉滴注，第1天1mg，以后逐渐增加，每天增加3～5mg，直至每天25～30mg，个别可达每天35mg，疗程6～8周或更长，若停药后复发可再进行第2或第3疗程，此药毒性反应多，可引起血小板减少、过敏反应、急性肝功能衰竭，还可对心脏有毒性，引起室颤而死亡，故应在密切观察下使用。口服5－氟尿嘧啶常与两性霉素乙联合用药，剂量为100～150mg/（kg·d），每6小时1次，若对5－氟尿嘧啶敏感，在两性霉素乙疗程结束后尚需继续服数月，甚至更长时间，副作用有肝毒性、骨髓抑制，停药后可恢复，恶心、呕吐较常见。此外还可用抗真菌新药氟康唑，每日200～400mg，首剂400mg，静脉滴注，可用生理盐水稀释，静滴时间不少于30分钟，也可口服，剂量同静脉用量，每日1次。副作用常见的有恶心、腹痛、腹泻、胃肠胀气等，其次是皮疹。肾功能损伤时多次用药应注意适当减量，调整给药的时间间隔，肌酐清除率大于 41mL/min 者，按正常给药时间间隔 24 小时 1 次，肌酐清除率为20～40mL/min 者，48 小时给药 1 次，肌酐清除率 10～20mL/min 者，72 小时给药 1 次。

2. 手术治疗

手术包括切开脓肿、清除感染灶、置换瓣膜等。若在感染活动期间手术，术后继续抗感染治疗 4～6 周。

适应证：①由瓣膜受损、功能不全引起的充血性心力衰竭，内科治疗不能控制者，应立即进行手术置换瓣膜，不论其感染情况如何。②虽经适当的抗生素治疗，仍不能控制的感染，如长期菌血症。③用真菌或现有抗生素治疗无效的病原体引起的心内膜炎。④反复发生内脏器官的大栓塞。⑤超声心动可见大的赘生物。⑥人造瓣膜心内膜炎发生瓣周漏、瓣口阻塞及早发的人工瓣膜心内膜炎。

第八章 心肌疾病

第一节 病毒性心肌炎

病毒性心肌炎是指各种病毒引起的心肌急性或慢性炎症，是危害人们健康的常见病。

病毒性心肌炎临床表现为心悸、气短、胸闷，还可并发严重的心律失常、心力衰竭、心源性休克，甚至猝死。中医学文献中原无此病名，但根据其临床表现可归属于"风温""心水""心悸""怔忡""心痹""胸痹"等疾病的范畴中。

一、临床诊断

（一）辨病诊断

病毒性心肌炎的临床表现取决于病变的广泛程度和严重性，症状的轻重变异很大，多数病例呈亚临床型，可以完全没有症状，因此很难诊断，轻者症状轻微，重者可并发严重心律失常、心力衰竭、心源性休克，甚至猝死。

1. 症状

约有 1/3 ~ 1/2 的病例在发病前数日或数周有明显的上呼吸道或肠道病毒感染症状。患者多有发热（轻度或中度）、咽痛、咳嗽、腹泻和全身不适等，突然出现胸痛，钝痛或似心绞痛者应予以重视。产生胸痛的原因可由于心包炎、胸肌痛，也可由于心肌炎本身。有的患者可有肌肉疼痛，可能是因为病毒侵犯了骨骼肌的缘故。

一般多在上述非特异性感染症状后 1 ~ 3 周出现心脏症状，表现为心悸、气短、胸闷，严重者出现心律失常、心力衰竭、心源性休克或猝死。

2. 体征

体征比症状更具诊断意义。多数患者表现为心动过速与体温升高不成比例，少数患者可呈心动过缓，多数患者有各种心律失常，其中以期前收缩或房室传导阻滞最常见，常成为首先引起注意的临床表现。第一心音低钝，较重病人可听到房性和（或）室性奔马律，可伴有交替脉。约有半数的病例心脏扩大，有的可在胸骨左缘触到心脏搏动。在心尖部或三尖瓣区可听到收缩期吹风样杂音。如同时累及心包则可听到心包摩擦音。个别患者可出现红色小点状皮疹。

3. 影像学检查

（1）心电图：对本病诊断敏感性高，几乎全部病例都有心电图改变，以心律失常，尤其是期前收缩最为常见，其中室性期前收缩占70%。有时也可见交界性心律或房室分离。其次为房室传导阻滞（AVB），以一度、二度 AVB 多见，亦可见到高度和三度 AVB。有时可见窦房阻滞、房内阻滞以及各种束支传导阻滞。束支传导阻滞，特别是左束支传导阻滞，多提示病变部位广泛，如不及时治疗可造成猝死。部分病例在传导阻滞的同时合并各种异位心律，常使心电图复杂化。慢性病例可有心房或心室肥大的改变。此外，ST 段下移，T 波低平、双向或倒置，以及 QT 间期延长，低电压等改变也可出现。早期出现的非特异性 T 波改变，单独出现或伴有心律失常，而且在短期内易变，对本病的诊断有很大帮助。少数患者有类似急性心肌梗死的图形，但缺乏急性心肌梗死所特有的演变过程。

（2）超声心动：病毒性心肌炎的超声心动改变无特异性，可完全正常或明显异常，一般可有如下改变。

①心脏增大，常呈普遍性增大，但也可以左室或右室增大为主。心室壁搏动减弱。

②可有左室收缩和（或）舒张功能障碍，表现为心排出量降低，射血分数降低，短轴缩短分数减少，室壁运动减弱，收缩末期和（或）舒张末期左室内径增大，二尖瓣 E 峰降低，A 峰增大，A/E 比值增大，舒张期左室高峰充盈率下降，高峰充盈时间延长和心房收缩充盈量增加等。

③心肌回声反射增强和不均匀，与心肌细胞坏死、纤维化和炎性细胞浸润有关，但缺乏特异性，也见于各种心肌病。

④其他改变与暂时性间质水肿有关，有时可见室壁附壁血栓。

（3）X 线检查：有局灶性病变者可无发现，病变较广泛者可见心影增大，透视下见心搏减弱。严重病例因左心功能不全有肺淤血或肺水肿征象。

4. 实验室检查

大多数患者有白细胞增多，部分患者血沉加速，血清谷草转氨酶（AST、GOT）、乳酸脱氢酶（LDH）、肌酸磷酸激酶（CPK）及同工酶（CPK – MB）有不同程度的增高。血中免疫球蛋白增多，其增多程度与病变的严重性呈正相关。还可发现病毒性心肌炎者红细胞超氧化物歧化酶（SOD）活性低下。

5. 放射性核素检查

应用^{201}T1 和^{99mm}Tc – MIBI 心肌灌注显像，对了解病毒性心肌炎是局灶性还是弥漫性心肌坏死有一定价值。用^{111}In 标记单克隆抗肌凝蛋白抗体显像来检查心肌坏死情况有较高的敏感性，核素^{67}Qα 显影诊断病毒性心肌炎也有较高的敏感性。

6. 病原学诊断

（1）自患者咽部（咽拭子培养）或粪便、血液、心包及胸腔渗液分离到病毒；心肌活检可从心肌活组织中分离出病毒，或用免疫荧光检测病毒抗原有较高的诊断意义，但多数病人待心脏症状明显时，心肌内病毒多已不存在，仅适用于疾病早期和婴幼儿，临床上实际应用价值不大，且有一定的危险性。

（2）血清学检查：用已知病毒抗原来测未知的抗体，一般收集本病早期血清与病程第3周血清分别检查，若后一份血清的抗体效价比前者增高4倍或4倍以上，可确定为该病毒感染，并考虑该病毒为心肌炎的病原体。试验方法有补体结合、中和、血凝抑制、酶联免疫吸附等。补体结合抗体在第2~3个月开始减少，随后迅速下降，不易测得。中和抗体存在较久，可在数年后仍增高。

（二）辨证分型

1. 急性期

病程在6个月以内的新发病，一般可分为两种证型。

（1）热毒侵心型

①临床表现：病前多见上呼吸道或肠道感染症状，此时可有发热未退，或不发热，喉痛咽痒，咳嗽咯痰，或腹痛泄泻，伴心烦，心悸，胸闷痛，短气。舌红，苔薄黄或腻，脉细数或结代。

②辨证要点：病属初期，咽痒喉痛，心悸。舌红，苔薄黄，脉细数。

（2）阳虚气脱型

①临床表现：气喘心悸，倚息不能卧，口唇青紫，烦躁不安，自汗不止，

四肢厥冷，甚至血压下降。舌质淡白，脉微欲绝。

②辨证要点：气喘心悸，四肢厥冷。舌质淡白，脉微欲绝。

2. 慢性期

病程在6个月以上，一般有以下五型。

（1）气阴两虚型

①临床表现：心悸，胸闷，气短懒言，面色无华，活动时易出汗，乏力，头昏健忘，失眠多梦，口燥咽干。舌质淡红，舌苔薄白，脉细弱或结代。

②辨证要点：气短懒言，面色不华，口燥咽干。脉细弱或结代。

（2）阴虚火旺型

①临床表现：心悸不宁，五心烦热，头目昏眩，潮热盗汗，失眠多梦，颧红口干，心动过速。舌红少苔，脉细数或结代。

②辨证要点：心悸不宁，五心烦热。舌红少苔，脉细数。

（3）心脾两虚型

①临床表现：心悸怔忡，肢体倦怠，纳呆食少，自汗短气，面色不华。舌淡，苔薄，脉细或结代。

②辨证要点：心悸怔忡，纳呆食少，面色不华。舌淡，苔薄。

（4）痰湿内阻型

①临床表现：胸闷气憋，左胸疼痛，心悸气短，头晕目眩，脘痞纳呆。舌体淡胖，舌苔白腻，脉濡滑或结代。

②辨证要点：胸闷，脘痞纳呆。舌体胖淡，舌苔白腻。

（5）气虚血瘀型

①临床表现：心前区隐痛或刺痛，痛有定处，胸闷心悸，短气叹息，唇色暗淡。舌质紫暗，有瘀点，脉细涩结代。

②辨证要点：心前区痛，痛有定处。舌质紫暗，有瘀点，脉细涩结代。

二、鉴别诊断

（一）风湿性心肌炎

风湿性心肌炎除具有心肌炎的表现外，尚有风湿病的特征。如常有扁桃体炎或咽峡炎等链球菌感染，抗"O"增高，血沉明显增快，心电图改变以P－R间期延长为多见，咽拭子培养常有链球菌生长，且多有大关节炎、皮下结节。鉴于风湿性心肌炎常有心内膜炎，因此二尖瓣反流性收缩期杂音明显，且可因瓣膜水肿、炎症出现舒张期杂音。

（二）冠心病

冠心病常有心肌缺血、损伤或坏死的证据，与病毒性心肌炎的鉴别点是发病年龄较大，多有高血压、高血脂等相关病，常无发热、血沉增快等。某些特殊检查可发现冠状动脉硬化改变。

（三）原发性心肌病

二者均以心肌损害为主。原发性心肌病无明确病因，病程较久，进展缓慢，缺乏急性活动性炎症的指标，可有动脉栓塞现象，病毒分离阴性，血清病毒中和抗体效价无短期内增高，心电图常有各种心律失常，较病毒性心肌炎严重，可出现病理性 Q 波等。有资料表明，部分病毒性心肌炎可演变为扩张型心肌病，以致两者难以鉴别。

三、治疗

（一）提高临床疗效的思路提示

1. 急性期宜清热解毒（抗病毒）

急性期多属于温毒邪气侵心袭肺，应及时祛邪解毒，酌加抗病毒中药。现代药理研究证明金银花、板蓝根、大青叶、紫花地丁、鱼腥草、野菊花、黄芩、黄柏、贯众、茵陈、大黄、穿心莲、连翘、虎杖、蚤休、蒲公英、射干等均有抗病毒作用。常用方剂可选银翘散、银翘白虎汤、泻心汤、三黄石膏汤、葛根芩连汤、五味消毒饮、犀角地黄汤、清瘟败毒饮、竹叶石膏汤等。若邪毒早期伤阴耗气，应护阴益气，可根据不同症状选用生脉散、一贯煎、四物汤、四君子汤、保元汤等合用。

2. 迁延期宜养血滋阴

温毒邪气最易灼津伤液，尤以迁延期为甚。阴血亏耗加重致心肌病变，反复感冒伤津亦为增重心肌病变之主要原因，因此除养心阴安神，用四物汤、补心丹、柏子养心汤、酸枣仁汤外，还应兼顾各脏腑阴血津液之不足，如肺阴虚加百合固金汤；肾阴不足合六味地黄汤或知柏地黄汤；肝肾不足合龟柏地黄汤等。

3. 后期宜益气养阴

气阴两伤，伴发各种心律失常多为后期的病理反应。生脉散、复脉汤、加减复脉汤一般为首选方剂。生脉散具强心、降压作用，可增加左室射血力量，改善心肌细胞代谢，减少心肌耗氧量。复脉汤似有减低异位起搏点之兴奋性和调节心脏传导功能之作用，对抗心律失常及改善心功能均有一定的作用。若气阴两虚兼阴虚内热、气虚血瘀，可用参麦地黄汤（沙参、天冬、麦冬、五味子、百合、炙甘草、赤白芍、丹参、珍珠母、川芎、酸枣仁）以益气养阴兼活血和营。

4. 急性暴发型及慢性期宜温阳救逆

急性暴发型及慢性期常合并严重的心律失常、心力衰竭、心源性休克等。如见畏寒、肢冷、舌淡、脉沉迟缓之窦性心动过缓，窦房、房室、束支之传导阻滞等，可用麻黄附子细辛汤合保元汤、右归丸等。心源性哮喘心肺肾阳虚为主之左心衰竭以济生肾气汤、苓桂术甘汤、三子养亲汤等合用，以温肾纳气；浮肿显著，脾肾阳虚为主者予真武汤合五皮饮、五苓散等，以温阳利水，纳气平喘；心源性休克大多属阳气欲脱，应予参附汤、四逆汤、四逆加人参汤、保元汤、参附龙牡汤等合用以回阳救逆固脱。

5. 瘀血阻滞宜活血化瘀

本病在气阴虚损之基础上常招致瘀血阻滞，故可与以上各法同用，但最好用养血化瘀之药物，如当归、川芎、赤芍、丹参、益母草、草河车、延胡索、三七等，既可化瘀又可养血，逐瘀而不伤正，可收标本兼顾之功。

（二）中医治疗

1. 内治法

（1）急性期

①热毒侵心型

治法：清热解毒，滋养心阴。

方药：银翘散加减，或竹叶石膏汤化裁。

金银花、连翘、大青叶、贯众、太子参、麦冬、生地黄、葛根、苦参、炙甘草。

热盛者可加黄芩、知母、生石膏；咽痛咳嗽者加桔梗、牛蒡子、杏仁；腹痛、腹泻属湿热蕴结肠道者加川黄连、木香、白芍；心悸怔忡者加炒酸枣仁、柏子仁；胸闷、胸痛者加桃仁、丹参、降香。

②阳气虚脱型

治法：回阳，益气，固脱。

方药：参附龙牡汤加减。

人参、附子、生龙骨、生牡蛎、丹参、茯苓、葶苈子、炙甘草。

血压下降者可配合应用：参麦注射液 20mL，加 50% 葡萄糖液 20～30mL，缓慢静脉注射，每隔 15～30 分钟重复 1 次，连续使用 3～5 次，待血压回升稳定后以 30～60mL 加入 10% 葡萄糖中缓慢静脉滴注，有良好的强心、升压、抗休克作用。研究表明该针剂具有升压快而稳的特点。

（2）慢性期

①气阴两虚型

治法：补气益阴，养心安神。

方药：生脉散加味。

太子参（或生晒参）、炙黄芪、麦冬、五味子、生地黄、黄精、丹参、当归、小麦、大枣、炙甘草。

心悸不宁者加生龙骨、生牡蛎、磁石、炒酸枣仁；胸前区疼痛者加郁金、延胡索、降香；胸闷气憋者加瓜蒌、薤白、炒枳壳；心律失常者加苦参或黄连；梦多心烦者加柏子仁、合欢花。

②阴虚火旺型

治法：滋阴降火，养心安神。

方药：天王补心丹。

生地黄、玄参、五味子、麦冬、沙参、茯神、远志、炒酸枣仁、柏子仁、丹参。

午后低热者可加青蒿、地骨皮、知母；盗汗者重用山茱萸；心律失常者重用生地黄、玉竹。

③心脾两虚型

治法：补益心脾，调养心神。

方药：归脾汤加味。

党参、炙黄芪、当归、白芍、茯苓、麦冬、五味子、炒酸枣仁、龙眼肉、木香、远志、炙甘草。

胸闷心痛者加延胡索、枳壳、川楝子；食欲不振者加炒神曲、炒麦芽、炒山楂、厚朴花；失眠多梦者重用炒酸枣仁、石菖蒲；畏寒肢冷者加桂枝。

④痰湿内阻型

治法：涤痰蠲饮，温通心阳。

方药：瓜蒌薤白半夏汤加味。

瓜蒌、薤白、半夏、陈皮、茯苓、胆南星、石菖蒲、桂枝、枳壳、炙甘草。

胸闷疼痛者加丹参、降香；痰湿郁久化热者加黄连、竹茹。

⑤气虚血瘀型

治法：益气通阳，活血化瘀。

方药：血府逐瘀汤合生脉散加减。

人参、黄芪、桂枝、当归、赤芍、川芎、红花、丹参、生地黄、郁金、降香、炙甘草。

若心前区疼痛甚者加蒲黄、五灵脂。

2. 外治法

（1）针刺治疗：电针刺激内关、神门等对缓慢型或快速型心律失常都有一定的治疗作用，说明针刺恢复内脏功能是一种双向的调整作用，可能通过体表–内脏性反射活动而实现。最近的研究更证实针刺这两穴的调节作用具有使异常 cAMP、cGMP 水平及异常的 cAMP/cGMP 比值趋向于正常，证明这种双向调节作用是有分子生物学基础的。针刺内关穴后还能显著增加心肌收缩力，因此针刺适当的穴位对病毒性心肌炎是有一定作用的。

（2）沐浴法：方药组成为雷丸、丹参、石膏各 60g，大黄 120g，苦参 90g，黄芩 30g。加水煎，在药汁温度适当时，全身沐浴，每日 1 次。本方清热解毒，能对抗心律失常，适用于病毒性心肌炎初期发热而伴心悸者。

（3）外敷法：方药组成为大黄、栀子、僵蚕各 4g，牛膝 2g，细辛 1g，共研细末，每次用 5~8g，米醋调成糊状，敷贴双侧涌泉穴，包扎固定 4~6 小时取下，若无效可连用。本方清热解毒，辛散表邪，适用于病毒性心肌炎初期高热者。

（4）穴位注射法：用当归注射液 2mL，分别注射到天池、膻中、内关、郄上穴，隔日 1 次，10 天为 1 疗程。当归注射液有养血活血之效，注入穴位后，可通过穴位调节心脏的节律，发挥药物和穴位的双重治疗作用，适用于病毒性心肌炎的心律失常属血瘀者。

（三）西医治疗

1. 一般治疗

（1）酌情应用改善心肌细胞营养与代谢的药物：该类药物包括维生素 C、B、B₁₂、辅酶 A50~100U 或肌苷 200~400mg，每日肌注或静注 1~2 次；细胞色素 C15~30mg，每日静注 1~2 次，该药应先做皮试，无过敏者才能注射。三磷腺苷（ATP）或三磷酸胞苷（CTP）20～40mg，肌注，每日1～3次。辅酶Q_{10}每日口服30～60mg，或肌注及静注10mg，每日2次。上述药物视病情可适当搭配或联合应用2～3种即可，10～14天为1疗程。极化液（GIK）疗法：氯化钾1～1.5g、普通胰岛素8～12U，加入10%葡萄糖液500mL内静滴，每日1次，尤其适用于频发室性期前收缩者，有人提出在极化液基础上再加入25%硫酸镁5～10mL，对快速性心律失常疗效更佳，7～14天为1疗程。大剂量维生素C，每日静滴5～15g；丹参酮注射液40～80mg，分2次加于50%葡萄糖液20mL内静注或稀释后静滴，连用2周。

（2）肾上腺皮质激素：目前多数学者主张病毒性心肌炎急性期，尤其是最初2周内，病情并非危急者不用激素。但短期内心脏急剧增大、高热不退、急性心力衰竭、休克或高度房室传导阻滞者，可试用地塞米松10～30mg/d，分次静注，连用3～7天，待病情改善后口服，并迅速减量至停，一般疗程不宜超过2周。若用药1周仍无效，则停用。激素对重症病毒性心肌炎有效，其可能原因是抑制抗原抗体的作用，减少过敏反应，有利于心肌炎症、水肿的消退，消除过度强烈的免疫反应和减轻有关毒素。对于慢性迁延不愈的病毒性心肌炎，自身免疫反应可能是发病的主要环节，可考虑用泼尼松5～10mg，每日3～4次，待病情改善后减量维持，维持量需用6～12个月，以免因早期撤药而复发。必要时联用免疫抑制剂，如硫唑嘌呤10mg/d。

（3）抗生素：使用广谱抗生素可防止继发性细菌感染。

（4）抗病毒药物：目前各种抗病毒药物的疗效均不够满意。一般而言，可根据病毒种类试用抗病毒药物，如属流感病毒所致心肌炎，可试用吗啉胍100～200mg，每日3次。

（5）调节细胞免疫功能的药物：常用药物包括：①人白细胞干扰素1.5万～2.5万U，每日肌注1次，7～10天为1疗程，间隔2～3天，视病情可再用1～2个疗程；②聚肌胞，每次1～2mg，每2～3天肌注1次，1～2个月为1疗程；③免疫核糖核酸，3mg，每2周皮下或肌注1次，共3个月，以后每月肌注3mg，连续用6～12个月。

2. 纠正心律失常

基本上按一般心律失常处理，对于室性期前收缩、快速型心房纤颤可用胺碘酮200mg，每日3次，1～2周后或有效后改为每日100～200mg；普罗帕酮150mg，每日3～4次，维持量为150mg，每日1～3次。阵发性室性心动过速、室扑或室颤，应尽早采用直流电击复律，亦可迅速静注利多卡因50～

100mg，必要时隔 5～10 分钟后再注入，有效后静滴维持 24～72 小时。心动过缓可用阿托品或山莨菪碱治疗，必要时加用激素。对于莫氏 2 型和完全性房室传导阻滞，尤其有脑供血不足表现或有阿斯综合征发作者，应及时安置人工心脏起搏器。

3. 防治心力衰竭和休克

重症病毒性心肌炎可并发心力衰竭或休克。有心力衰竭者应给予低盐饮食，供氧也十分重要。视病情选用静注或口服洋地黄类制剂，心肌炎病人对洋地黄敏感，耐受性低，用量应为常规负荷量的 1/2～2/3。必要时加用利尿剂，但应注意水电解质平衡，血管活性药物可并用于严重心力衰竭或休克病人，如酚妥拉明、多巴胺或硝普钠等。非洋地黄类正性肌力药物多巴酚丁胺、多培沙明、氨力农、米力农等对于顽固性心力衰竭也可应用。

（四）中医专方选介

1. 变通白虎汤

玄参 15～30g，沙参 9～12g，麦冬 9～15g，生地黄 15～30g，炙甘草 9g，山药 9～30g，板蓝根 10～30g，蒲公英 9～12g，玳瑁 9～15g。本方清热解毒，滋阴生津。适用于急性病毒性心肌炎。症状重时或开始治疗时 1 天 1 剂，减轻后 2～3 天 1 剂。治疗 30 例，基本痊愈 22 例，有效 5 例，无效 2 例，死亡 1 例。总有效率达 90%。[高桂伟．变通白虎汤治疗急性病毒性心肌炎．实用中医内科杂志．1995，9（1）：13]

2. 珠玉紫薇汤

孩儿参、玉竹、紫草、白薇各 10g，黄芪 30g，炙甘草 5g。本方清热祛邪，养阴扶正，益气强心。适用于病毒性心肌炎。若温毒外袭，恶寒发热，咳嗽咽疼，加大青叶、板蓝根、蒲公英、马勃、连翘；若卫阳不固，怕风多汗，易感冒，加白术、防风；若气阴两虚，少气乏力，心烦失眠，加麦冬、五味子、黄精；若痰热内蕴，烦热失眠，泛恶纳呆，加黄连、枳壳、竹茹、半夏；若阴阳两虚，形寒怕冷，面浮，脉迟，加人参、附子、桂枝、鹿角霜、仙灵脾；若气滞血瘀，胸闷，胸痛，舌下有瘀点，加当归、赤芍、桃仁、红花、枳壳、柴胡；若见心悸怔忡，加苦参、黄连、延胡索、半夏、菖蒲、龙齿、牡蛎。每日 1 剂，水煎服。必要时配合用心肌营养剂及抗心律失常药。治疗 38 例，24 例痊愈，11 例显效，2 例有效，1 例无效。[徐童欣．自拟珠玉紫薇汤治疗病毒性心肌炎 38 例．浙江中医杂志．1995（12）：54]

3. 益心汤

黄芪 20g，麦冬 10g，五味子 10g，炒酸枣仁 20g，柏子仁 10g，茯苓 30g，丹参 30g。本方益气养心，补益心肺。适用于病毒性心肌炎。若气滞血瘀者加檀香 10g，砂仁 10g；若肝郁不疏者加柴胡 10g，白芍 10g，枳壳 10g；若邪热内蕴者加栀子 10g，黄连 10g，苦参 10g，生地黄 10g；若痰瘀交阻、胸闷、胸痛明显者加瓜蒌 20g，薤白 10g，半夏 10g；若心悸、心慌较重者可加龙齿 15g，龙眼肉 15g；若气短、乏力、汗出明显者易党参，用人参 10g；若心烦、失眠加夜交藤 15g。每日 1 剂，水煎取汁 300mL，分早晚 2 次温服，20 剂为 1 疗程。治疗 32 例，有效 29 例，无效 3 例。总有效率为 90.6%。[王志成，等．益心汤治疗病毒性心肌炎 52 例．河北中医．1994，16（4）：16]

4. 参芪归术汤

潞党参 15～30g，黄芪 15～30g，当归 9～15g，川芎 9～15g，白术 9～24g，丹参 15～30g，郁金 6～9g，炒酸枣仁 15～30g，桂圆肉 12～24g，炙远志 6～9g，柏子仁 9～24g，瓜蒌 9～24g，薤白 9～15g，大枣 5～10 枚，枳壳 9～12g，厚朴 9～12g，茯神 9～15g，茯苓 6～9g，炙甘草 3～6g。本方补益心气，滋养心阴，温通心阳，活血化瘀。适用于病毒性心肌炎。每日 1 剂，1 天 3 次，煎服，1 个月为 1 疗程。治疗 70 例，总有效率为 98.6%。[刘孝贤，等．中医药治疗病毒性心肌炎 70 例．中医杂志．1988，29（11）：49]

第二节　心肌病

心肌病泛指非心脏瓣膜病、先天性畸形、冠状动脉粥样硬化、体循环或肺循环高压所致的以心肌病变为主的一类心脏病，其临床表现主要为心脏增大，可发生心力衰竭、心律失常、栓塞甚至猝死等现象。

心肌病可以分为特异性心肌病和原因不明心肌病两大类。

特异性心肌病亦称继发性心肌病，是发生在一些全身性疾病中的心肌病，为全身性疾病的一个组成部分。

原因不明的心肌病亦称原发性心肌病，其临床表现与特异性心肌病相似，但它们是一组独立存在的疾病，其致病因素目前尚不明确。1980 年世界卫生组织和国际心脏病学联合会（WHO/ISFC）工作组发表关于心肌病的定义和分类的报告，他们将心肌病分为两大类：心肌病和特异性心肌病。前者定义为"原因未明的心脏肌肉疾病"，即相当于过去所称的原发性心肌病（或原因不明的心肌病，或特发性心肌病，原因不明性心脏增大，原因不明退行性心脏病等）。后者定义为"心肌病原因明确或伴有其他系统的疾病，由体循环或肺循环高压、冠状动脉病、心脏瓣膜病或先天性心脏畸形所致的心肌病变不包括在内"，即相当于过去所称的继发性或特异性心肌病。

根据病理和临床特点，心肌病可分为 4 种类型：扩张型心肌病（亦称充血型心肌病）、梗阻性肥厚型心肌病（亦称梗阻性心肌病）、限制型心肌病（亦称闭塞性心肌病）、未定型心肌病。无论是特异性心肌病或原因不明的心肌病都可分为这 4 种类型。原因不明的心肌病中非家族性心肌病以扩张型心肌病为多，而家族性心肌病则主要属于肥厚型心肌病，只有少数属扩张型心肌病。心内膜心肌纤维病为限制型心肌病。心内膜弹力纤维增生症见于儿童，克山病主要见于我国，围产期心肌病见于妇女，它们都属于扩张型心肌病，但少部分心内膜弹力纤维增生症可表现为限制型心肌病。特异性心肌病中，大多数属扩张型心肌病，但也可能是肥厚型或限制型心肌病。未定型心肌病则指未能归入上述 3 型中任何一型者，常为这 3 型的早期阶段。本节将讨论原因不明心肌病的各型，本类心肌病在我国日渐增多。

中医学中无心肌病之说，但根据其临床表现可归属于"心悸""怔忡""胸痹""喘证""水肿""厥证"等范畴。

一、临床诊断

（一）辨病诊断

1. 扩张型心肌病

（1）症状和体征：本病起病缓慢，患者常先被发现有心脏增大，可多年无自觉不适或只有轻微症状。以后劳累时出现气急，甚至休息状态下也出现气急，或有阵发性夜间呼吸困难等左心衰竭的表现，常见乏力、咳嗽、心悸、胸闷等症状；逐渐出现右侧心力衰竭表现而见水肿，可有各种心律失常反复发作而不易控制，严重的心律失常可导致突然死亡。此外还可有脑、肾、心、肺等处的栓塞现象，个别患者可有胸痛。

常见的体征主要是充血性心力衰竭的表现，包括发绀、脉搏细弱、颈静脉怒张，颈静脉上可见有心房收缩波（α 波），如有三尖瓣反流，还可见明显的反流波（V 波）。心尖搏动向左下移位，搏动弥散或呈抬举样，心浊音界向左扩大；心率增快，听诊可听到第三心音或第四心音奔马律；心尖区或三尖瓣区可有由相对性的二尖瓣或三尖瓣关闭不全引起的吹风样全收缩期杂音，在心功能改善后杂音可以减轻。肺动脉压增高者肺动脉瓣区第二心音亢进，有完全性左束支传导阻滞者第二心音呈逆分裂。常有各种心律失常，血压多数正常，但在心力衰竭时可增高，多以舒张压增高为主，导致脉压减低。晚期可见血压降低，以收缩压降低为主，脉压亦可缩小。肺底部可闻及湿啰音，肝脏肿大，并可能有肝搏动（三尖瓣反流所致），下肢或全身水肿，晚期可有胸腔或腹腔积液，部分患者可有心包积液的体征。

（2）X线检查：可见心脏阴影中度至重度普遍增大，搏动弱，类似心包积液，如以左心室增大明显，右心房亦增大时可有类似二尖瓣关闭不全的X线表现。如有心包积液，增大的心影可呈烧瓶状。肺淤血，两下肺肋膈角附近可见横行的间隔线，上叶肺静脉和动脉可扩张。

（3）心电图：多有异常表现，但无特异性，包括T波低平或倒置、心动过速、QRS波群低电压等，亦可见左心室肥大或合并心肌劳损、右心室肥大或双侧心室肥大、左或右心房肥大或双侧心房肥大等表现。少数患者可有类似心肌梗死的病理性Q波。常见各种心律失常，以心房纤颤、室性期前收缩、房性期前收缩、窦性心动过度、左束支传导阻滞较为常见，各级房室传导阻滞亦较多见，频发室性期前收缩，特别是多源、多形性室性期前收缩者常提示患者易发心室颤动而猝死。

（4）超声心动：示左、右心室腔均增大，心室壁的整体动作减弱，室间隔动作反常，室间隔和心室游离壁的厚度近乎正常。二尖瓣前叶与室间隔的距离增大，其两瓣叶开放、分离的幅度减少，心室壁周径缩短率减慢。脉冲多普勒超声心动图有助于定量评价左心室收缩功能、舒张功能及判断房室瓣的反流情况。

（5）放射性核素检查：放射性核素血池显像可显示双侧心室扩大和心脏整体收缩力减弱，心室射血分数减低。[201]铊心肌灌注显像可见心肌灌注缺陷，后者难以与冠心病相鉴别。

（6）心导管检查和选择性心血管造影：血流动力学无特征性变化。心功能代偿期，有些患者左、右心房平均压可轻度增高，左、右心室的舒张期末压亦可稍高。失代偿期心排血指数、心每搏做功指数均减低，动静脉血氧差增大，肺动脉压中度增高，左、右心房平均压与左、右心室舒张期末压均增高。晚期肺动脉压可明显增高。

左心室造影可见左心室弥漫性增大，收缩幅度减少，偶有局部动作失调，可见有轻、中度二尖瓣反流和左心房增大，偶见房、室腔内血栓；冠状动脉造影未见狭窄性病变或可见冠状动脉粗大。

（7）心内膜心肌活体组织检查：组织学检查特异性不高，难以单独据此做出诊断，却有助于与心肌炎和特异性心肌病相鉴别。取心肌活组织做酶测定显示线粒体脱氢酶和肌原纤维 ATP 酶减少，乳酸脱氢酶增高，提示线粒体能量生产发生障碍。

（8）左心室收缩时间间期测定：显示射血前期与左心室射血时间比值（PEP/LVET）延长，>0.43，提示收缩功能减低。

2. 梗阻性肥厚型心肌病

（1）症状和体征：症状轻重不同，常见症状如下。

①气急：多在劳累后发生，严重时端坐呼吸，是由于左心室舒张期末压增加使左心房淤血，继而发生肺淤血所致。

②心绞痛：多在劳累后发生，由于肥厚的心肌需血量增加，冠状动脉血供相对不足或舒张期冠状动脉灌注不足所致。

③乏力、头晕或昏厥：乏力及头晕多因左心室流出道梗阻，脑动脉供血不足所致；昏厥常在体力活动或情绪激动后出现，可能因交感神经的正性心缩作用，加强了肥厚心肌的收缩，使左心室的顺应性更差，舒张期血液充盈更少，流出道梗阻加重，排血量严重降低所致。

④心悸：由于心室功能改变或发生各种心律失常而引起。

⑤心力衰竭：长期的心室功能减弱，最后发生心力衰竭，多伴有心房纤颤。

⑥突然死亡：由严重的左心室流出道梗阻，心脏突然停搏或发生心室颤动所致。

⑦感染性心内膜炎：约有2%的患者发生。

体征随病变的范围和程度而异，轻者可无异常体征。阳性体征有心尖搏动向左下移位，并可呈抬举性、有滞留感的搏动，心室搏动前可触到心房搏动，心浊音界向左扩大。胸骨左缘下段或心尖内侧可听到由左心室流出道梗阻而引起的收缩中期或晚期粗糙的喷射性杂音，可伴有震颤，向心尖传导但不向主动脉瓣区传导。约50%的患者可在心尖区听到二尖瓣关闭不全引起的收缩中晚期或全收缩期吹风样杂音。常有第三心音或第四心音，第二心音呈反常分裂，于吸气时分裂减轻，其肺动脉瓣第二心音亢进。周围动脉触诊可发现脉搏有类似水冲脉的特点。发生心力衰竭时出现发绀、肺部啰音、静脉充盈、肝大、水肿等体征。右心室流出道有梗阻者在肺动脉瓣区和胸骨左缘第3

肋间听到吹风样收缩期杂音，颈静脉可见明显 α 波，少数患者由于肥厚的心室间隔突入左心室流入道，可能产生类似二尖瓣狭窄的舒张期隆隆样杂音。

（2）X 线检查：表现为心影左缘明显突出，肺淤血，心影整体常不增大。

（3）心电图和心向量图检查：常见有心肌损害、左心室肥大或伴劳损、左心房肥大等变化。Ⅱ、Ⅲ、aVF 或胸导联过渡区和左侧胸导联可出现异常深的 Q 波，反映心室间隔的纤维化和肥厚。巨大倒置 T 波和胸导联 QRS 波群电压升高是心尖部肥厚患者的特异性心电图变化，还可有左束支前分支阻滞、预激综合征和各种心律失常等。心向量图可有类似心肌梗死的改变，间隔向量较大，在水平面 QRS 向量环间隔，起始向量可向前右、前左或后左。

（4）超声心动：M 型和切面超声心动图显示左心室壁肥厚，心室间隔增厚更明显，与左心室后壁厚度之比为 1.5∶1 以上，左心室游离壁活动较强而心室间隔收缩较差；收缩期心室腔缩小；二尖瓣前叶在收缩期向前靠近心室间隔，二尖瓣关闭减慢；主动脉瓣在收缩中期关闭；肥厚的心室间隔和向它靠近的二尖瓣造成左心室流出道狭窄。多普勒超声心动可见二尖瓣反流，并有助于估测左心室和流出道间的收缩期压力阶差。

无左心室流出道梗阻的患者，虽然心室间隔明显增厚，活动减弱，但收缩期二尖瓣无向前突起的表现，左心室后壁的厚度可在正常范围内。

心尖部肥厚的患者，心室壁下 1/3 心尖部明显肥厚，流出道无梗阻，二尖瓣亦无异常运动。

（5）放射性核素检查：左心室血池造影可显示收缩期左心室容量减少，二尖瓣功能异常，流出道狭窄，心室间隔和心室腔的形态改变，[201]铊心肌显像可显示心肌的增厚和形态的改变。

（6）心导管检查和选择性心血管造影：左心导管检查可发现左心室腔与流出道之间有收缩期压力阶差，但半数患者此压力阶差在休息状态下不出现，应用异丙基肾上腺素、做 Valsalva 动作、吸入亚硝酸异戊酯后，左心室容量减少时才出现。左心室舒张期末压力增高、左心房压增高。在兼有右心室流出道梗阻的患者中，右心导管检查可显示右心室腔与流出道之间有收缩期压力阶差。

选择性左心室造影显示舒张期左心室腔狭小，呈香蕉状，收缩期心腔更小，心壁厚，乳头肌大，心室间隔有不规则的心肌块影突入心腔，左心室显影的同时左心房可能也显影。选择性冠状动脉造影显示冠状动脉比较粗大，未发现阻塞性病。

（7）心内膜心肌活组织检查：主要病理组织学变化是心肌纤维的排列紊乱，不宜作为常规检查项目。

3. 限制型心肌病

（1）症状和体征：代偿期可无症状或头晕、乏力、心悸等，以后出现左、右心室填塞的症状。右心室受累或双侧心室受累的患者，其临床表现常以慢性右侧心力衰竭的症状为主，左心室受累的患者可主要发生左侧心力衰竭的症状，如气急和咳嗽，但也多有右侧心力衰竭的症状。患者有气急，但常不如扩张型心肌病显著，并有心悸、乏力、心前区不适或疼痛、水肿与腹胀等。亦可发生体循环的栓塞。

体征有颈静脉怒张，静脉压增高，心脏搏动弱，心浊音界增大，心音轻，心率快，心尖部及其内侧可有第三心音奔马律，多数无杂音或有较轻的收缩期杂音，血压偏低，脉压小，脉搏细弱，可能有奇脉；腹胀，有转移性浊音，肝肿大且质地较硬，有时还可见搏动，下肢有凹隐性水肿，可能有发绀、动脉栓塞的表现以及各种心律失常。

（2）X线检查：心影轻度至中度增大，以两心房增大或以右心室和右心房增大为主。偶可见右或左心室内膜有线状钙化阴影，可能有心包积液或胸腔积液。

（3）心电图：可有 QRS 波群低电压，心房肥大、右心室肥大、右束支传导阻滞、ST 段压低和 T 波低平或倒置等改变，亦可有异常 Q 波或左心室肥大。心律失常多以窦性心动过速和心房纤颤为主。

（4）超声心动：可见心室舒张末期内径和容量减小，心内膜超声反射增强或有钙化反光点，射血分数和短轴缩短率明显减低，可能探测到附壁血栓，心室间隔和左心室后壁厚度增加，且呈对称性，其运动幅度和收缩期增厚率均明显减小。心房增大，房室瓣可有关闭不全。可见心包积液。

（5）放射性核素检查：放射性核素血池造影可见心室腔缩小或不扩大。

（6）心导管检查和选择性心血管造影：心导管检查显示腔静脉和心房压增高，心室舒张期末压增高，压力曲线呈舒张早期下陷，后期有高原波，肺动脉压及肺动脉阻力亦增高，心排血量减少。本病左右两侧心脏血流动力学改变不完全平衡，左心房平均压的增高可超过右心房平均压达 1.33kPa 以上，左心室舒张期末压多高于右心室，因而肺动脉压增高也较明显。伴有房室瓣关闭不全时，心房压力曲线可有收缩期反流波。

心室造影显示心室腔缩小，心内膜增厚，心尖部光滑而圆钝。心房扩大，可见二尖瓣或三尖瓣反流。

（7）心内膜心肌活体组织检查：对本病最有诊断价值，但如病变属散在性或主要累及左心室，那么，行右心室活检有可能取不到典型的病变组织。典型的病变组织切片示心内膜明显增厚，胶原纤维及弹力纤维增生或心内膜纤维化增厚，心内膜心肌灶性纤维化。

（二）辨证分型

1. 气阴两虚型

（1）临床表现：心悸气短，神疲乏力，胸闷自汗，颧红盗汗，心烦失眠。舌红少津，脉细数或结代。

（2）辨证要点：心悸气短，自汗，盗汗。舌红少津。

2. 心血瘀阻型

（1）临床表现：胸闷胸痛，痛有定处，心悸气急。舌质紫暗或有瘀斑、瘀点，苔薄白，脉弦细。

（2）辨证要点：胸闷胸痛，痛有定处。舌质紫暗，或有瘀斑、瘀点。

3. 心脾阳虚，水湿内停型

（1）临床表现：腹胀纳呆，身凉肢冷，浮肿尿少。舌淡，苔薄或腻，脉细无力。

（2）辨证要点：心悸，腹胀纳呆，浮肿尿少。

4. 阳虚水泛型

（1）临床表现：心悸汗多，喘促气急，形寒肢冷，神疲，浮肿少尿，或伴有胸水、腹水，甚则喘促。舌苔薄白，脉沉细或结代。

（2）辨证要点：心悸汗多，喘促气急，形寒肢冷，浮肿尿少。

5. 阳气虚脱型

（1）临床表现：气急喘促，不能平卧，烦躁不安，大汗淋漓，手足厥冷。脉微欲绝。

（2）辨证要点：以上均为阳气虚脱的典型表现。

二、鉴别诊断

（一）扩张型心肌病

扩张型心肌病的诊断一般依靠排除其他常见的心脏病。凡患者有心脏增大，伴或不伴有心力衰竭或心律失常，而未能发现有风湿性、冠状动脉粥样硬化性、先天性高血压或肺源性心脏病以及心包疾病或急性心肌炎时，应考虑有本病的可能。发生充血性心力衰竭时，心电图 ST 段或 T 波变化，各种心律失常，昏厥发作，同时有心脏增大，发生体循环或肺循环动脉栓塞，心尖区闻及第三心音或第四心音奔马律而无其他心脏病的证据，或无其他原因可寻时，也应考虑有本病的可能。临床应注意与下列疾病鉴别：

1. 心包积液

扩张型心肌病与心包积液，两者心影都显著增大，搏动微弱，鉴别诊断颇为重要。扩张型心肌病常见的心尖搏动向左下移位，和心浊音界一致，有心包积液时，其心脏搏动常不可见。超声波检查发现心包腔内有液平面，而心脏各房室腔无明显变化者，提示心包积液的诊断。如二尖瓣或三尖瓣区有收缩期杂音，心电图有左室肥大的表现，缺血型 ST 段和 T 波改变，异常 Q 波，房室传导阻滞，束支传导阻滞以及各种心律失常等可考虑诊断为扩张型心肌病。有心包积液者的心电图表现以肢体导联中的 QRS 波群低电压、电交替为常见。

2. 冠状动脉粥样硬化性心脏病

冠心病以心脏显著扩大、心力衰竭为主要表现，而无心绞痛或心肌梗死的既往史者，与本病甚难鉴别。如患者年逾 50 岁，有动脉粥样硬化表现，有高血压、高脂血症或糖尿病等应考虑为冠心病，冠状动脉造影可明确诊断。

3. 风湿性心脏病

扩张型心肌病可有二尖瓣或三尖瓣关闭不全的杂音及左心房增大，需与风湿性心脏病相鉴别。前者在心脏显著增大之前并无心脏杂音，心力衰竭期杂音较响，心力衰竭控制后杂音减轻或消失，常伴有第三心音或第四心音奔马律等。后者在心脏显著增大之前已有杂音，心力衰竭时杂音减轻，心力衰竭控制后杂音增强，并伴有二尖瓣狭窄的杂音，有时可问出风湿病的病史，超声心动检查便于明确诊断。

4. 高血压心脏病

扩张型心肌病在心力衰竭时血压增高，可能被误诊为高血压心脏病伴心力衰竭，此时血压的升高多是舒张压的轻至中度增高，并伴有脉压减低，心力衰竭控制后即下降。如患者过去无高血压史，眼底检查未见高血压性视网膜变化，尿常规和肾功能检查无异常，则患高血压心脏病的可能性极小。

另外，本病还应注意与肺源性心脏病、先天性心血管病及继发性心肌病进行鉴别，根据病史、超声心动检查等不难鉴别。

（二）梗阻性肥厚型心肌病

梗阻性肥厚型心肌病，特别是左心室流出道有梗阻者，临床表现和实验室检查结果颇具特征，诊断并不困难，但临床应注意与下列疾病相鉴别。

1. 心室间隔缺损

心室间隔缺损患者心脏杂音的位置和性质与本病类似，但心室间隔缺损时心尖区一般无反流性杂音，脉搏无类似冲脉的表现，X 线显示有肺充血，超声心动可见心室间隔缺损，两者区别并不困难。

2. 主动脉口狭窄

先天性主动脉口狭窄，包括主动脉瓣狭窄、主动脉瓣上狭窄或主动脉瓣下狭窄，以及后天性的主动脉瓣狭窄都可引起与本病相类似的临床表现。但主动脉瓣狭窄时杂音的位置在胸骨右缘第 3 肋间和胸骨左缘第 3 肋间处，向两侧颈动脉传导，用改变心肌收缩力和周围阻力的措施，可以看出其对杂音强弱影响的规律与本病不同。主动脉瓣区第二心音减轻，常伴有收缩期喷射音，可有吹风样舒张期杂音。X 线示升主动脉扩张，主动脉瓣可能有钙化阴影，左心导管检查发现左心室与流出道之间无明显的收缩压阶差，而左心室与主动脉之间有收缩压阶差，选择性左心室造影可显示瓣膜狭窄。主动脉瓣上狭窄时杂音最响部位在胸骨左缘第 1 肋间及右颈动脉上，平静吸气时收缩期杂音减轻，第二心音的主动脉瓣成分正常，X 线示主动脉无扩张，左心导管检查可发现主动脉瓣上狭窄的下游处，主动脉与左心室收缩压间有压力阶差，选择性左心室造影可显示瓣上狭窄的情况。此外，本病与先天性的主动脉瓣下狭窄极难鉴别，目前多认为后者在左心室流出道处的病变为纤维环或纤维脊，故在左心室造影时可能显示，而超声心动图检查未见收缩期二尖瓣前叶向前移近心室间隔，心室间隔与左心室后壁呈对称性增厚。

3. 冠状动脉粥样硬化性心脏病和先天性冠状动脉畸形

梗阻性心肌病患者可有心绞痛、心电图 ST 段和 T 波改变，并常出现异常 Q 波，中年以上患者易被误诊为冠心病，而青少年患者易被误诊为先天性冠状动脉畸形引起的病变，但梗阻性心肌病有特征性的杂音和 X 线表现，冠心病和心肌梗死若排除并发心室间隔穿孔或二尖瓣乳头肌功能失调，一般并无特殊的杂音。另外，排除并发心室壁膨胀瘤，一般亦无类似本病的左心缘明显突出的 X 线表现。先天性冠状动脉畸形往往有连续性杂音，并缺乏类似本病的 X 线表现，可资鉴别。做超声心动检查亦有助于鉴别。行选择性冠状动脉造影和选择性左心室造影可以确立诊断。

（三）限制型心肌病

限制型心肌病应与缩窄性心包炎相鉴别，两者临床表现类似，且血流动力学改变相同，易造成误诊。半数以上的缩窄性心包炎患者 X 线片可见心包钙化阴影，心脏一般不增大，且无杂音。心电图可有低电压、心肌损害、心房纤颤等变化，无心室肥大、束支传导阻滞、预激综合征或异常的 Q 波变化，两侧心室的血流动力学改变较为接近，可有助于鉴别。用测定收缩时间间期的方法，显示缩窄性心包炎的收缩时间间期正常而限制型心肌病患者的收缩时间间期不正常，其中喷血前间期（PEP）延长，左心室喷血时间（LVET）缩短，故 PEP/LVET 比值增大，对鉴别这两种病甚有帮助。

三、治疗

（一）提高临床疗效的思路提示

心肌病（原发性心肌病）原因不明，患者往往是由于心力衰竭而就诊。因此，对此类患者的治疗除纠正心力衰竭、预防严重心律失常或血栓栓塞外，一般治疗十分重要，如保证病人充足的休息、足够的营养、注意预防呼吸道感染、戒烟戒酒、严格限制水盐的摄入、保证病人每天的摄入水量和排出水量相平衡。否则，这些因素往往成为导致病人病情反复加重或死亡的关键因素。

（二）中医治疗

1. 内治法

（1）气阴两虚型

治法：益气养阴。

方药：生脉散加减。

人参 10g，麦冬 15g，五味子 9g，生地黄 12g，酸枣仁 15g，炙甘草 10g，黄精 15g，阿胶 12g，生牡蛎 12g，生龙骨 12g。

（2）心血瘀阻型

治法：理气活血化瘀。

方药：血府逐瘀汤加减。

当归 15g，川芎 15g，赤芍 15g，桃红 9g，红花 9g，丹参 15g，郁金 15g，枳壳 12g，柴胡 12g，桔梗 12g，川牛膝 15g，甘草 3g。

（3）心脾阳虚，水湿内停型

治法：温中益气，健脾利湿。

方药：保元汤合五苓散加减。

人参10g，黄芪20g，桂枝10g，茯苓15g，白术10g，益母草30g，大腹皮30g，陈皮12g，薏苡仁30g，猪苓15g。

（4）阳虚水泛型

治法：温阳利水。

方药：真武汤合五苓散加减。

熟附子10g，茯苓15g，白术12g，桂枝10g，猪苓15g，泽泻15g，车前子30g，葶苈子15g，生姜6片。

（5）阳气虚脱型

治法：回阳救逆。

方药：参附汤加味。

人参10g，熟附子10g，山茱萸15g，生龙骨12g，生牡蛎12g。

2. 外治法

（1）体针：心力衰竭时，取内关、间使、通里、少府、心俞、神门、足三里等穴，每次取4～5穴，每日1次，用平补平泻手法，7天为1个疗程。栓塞时，取肩髃、曲池、外关、合谷、环跳、阳陵泉、足三里、解溪、昆仑、地仓、颊车、太冲等穴，视栓塞部位而择穴，针刺强度随病程、体质而定，一般原则为补健侧泄患侧，每日1次，7天为1疗程。

（2）耳针：常用穴位有心、肾、内分泌、交感、神门、肺等，主要用于改善患者心悸的症状。一般用埋皮内针或压王不留行籽，每次选3～5穴。

（三）西医治疗

1. 扩张型心肌病

（1）一般治疗：尚未发生心力衰竭的患者应避免劳累，预防呼吸道感染。已发生心力衰竭者应长期休息，给予充足的营养。女性患者不宜妊娠。

（2）改善心肌能量代谢：扩张型心肌病患者存在心肌能量代谢障碍和供应不足，因此具有改善心肌能量代谢作用的药物可适当选择应用。如ATP酶制剂、二磷酸果糖等。辅酶Q_{10}是细胞线粒体能量转换系统中的辅助因子，有学者发现扩张型心肌病患者细胞中辅酶Q_{10}水平显著低于其他心脏病患者，长期服用辅酶Q_{10}可以改善心脏功能，增加射血分数，并可降低病人的死亡率。

（3）心力衰竭的治疗：扩张型心肌病心力衰竭的治疗可参见充血性心力衰竭，由于病变心肌对强心苷的耐受性较差，故应用洋地黄类药物、铃兰毒苷、夹竹桃苷、万年青、蟾酥等制剂时，宜用较小的剂量，并密切注意观察其毒性反应。或考虑应用非强心苷的正性肌力药物，如用多巴胺、多巴酚丁胺、沙丁胺醇等治疗；亦可选用氨力农、米力农等药。应用血管扩张剂治疗时可选用扩张动脉的肼屈嗪、酚苄明、酚妥拉明等，扩张静脉的硝酸酯类，同时扩张动脉和静脉的硝普钠、樟磺咪芬、哌唑嗪、卡托普利等。对严重的心力衰竭患者，临床应用硝普钠［从 12.5μg/（kg·min）开始，逐渐增加用量］、多巴胺［2μg/（kg·min）］，同时静脉滴注，常可取得较好的疗效，但应注意保持患者的血压在 13.3/8.0kPa（100/60mmHg）以上，硝普钠液应避光，6 小时左右更换 1 次，可连续应用 1 周左右。应用利尿剂时要特别注意电解质平衡。

（4）对症治疗：合并有大量胸腔积液时宜做胸腔穿刺抽液。合并心律失常者按不同的类别给予相应的处理，扩张型心肌病常见的心律失常为各种期前收缩和心房纤颤、窦性心动过速等，在选择抗心律失常药物时应注意其产生的心肌抑制作用，对心力衰竭合并室性期前收缩、短阵发生室性心动过速者选用胺碘酮，对改善患者的预后有较好的作用。对由于完全性房室传导阻滞或病态窦房结综合征引起的心室率缓慢而致心力衰竭不易控制或发生过心源性脑缺氧综合征的患者，宜及早应用人工心脏起搏器。对伴有窦性心动过速的患者可用 β 阻滞剂，如选用美托络尔，从 6.25mg 或更小量开始试用，有时可收到理想的效果，但应密切注意此类药物有抑制心肌收缩力的危险。对发生栓塞并发症者可用溶栓和抗凝治疗；对血压增高的患者可适当应用降压药物；对继发感染或贫血的患者要给予相应的处理；对肾上腺皮质激素的治疗效果尚有不同的意见，可能对部分患者有效。

（5）外科治疗

①心脏移植术：对扩张型心肌病的治疗由于其病因不明，内科治疗远期疗效欠佳，近年来，采用心脏移植手术取得了很大的进展。有资料表明，近年来，美国每年约进行 1500 例心脏移植手术，其中约有 50% 是用于心肌病患者，术后患者一年存活率可达 80% ~85%，5 年存活率可达 55% ~60%，但由于器官供体有限，费用昂贵，免疫抑制剂还不够理想，广泛开展较为困难。

②心肌减溶术和心肌成形术：心肌减溶术即左心室部分切除术，是治疗终末期左心室功能衰竭的一种新手术，基本原理是恢复正常左室容量与心肌厚度的比例，或者通过缩小心室直径使室壁的张力减小，术后左室射血分数、

心脏做功指数增加，肺动脉楔压减低。研究者认为，心肌减溶术将心肌部分切除可以显著改善动力学，其近期及中期效果可以与心脏移植术相比，但对远期效果还需要继续研究。心肌减溶术采用骨骼肌作为动力辅助衰竭的心脏，用背阔肌包绕在心脏外面，受刺激后与心室收缩期同步收缩，1985年在法国开始用于临床，现已使许多病人的生存期延长，生活质量得到改善。

2. 肥厚型心肌病

（1）内科治疗

①β受体阻滞剂：常选择长期大剂量应用β肾上腺素能受体阻滞剂，达到完全的β肾上腺素能阻滞，消除β肾上腺素能对心脏的刺激作用，减缓心率，减轻流出道肥厚心肌的收缩，降低流出道梗阻的程度，增加心每搏量，改善症状，使心脏杂音减轻，且对70%的心绞痛有效，对部分心律失常也有治疗作用。可选用普萘洛尔片，从10mg开始，每日3次，逐渐加量，以血压不过低、心率不过慢，且病人能耐受为度，最大剂量为每天120~320mg。美托洛尔、阿替洛尔均可选用。

②钙通道阻滞剂：常选用维拉帕米80mg，每日3次，1周后增至160mg，每日3次，数月后再增量至120mg，每日6次，可减少钙离子进入心肌细胞，使肥厚心肌的过强收缩减轻，缓解流出道梗阻症状，进而改善心功能和症状。但用药过程中应注意观察有无心脏传导阻滞及肺淤血的发生。地尔硫草亦可选用，能改善心室的舒张充盈而不致影响左心室的收缩功能。

③心律失常的治疗：肥厚型心肌病合并快速性心律失常时用维拉帕米、β受体阻滞剂虽有一定的作用，但动态心电图检查仍未显示心律失常得到改善。有资料表明，胺碘酮与β肾上腺素能阻滞剂合用可能是较好的药物组合。新近发生的心房纤颤可考虑用电复律治疗。

④心绞痛的治疗：本病常发生心绞痛，但不宜用亚硝酸异戊酯或硝酸酯类制剂，因为这些药物都能加重左心室流出道的梗阻，反使心绞痛加重，可用β肾上腺素能阻滞剂或胺碘酮。

⑤心力衰竭的治疗：肥厚型心肌病出现心力衰竭者治疗较为困难，洋地黄类及非洋地黄类正性肌力药物应尽量避免使用，对伴有快速心室率的心房纤颤患者可用小剂量的洋地黄与小剂量的β肾上腺素能阻滞剂联合应用，效果较好。利尿剂及小剂量的血管紧张素转换酶抑制剂也可以应用。

⑥人工心脏起搏疗法：近年来有学者采用人工心脏起搏器植入治疗肥厚型心肌病取得了可喜的疗效，但尚有待更多病例的临床观察。

（2）外科治疗：在体外循环下直视切除心室间隔肥厚的心肌以消除、松解左心室流出道的梗阻，是针对解剖变化治疗本病的方法。术后患者血流动力学变化和症状可改善，但远期疗效不明了，手术死亡率达3%～10%。适用于流出道梗阻显著，症状明显，左心室与流出道间的收缩压力阶差在6.65kPa，选择性左心室造影示心室间隔明显突入心腔的患者。

3. 限制型心肌病

限制型心肌病心功能代偿期宜避免劳累和呼吸道感染，以预防心力衰竭的发生。避免过度兴奋或焦虑以及诱发室性心动过速。治疗室性心律失常可选用胺碘酮、妥卡尼、美西律、β受体阻滞剂等，可根据心脏电生理检查诱发室性心律失常来选择药物，亦可用射频消融术治疗。治疗心力衰竭可参见心力衰竭等章节。

第九章 高血压

高血压是我国最常见的心血管疾病，它是以体循环动脉血压增高为主的临床综合征，常伴有血管、心、脑、肾等器官的生理性或病理性改变。

高血压可分为原发性和继发性两大类。原发性高血压指病因未明确的高血压，约占患者的90%以上。由于某种疾病的影响而致血压升高，称为继发性高血压。根据世界卫生组织标准，收缩压≥21.3kPa（160mmHg）或舒张压≥12.7kPa（95mmHg）者为高血压，本节主要讨论原发性高血压。本病属于中医学"眩晕""头晕""中风"等范畴，常见症状有头痛、头晕、头胀、失眠、健忘、耳鸣、乏力、手麻等。

一、临床诊断

（一）辨病诊断

1. 症状

（1）一般症状：绝大多数原发性高血压属于缓进型高血压，起病隐匿，进展缓慢，病程长达十多年至数十年，初期很少有症状，半数患者因体检或其他疾病就医时测量血压后，才偶然发现血压增高，不少病人在知道患有高血压后，出现各种各样的神经症状，诸如头晕、头胀、失眠、健忘、耳鸣、乏力、多梦、易激动等。

（2）靶器官损害症状

①心脏：早期高血压患者在心脏代偿期症状常不明显，此时称为心功能代偿期，时有心悸，多为精神神经性的，随着病情发展，心悸及其伴随的气短、气促明显，劳累或激动时加重，或于夜间发作。由于高血压时心肌缺氧或负担加重，可时有心绞痛发作。严重时可出现高血压性心力衰竭。血压持续升高，小动脉长期痉挛以致硬化，外周阻力增加，使心脏负担过重，进而引起心律不齐、心房纤颤等心力衰竭征象。

②脑：头痛、头晕、头胀、颈项扳紧感。头痛以白天、早晨多见，起床后有所减轻。头痛部位以颞侧、枕区、额面常见。头痛可能是由于颈外动脉扩张，脉搏振幅增高，或是颈外动脉管壁平滑肌紧张力减退，高血压使之扩张膨胀而引起。脑动脉痉挛也可引起头痛，在高血压危象发作时，脑血管持久性的痉挛产生剧烈头痛、恶心、呕吐、面色青紫、暂时性瘫痪、失语或失明等症状。

头晕为高血压病的常见症状，有些是一时性的，有些为持续性的。高血压性头晕与耳内迷路血管性障碍有密切关系。高血压性头晕采取降压治疗后能有所减轻。

③肾脏：肾脏代偿功能良好时，临床症状不明显。当肾脏功能开始减退时，则肾血流量及滤过功能恒定降低，可引起多尿和夜尿增多，小便浓缩能力降低，尿比重低而固定。由于肾小动脉痉挛引起肾缺血，肾缺血又加重小动脉痉挛，使血压持续升高。又由于肾小动脉硬化、肾功能不全等原因，尿常规检查中能见到少量蛋白和少量红细胞。若肾功能不全发展至氮质血症时期，尿内出现较大量的蛋白、红细胞以及管型，此时血清肌酐、尿素氮均高于正常，酚红排泄试验低于正常，当肾小球滤过率下降至70mL/min时，尿素氮才明显升高。严重的高血压病人可出现肾功能衰竭以至发生尿毒症。

2. 体征

缓进型高血压发病过程缓慢，其体征表现在心、脑、肾及眼底等几个方面。

①小动脉痉挛期（第一期）：血压轻度增高，可时降时增或正常，舒张压在12.0～13kPa（90～100mmHg），亦可正常。无心、脑、肾等组织的器质性改变。眼底检查可发现视网膜小动脉痉挛。

②小动脉硬化期（第二期）：血压持续升高比较固定，舒张压多在13.3～14.7kPa（100～110mmHg）以上，有波动，但不能降至正常。心功能代偿时，心尖搏动，主动脉瓣区第二心音亢进，心脏扩大，心电图及X线检查显示左心室肥大，可出现脑部暂时性脑血管痉挛性缺血引起的体征。眼底检查可见视网膜小动脉硬化，可呈轻、中、重度征象。

③视网膜病变期（第三期）：血压持续升高，舒张压超过16.0kPa（120mmHg），合并心、脑、肾等脏器的小动脉器质性改变及其功能不足，如心脏明显扩大，代偿功能低下，甚至代偿丧失而出现心力衰竭，心尖部有舒张期奔马律；X线显示左心缘向左下增大，主动脉延长及弯曲；心电图示左

心室肥大并有劳损，甚至发展为高血压性心脏病。脑动脉可因间歇性血管痉挛或脑血栓形成，导致循环障碍，引起脑水肿，出现相应体征。肾功能明显减退，夜尿增多，出现尿蛋白、浮肿等。眼底检查可见明显的视网膜小动脉硬化，可见出血或渗出物。

3. 现代仪器检查

临床上除了视、触、听诊和询问病史外，须进行血压、心脏、肾脏、眼等检查。

①高血压检查：在测量血压之前，受检查者必须处于安静状态，且至少应测定 3 次非同日血压，若首次测定血压偏高，则最好能间隔 1～2 周测定第二、第三次。而且每次测定血压应至少测量 3 次，取其均值为血压测定值。凡血压持续增高达到高血压标准，并能排除症状性高血压，即可诊断为高血压病。高血压诊断标准为收缩压（SBP）≥21.3kPa（160mmHg），舒张压（DBP）≥12.7kPa（95mmHg），二者有 1 项经证实，即可确诊。过去有高血压病史，长期（3 个月以上）未经治疗，此次检查血压正常者，即不列入高血压，如一向服药治疗，此次检查血压正常，仍列为高血压，有疑问者可在停药 1 月后复查再做诊断。

老年人由于肱动脉硬化难以被水银柱式袖套血压计的气囊压迫阻断血流，可获得较高的间接测压读数，此时应高度怀疑是否是"假性高血压"，可采用简易的 Osler 试验辅助诊断，即将袖套充气，使其压力超过患者收缩压 2.67kPa（20mmHg）以上，若这时仍能明显触摸到僵硬的桡动脉，表示 Osler 试验阳性，即有"假性高血压"之可能。为了肯定诊断，有时必须借助动脉穿刺直接测压以确定血压水平。

②心电图：主要表现一是左心室负荷增大，左心室肥厚；二是多种心律失常及传导异常。

③超声心电图：最常见的结构变化是左室壁厚度增加，也可表现为非对称性室间隔肥厚，收缩期前向运动。超声心动图还能客观提供心脏收缩和舒张功能参数。

④胸部 X 线检查：心脏未受累前，可见主动脉迂曲延长和扩张，随血压持续增高，左第 4 肋弓见突出，左心室亦见扩大。

⑤尿液及肾功能检查：高血压无并发症的大多数情况下，尿液检查及肾功能检查无显著改变；并发肾功能损害时，尿液、肾功能检查可见不同程度的改变。早期肾脏受累，尿常规能见到少量蛋白及少量红细胞，此时尚未出

现管型；若肾功能失代偿发展至氮质血症时，尿中蛋白、红细胞、管型，血清肌酐、尿素氮均超过正常，β_2 微球蛋白升高，尿红微球蛋白下降。

⑥眼底检查：眼底改变与患者年龄、病程、血压、肾功能、心脏改变等基本成正比关系。目前本病分级广泛采用 keith wagher 分类。上海高血压研究所建议用表 9－1 进行分类。

表 9－1　高血压及动脉硬化眼底检查分类

眼底分类	高血压	动脉硬化
I	动脉/静脉为 3/2～1/2	轻度反光增强，交叉压迫
II	动脉/静脉＜1/2，粗细不均	轻度反光增强，交叉压迫
III	视网膜出血或渗出	铜丝状变化
IV	视盘水肿	银丝状变化

⑦血液流变学与微循环：据报道，原发性高血压患者可同时伴有血液流变性异常，表现为全血黏度、血浆黏度、红细胞电泳时间及血球压积均有不同程度的增高或延长。此种改变与病情严重程度平衡。长期高血压还可以引起组织循环障碍，从而表现为血流缓慢、组织缺氧、微血管内膜受损、微血栓形成。血黏度增高又加速心、脑、肾组织微循环结构异常。微血栓形成更加速组织缺血缺氧，加重高血压和血黏度异常。

⑧其他：血红蛋白、血浆肾素活性、血脂、血糖、同位素肾图检查。疑诊为继发性高血压，可选 B 超、CT、肾功能造影、肾盂造影、腹膜后充气造影、肾脏活检等特殊检查。

（二）辨证分型

1. 肝经郁热型

（1）临床表现：头痛，头晕，胸胁胀闷，善太息，烦躁易怒，失眠多梦，口苦咽干。舌红，苔薄黄，脉弦数。

（2）辨证要点：头晕烦躁。舌红，苔薄黄，脉弦数。

2. 肝火亢盛型

（1）临床表现：眩晕，头痛，面红目赤，急躁易怒，口干口苦，便秘溲赤。舌红苔黄，脉弦数。

（2）辨证要点：眩晕，面红目赤。舌红苔黄，脉弦数。

3. 肝阳上亢型

（1）临床表现：头痛且胀，头晕，耳鸣，每因烦劳或恼怒而加重，面色潮红，急躁易怒，少寐多梦，或伴腰酸膝软，神疲乏力。舌红，苔黄或苔少，甚至无苔，脉弦或弦细。

（2）辨证要点：头晕，耳鸣，急躁易怒，神疲乏力。舌红，苔黄或苔少，甚至无苔。

4. 肝肾阴虚型

（1）临床表现：头晕目昏，耳鸣，健忘，腰膝酸软，神疲乏力，口干咽燥，两目干涩，肢体麻木，心烦不寐。舌红少苔或无苔，脉弦细无力。

（2）辨证要点：头晕目昏，腰膝酸软，两目干涩，肢体麻木。舌红少苔或无苔。

5. 心肾不交型

（1）临床表现：头晕耳鸣，健忘，腰膝酸软，五心烦热，心烦失眠，多梦易惊，心悸，口干咽燥，或梦遗，滑精，或腰膝酸冷。舌质红或淡白，脉细数或沉细无力。

（2）辨证要点：五心烦热，心烦失眠，多梦易惊。舌质红或淡白。

6. 肝郁脾虚型

（1）临床表现：头痛，头晕，两胁胀闷，烦躁易怒，胸闷，善太息，每因恼怒、抑郁而加重，食少纳呆，脘闷腹胀，大便溏而不爽，神疲乏力。舌淡红，苔白腻，脉弦或缓。

（2）辨证要点：两胁胀闷，食少纳呆，大便溏而不爽。舌淡红，苔白腻。

7. 脾气虚弱型

（1）临床表现：头晕，耳鸣，神疲乏力，健忘，食少纳差，食后脘腹胀闷，大便溏薄，面色无华。舌淡红，舌苔白或白腻，脉缓无力。

（2）辨证要点：头晕，食少纳差，大便溏薄。舌苔白或白腻。

8. 痰湿壅盛型

（1）临床表现：头痛，头晕，头重如裹，胸闷，腹胀，心悸失眠，口淡食少，呕吐痰涎。舌苔白腻，脉滑。

（2）辨证要点：头重如裹，口淡食少，呕吐痰涎。舌苔白腻。

9. 阴阳两虚型

（1）临床表现：眩晕，头痛，耳鸣如蝉，心悸气短，腰膝酸软，夜尿频多，失眠多梦，筋惕肉瞤，四肢麻木，五心烦热或畏寒肢冷，自汗或盗汗。舌淡或红，苔白，脉细弦或沉细。

（2）辨证要点：眩晕，腰膝酸软，夜尿频多，五心烦热或畏寒怕冷。舌淡或红，苔白。

10. 阳虚寒凝，浊阴上逆型

（1）临床表现：眩晕，颠顶及前额疼痛，形寒肢冷，干呕或呕吐涎沫，胸膈满闷，或神疲乏力，健忘。舌淡，苔白滑或薄白，脉沉弦滑或弦细。

辨证要点：颠顶及前额疼痛，形寒肢冷。舌淡，苔白滑或薄白。

11. 心肾阳虚，水邪上凌型

（1）临床表现：头晕，心悸，动则气喘，胸脘痞闷，神倦乏力，面色苍白，形寒肢冷，腰膝酸软，下肢浮肿，甚至全身肿胀，渴不欲饮水，小便短少。舌质淡，舌体胖，舌苔白滑，脉沉细。

（2）辨证要点：头晕，动则气喘，形寒肢冷，下肢浮肿，小便不利。舌淡，苔白滑。

12. 瘀血内阻型

（1）临床表现：头痛如刺，头晕，四肢麻木，或胸闷，胸痛，或半身不遂，唇色紫暗。舌暗红或有瘀点、瘀斑，脉细涩。

（2）辨证要点：头痛，头晕，四肢麻木，唇色紫暗。舌暗红或有瘀点、瘀斑，脉细涩。

13. 阳虚欲脱型

（1）临床表现：神情淡漠，或烦躁不安，呼吸极度困难，张口呼吸并大汗出，脸色灰暗，四肢厥冷，脉微欲绝，舌质暗淡或发绀。

（2）辨证要点：神情淡漠，或烦躁不安，四肢厥冷。脉微欲绝。

二、鉴别诊断

（一）肾性高血压

肾性高血压大多数是由于肾排钠障碍使细胞外液量和血容量增加，以及与钠不相称的肾素分泌过多有关。肾性高血压大致可分为肾血管病变和肾实质病变两大类，分述如下。

1. 肾血管性高血压

肾血管病变包括肾动脉畸形或肾血管发育不良、肾动脉粥样硬化、肾动脉肌纤维病和大动脉炎累及肾动脉等。其高血压的特点是发病年龄小，多为儿童或青少年，无高血压家族史，病程短，病情进展较快，一般服用降压药效果不佳，多数患者在上腹部或肾区可听到血管杂音。肾动脉粥样硬化多见于 60 岁以上患者，男性多见，为全身动脉粥样硬化的一部分，可伴有冠心病、脑动脉硬化或高脂血症。肾动脉肌纤维病多见于青、中年妇女，有赖于肾动脉造影和分侧肾静脉肾素比值的测定。大动脉炎的发生女性较男性为多，且年龄轻，常表现为重度、急性型或恶性高血压，用常用药物治疗很难奏效；早期可见发热、全身不适、乏力、多汗、月经不调等全身症状；部分患者有血象高、血沉快、体重下降、局部疼痛和压痛；可在腹部闻及收缩期血管杂音、四肢脉搏有异常改变等。可借助 B 超、血管造影确定狭窄的部位及程度。

对于肾血管性高血压诊断尚有困难者可进行沙粒新试验，若患者血压增高与肾素增高有关，则本试验可呈阳性反应，反之呈阴性反应。

2. 肾实质病变性高血压

肾实质病变包括急慢性肾小球肾炎、狼疮性肾炎、肾盂肾炎、肾结核、多囊肾、糖尿病性肾病、肾肿瘤等多种疾病。急性肾小球肾炎多见于儿童和青少年，起病前常有扁桃体炎或上呼吸道感染史，典型症状有发热、肉眼血尿、少尿、浮肿、高血压，化验尿素氮增高，尿内查到大量蛋白、红细胞和管型。慢性肾小球肾炎常有反复发作史，多有不同程度的贫血，肾功能损害较为明显，临床表现为高血压、蛋白尿、血尿、水肿，最后发展成慢性肾功能衰竭。但某些隐匿的慢性肾炎有时与原发性高血压难以鉴别，必要时需做肾活检才能鉴别。至于其他肾实质性病变高血压均有相应的症状和体征，尿液、生化、免疫学检查和肾功能测定有助于确诊。

（二）内分泌性高血压

1. 原发性醛固酮增多症

本病是由于肾上腺皮质增生或肿瘤分泌过多醛固酮所致的综合征。本病常见于青、中年女性，因血钾低，常有乏力、肌肉无力、间歇性麻痹和抽搐，血压多为轻、中度增高，患者可诉头重、头痛，可有口渴和夜尿增多现象。原发性醛固酮增多症虽有钠潴留和血容量增加，但极少出现浮肿。实验室检查有高血钠，低血钾，尿钾高，尿液呈碱性，心电图可有低钾表现，血浆醛固酮浓度明显升高，24 小时尿醛固酮排量增加，血清肾素活性明显降低。对于不典型病例尚可做诊断性试验，如螺内酯试验、高钠或低钠饮食试验和肾素－血管紧张素激发试验等。

2. 嗜铬细胞瘤

本病是由于肾上腺髓质或交感神经节大量分泌去甲肾上腺素和肾上腺素，

引起阵发性或持续性高血压。多见于 20～40 岁的青壮年，其临床特点是血压骤然升高，可达 26.7～33.3/13.3～20.0kPa（200～250/100～150mmHg），伴剧烈头痛、心悸、出汗、面色苍白、恶心、乏力，历时数分钟或数天，非发作期间血压明显下降或正常。切除嗜铬细胞瘤，通常血压可恢复正常。

3. 库欣综合征

本症系多种原因引起肾上腺皮质分泌过多糖皮质激素，可产生糖、蛋白质、脂肪和水电解代谢紊乱的各种症状，约 80% 的病人有高血压。特征性的体征有向心性肥胖、满月面、多血质面容、水牛肩、腹垂悬，腹部及大腿内侧出现紫纹，四肢肌肉消瘦，部分患者表现为浮肿、痤疮、体毛增多增粗，月经异常，阳痿，易发生骨折。实验室检查主要有血浆皮质醇浓度增高；24 小时尿游离皮质醇明显增多；24 小时尿检示 17－羟皮质类固醇增高。定位诊断经蝶鞍 X 线检查，有垂体瘤者蝶鞍可增大及破坏，必要时做 CT 扫描。

4. 甲状腺功能亢进和减退

甲状腺功能亢进（甲亢）约半数有高血压，常伴心率增快，多属高心排血量型高血压，血浆 T_3、T_4 测定以及甲状腺[131]碘吸收增加及高峰前移均有助于诊断。约 1/3 甲状腺功能减退的患者可有轻度高血压，其原因不明，可能与甲状腺功能低下时血浆肾素活性降低、β 受体数目减少及腺苷环化酶功能异常有关。甲状腺功能减退的患者常有体温偏低、畏寒、黏液性水肿、皮肤粗糙、表情呆滞、动作缓慢等征象，血清 T_3、T_4 浓度降低，甲状腺吸[131]碘率 24 小时 <18% 或更低，有确诊价值。原发性甲状腺功能低下者血清甲状腺素（TSH）升高，反之，继发性甲状腺功能低下者则降低。

5. 妊娠高血压综合征

孕妇血压升高有 3 种情况：①孕前有原发性或症状性高血压，属于妊娠合并高血压；②孕期出现高血压，分娩 3 个月内血压恢复正常，属于妊娠高血压综合征；③孕前已有高血压，妊娠后血压增高加重，称为妊娠前高血压状态并妊高症。

妊高症按其程度分为轻、中、重度三种：

（1）轻度妊高症：A. 血压 17.3～18.7/12～13.3kPa（130～140/90～100mmHg）。B. 较基础血压升高 4/2kPa（30/15mmHg）。C. 可伴轻度蛋白尿及水肿。

（2）中度妊高症：A. 血压 >18.7/13.3kPa（140/100mmHg），<21.3/14.7kPa（160/110mmHg）。B. 蛋白尿（＋）。C. 无或有水肿及轻度头晕等自觉症状。

（3）重度妊高症：A. 血压≥21/14.7kPa（160/110mmHg）。B. 较基础血压升高 8.0/4.0kPa（60/30mmHg）。C. 蛋白尿（++）或以上。D. 无或伴有水肿。E. 临床表现：a. 先兆子痫：除上述症状外，伴头痛、眼花、胸闷等自觉症状；b. 子痫：在子痫前期基础上，有抽搐、昏迷。

（三）血管性高血压

主动脉缩窄多见于青少年，其特征性体征是上肢血压明显增高，临床表现为头痛，胸闷，活动后心悸、气短，下肢乏力、麻木、发凉等。下肢血压降低甚至无血压，主动脉狭窄部位可闻及收缩期杂音，头、颈部动脉搏动有力，而股动脉明显减弱或消失。确诊及定位应用 X 线血管造影，尤其近年来采用数字减影造影技术，只要从静脉系统注入适量造影剂，即可获得清晰的动脉系统影像，可准确判断主动脉缩窄部位、范围及狭窄的严重程度。有条件尚可做磁共振检查，可获得更清晰的图像。本病确诊后主要依靠手术治疗，解除主动脉缩窄。

三、治疗

（一）提高临床疗效的思路提示

1. 基本原则

（1）及早治疗。当高血压已引起明显的动脉硬化和内脏损害时，降压效果往往不好，而且脏器损害也难以恢复。为预防不可逆性并发症的发生或阻遏其发展，必须及早治疗，不应该等到有明显并发症后才开始治疗；对舒张压持续在 12.7~14kPa（90~105mmHg）的轻度高血压患者，可先用非药物措施，无效后再应用降压药。

（2）坚持长期治疗。绝大多数高血压病人，一旦患高血压往往是终生的。应让患者认识到不治疗带来的严重后果，自觉坚持长期治疗。治疗期间定期测量血压。不能凭主观感觉决定要不要服药，以及服大剂量的药物。血压得到满意的控制后，仍应至少每 3~6 个月复查血压及心、脑、肾等重要器官的功能和眼底情况。血压正常后可以减少药物剂量，但不能停止治疗，一旦停药后，血压又往往升高。用药物治疗的过程中骤停或突然撤掉某一药物是危险的，除非有毒副作用。必须熟识各种降压药的药理、毒副作用及配伍禁忌。

（3）个体化原则。由于每例高血压患者情况不一，其发病机理亦不尽相同，对降压药物的反应也不同，因此临床用药过程中必须分别对待，选择最合适药物和剂量，以获得最佳疗效。

（4）除非发生高血压危象、高血压脑病等高血压急症，一般情况下，血压宜经数日或1~2周内逐渐下降为好，避免短期内血压急剧下降，以免发生心、脑、肾缺血症状，尤其是老年病人。

（5）轻度高血压经治疗1~3个月后，中度高血压经治疗2~4周后，如血压未能控制在18.7/12kPa（140/90mmHg）以下，则应加大药物剂量或加用另一降压药，必要时改换降压药。

（6）降压治疗一般要求血压控制在18.7/12kPa（140/90mmHg）以下，对重度高血压、老年性高血压或伴有明显动脉硬化、肾功能不全的患者，血压控制在18.72~20/12~13.3kPa（140~150/90~100mmHg）即可，血压降低太多反而会造成心、脑、肾缺血，加剧病情和增加并发症。

（7）轻度高血压经治疗，血压正常达半年以上可停药观察，但应坚持非药物治疗，定期随访；中、重度高血压经治疗后舒张压维持在12kPa（90mmHg）达半年之久，可停用一种药物或减少一种药物的剂量。对停药和减量的患者，应定期随访，坚持非药物治疗，如发现血压再度升高，应重新开始治疗，根据血压程度和治疗反应，及时调整药物和剂量，以获得最佳疗效。

（8）非药物治疗措施如减肥、控制体重、低盐饮食、戒烟酒、适当体育运动以及做气功、打太极拳等，适用于各种程度的高血压。轻度高血压经半年左右非药物治疗无效，应采取降压药。对已出现左心室肥厚、冠心病之患者，即使血压轻度升高也应及早用药治疗，以降低和减轻并发症。

2. 探病因，明机理，立足整体

研究发现，长期精神紧张而缺少体力活动、有高血压家族史、肥胖、饮食中食盐含量多以及吸烟者，高血压患病率偏高。其发病机理，多数学者认为高级神经功能失调在发病中占主导地位，体液、内分泌因素、肾脏也参与了发病过程。目前，有许多学者认为引起血压升高的原始原因是血流供求关系的不平衡，其中尤以心、脑、肾最为重要，这三个器官的血流需要量很大。因此，心、脑、肾的血流量供求不平衡，在血压升高的发生和维持上起着特别重要的作用。而血压升高的严重后果，也主要表现在这三个重要器官血流供求的严重脱节。临床上碰到同样的方药用在症状基本相同的病人身上，存在此有效而彼无效的问题，要在中医整体观和衡动观的思想指导下，进一步寻找辨证论治的规律，实现人体阴阳平衡的调节，从而达到治愈高血压的目的。

3. 知常达变，万病唯求一"通"

对高血压病的治疗，辨证论治多在求"通"，"通"指通调气血。治疗高血压的诸多方法，都要达到通调气血的目的。如清热泻火法，热清则火泻，上涌之气可得以平降，气降则气血调畅，血行正常；又如益阴潜阳法，阴津得复，滋养有力，阳得潜则气火不再窜扰，阴平阳秘，气血调和，升高之血压可逐渐复常，患病之躯体才能早日康复。

（二）中医治疗

1. 内治法

（1）肝经郁热型

治法：疏肝解郁。

方药：丹栀逍遥散加减。

丹皮 10～12g，栀子 6～9g，柴胡 9～12g，香附 12g，郁金 12g，当归 12～15g，白芍 12～15g，野菊花 12～15g，夏枯草 30g，茯苓 12～15g。

头痛、头晕甚者加钩藤、天麻、川芎、罗布麻；胸闷、善太息者，加瓜蒌、枳壳；胁痛者，加郁金、川楝子；口苦甚者，加竹茹、龙胆草；心烦失眠者，加合欢皮、琥珀、珍珠母。

（2）肝火亢盛型

治法：清肝泻火。

方药：龙胆泻肝汤加减，羚羊角汤加减。

①龙胆泻肝汤加减：龙胆草 9～12g，黄芩 6～9g，栀子 6～9g，青黛 3g（包煎），生地黄 9～12g，当归 12～15g，白芍 12～15g，川楝子 6g，柴胡 6～9g。

眩晕头痛甚者加天麻、罗布麻；口干口苦者，加玄参、竹茹、黄连；大便干结者，加大黄、杏仁、火麻仁；小便短赤者，加木通、赤茯苓、泽泻、滑石；急躁易怒者，加石决明、龙齿。

②羚羊角汤加减：羚羊角 3g（或水牛角 25～30g），龙胆草 9～12g，栀子 6～9g，石决明 12～15g，夏枯草 15～30g，野菊花 12～15g，生地黄 9～12g，丹皮 9～12g，白芍 9～12g，柴胡 6～12g。

大便秘结者，加大黄。

（3）肝阳上亢型

治法：平肝潜阳。

方药：天麻钩藤饮加减，镇肝熄风汤加减。

①天麻钩藤饮：天麻 6～9g，钩藤 12～15g，石决明 12～15g，栀子 6～9g，黄芩 9～12g，牛膝 12～15g，益母草 9～12g，桑寄生 12～15g，杜仲 12～15g，罗布麻 15～30g，夜交藤 15g，茯神 6～9g。

头痛口苦、舌苔黄糙、脉弦数，加龙胆草、丹皮、夏枯草，甚者可用羚羊角；眩晕欲仆、泛泛欲吐、四肢麻木者，加龟甲、牡蛎；舌红少苔或无苔，脉细数者，乃肝肾阴虚而致阳亢于上，实属下虚上实之证，应加生地黄、黄精、何首乌、枸杞子等。

②镇肝熄风汤：龙骨、牡蛎各30g，龟甲 12～15g，代赭石 12～15g，白芍 12～15g，玄参 9～12g，天冬 9g，牛膝 15～20g，天麻 9～12g，钩藤 20～30g，黄精 12～15g，生地黄 15～20g。

头痛甚者，加羚羊角、石决明；心中烦热者，加栀子、黄芩、龙齿；舌苔黄腻者，加竹沥、川贝母；泛泛欲吐者，入竹茹、胆南星、瓜蒌；失眠多梦者，加龙齿、珍珠母。

（4）肝肾阴虚型

治法：滋补肝肾。

方药：杞菊地黄丸加减。

熟地黄 9～12g，山茱萸 9～12g，何首乌 12～15g，茺蔚子 12～15g，枸杞子 12～15g，菊花 12～15g，葛根 9～12g，杜仲 9～12g，丹皮 9～12g，茯苓 9～12g，泽泻 6～9g。

腰酸膝软，加狗脊、牛膝；兼神疲乏力、气短自汗者，为气阴两虚，加太子参或西洋参、山药、黄精；肢体麻木者，加当归、鸡血藤、丹参、地龙；心烦不寐者，加龙齿、酸枣仁；舌暗，有瘀斑者，加赤芍、益母草、丹参、沙苑子；面潮红、头晕时作，为肝阳上亢征象，加天麻、珍珠母、夏枯草；大便干结者，加当归、桃仁、肉苁蓉。

（5）心肾不交型

治法：交通心肾，调和阴阳。

方药：

①六味地黄丸合黄连阿胶汤加减。

熟地黄 12～15g，山茱萸 9～12g，丹皮 9～12g，泽泻 6～9g，黄连 6～9g，黄芩 6～9g，白芍 9～12g，黄精 12～15g，石斛 9～12g，远志 9～12g，菖蒲 9～12g，阿胶 12～15g。

五心烦热者，加地骨皮、知母；心悸、失眠者，加酸枣仁、龙齿、珍珠母；遗精、滑精者，加知母、黄柏、五味子。

②交泰丸：黄连 6～9g，肉桂 3～6g，茯苓 9～12g，泽泻 9～12g，细辛 3g，杜仲 9～12g，远志 9～12g，菖蒲 9～12g，仙灵脾 12～15g。

（6）肝郁脾虚型

治法：疏肝健脾。

方药：逍遥散合四逆散加减。

柴胡 6～9g，郁金 9～12g，当归 6～9g，白芍 9～12g，白术 9～12g，茯苓 12～15g，枳壳 6～9g，陈皮 6～9g，葛根 12～15g，天麻 9～12g，钩藤 12～15g，木香 9～12g。

头痛眩晕明显者，加石决明、菊花；胁痛者，加延胡索、旋覆花、橘络；胸闷者，加瓜蒌、薤白；食少纳呆者，加白豆蔻、麦芽；脘闷腹胀者，加枳实、佛手、苏梗；神疲乏力者，加党参、扁豆、黄芪；烦躁易怒者加川楝子、栀子。

（7）脾气虚弱型

治法：益气健脾，升清降浊。

方药：益气聪明汤加减。

党参 9～12g，白术 6～9g，黄芪 15～25g，茯苓 12～15g，升麻 3～6g，葛根 12～15g，蔓荆子 9～12g，陈皮 9～12g，荷梗 12～15g，炙甘草 3～6g。

食少纳差者，加枳壳、木香、佛手；面色无华，唇甲淡白，神疲自汗者，为气血两虚之象，加当归、紫河车、何首乌；胃脘满闷，舌苔白厚腻，为湿阻之征，加藿香、佩兰、薏苡仁、砂仁；心悸怔忡者，加麦冬、酸枣仁；大便溏薄者，加益智仁、山药、泽泻、车前子；畏寒倦卧者，加桂枝、干姜。

（8）痰湿壅盛型

治法：健脾益气，燥湿化痰。

方药：六君子汤合半夏白术天麻汤加减，苓桂术甘汤加减。

①六君子汤合半夏白术天麻汤加减：党参 9～12g，白术 9～12g，茯苓 12～15g，陈皮 9～12g，半夏 9～12g，天麻 9～12g，胆南星 6～9g，决明子 20～30g，远志 6～9g，石菖蒲 9～12g。

自汗乏力甚者，加黄芪；泛恶欲吐者，加代赭石、竹茹；腹胀者，加枳实、木香、大腹皮；纳呆食少者，加砂仁、白豆蔻、薏苡仁；口苦、舌苔黄腻者，为痰湿化热之象，加竹茹、黄连、贝母；舌暗，有瘀斑者，加川芎、郁金、益母草。

②苓桂术甘汤加减：茯苓 12～15g，桂枝 6～9g，白术 12～15g，泽泻 9～12g，车前子 9～12g，薏苡仁 12～15g，防己 12～9g，炙甘草 3～6g，生姜 12～15g。

（9）阴阳两虚型

治法：调补阴阳。

方药：左归丸加减，右归丸加减，金匮肾气丸加减。

①左归丸加减：熟地黄 9～12g，山药 12～15g，枸杞子 12～15g，山茱萸 9～12g，川牛膝 12～15g，杜仲 9～12g，菟丝子 6～9g，何首乌 9～12g，龟甲胶 10～20g，鹿角胶 5～10g，知母 9～12g，丹参 20～30g。

本方适用于偏阴虚证者。心悸者，加龙齿、酸枣仁、苦参；夜尿频多，加金樱子、益智仁、五味子，重用何首乌；四肢麻木者，加当归、白芍、鸡血藤、地龙；舌暗红者，加桃仁、虎杖、赤芍；头晕头痛者，加天麻、钩藤、葛根；口苦咽干者，加竹茹、贝母、瓜蒌。

②右归丸加减：仙茅 6～10g，仙灵脾 15～30g，肉桂 6～9g，杜仲 12～15g，菟丝子 6～9g，熟地黄 9～12g，山药 15～20g，山茱萸 9～12g，枸杞子 12～15g，鹿角胶 5～10g，桑寄生 15～20g。

本方适用于偏阳虚证。食少纳呆，便溏者，减去熟地黄，加陈皮、何首乌、白豆蔻。其加减同上。

③金匮肾气丸加减：附子 6g，桂枝 6g，熟地黄 10g，山茱萸 10g，茯苓 12g，丹皮 10g，泽泻 15g，炒山药 15g，仙茅 10g，仙灵脾 10g。

（10）阳虚寒凝，浊阴上逆型

治法：温通降逆。

方药：吴茱萸汤加味，当归四逆加吴茱萸生姜汤加味。

①吴茱萸汤加味：吴茱萸 9～12g，党参 6～9g，生姜 9～12g，半夏 9～12g，白术 9～12g，陈皮 9～12g，天麻 9～12g，大枣 6g。

②当归四逆加吴茱萸生姜汤加味：当归 6～9g，白芍 6～9g，桂枝 6～9g，细辛 1～3g，吴茱萸 3g，生姜 6～9g，大枣 6g，炙甘草 3g。

（11）心肾阳虚，水邪上凌型

治法：温补肾阳，化气行水。

方药：真武汤加减。

附子 12～15g，桂枝 9～12g，炙甘草 3g，茯苓 12～15g，白术 9～12g，白

芍9g，泽泻、车前子各9~12g，薤白6g，天麻9~12g，益母草12~15g，泽兰3~6g。

心悸胸痛者，加细辛、延胡索、檀香；胸闷、舌苔白腻者，加枳壳、陈皮；胃脘胀闷者，加木香、枳壳、陈皮；口渴欲饮、舌红者，加玉竹、黄精、麦冬；心悸怔忡者，加龙骨、牡蛎；呕吐涎沫者，加杏仁、生姜；舌暗有瘀斑者，加川芎、红花、丹参。

（12）瘀血内阻型

治法：活血化瘀。

方药：血府逐瘀汤加减。

当归12~15g，生地黄12~15g，桃仁9~12g，红花6~9g，牛膝9~12g，川芎12~15g，赤芍12~15g，枳壳9~12g，柴胡6~9g，香附9~12g，益母草12~15g。

气虚者加黄芪、党参；阳虚者，加细辛、桂枝、沙苑子、仙灵脾；肝肾阴虚者，加何首乌、黄精、枸杞子；阴虚阳亢者，除加入滋补肝肾之品外，尚可加入天麻、钩藤、珍珠母；血虚者，重用当归，加入黄芪、白芍、何首乌；痰浊阻滞者，加半夏、橘红、菖蒲、远志、郁金。随症状偏重不同，可略有出入，头痛、眩晕者，加天麻、葛根、僵蚕、人工麝香；胸痛者，加瓜蒌、薤白；四肢麻木、半身不遂者，加丹参、地龙、鸡血藤、白芍。

（13）阳虚欲脱型

治法：温阳固脱。

方药：生脉散合四逆汤及龙骨牡蛎桂枝汤。

红参10g，麦冬20g，五味子20g，附片10g，肉桂6g，山茱萸20g，生龙骨、生牡蛎各30g，炙甘草10g，或红参10g煎水频服。

参附注射液静脉滴注，每次20~100mL，（用250~500mL液体稀释），或静脉推注，每次5~20mL（以20mL液体稀释）。肌注每次2~4mL，每日1~2次。

生脉注射液静脉滴注100mL（100mL液体稀释），每日2次。若病情危重或厥脱患者，立即用生脉注射液20mL，静脉推注，每10分钟1次，不加液体稀释，直至血压回升、四肢转暖后改用静脉滴注，每日最少120mL，最大用量可达480mL，视病情而定。

2. 外治法

（1）针刺治疗

①毫针：取足三里、内关、人迎、石门为主穴。肝火上炎配太阳、风府、风池、行间、阳陵泉；阴虚阳亢配阳陵泉、悬钟、通里、神门、百会、太冲；肾精不足配太溪、复溜、阴陵泉、血海、关元。每次选主穴 1～2 个，配穴 2～3 个。用提插捻转之泻法或平补平泻法。每日 1 次，或隔日 1 次，留针 20～30 分钟，10 次为 1 个疗程。

注意：人迎穴避开动脉直刺，轻度捻入约 1 寸深，以见针柄随动脉搏动为准，留针 5 分钟。隔日 1 次，5 次为 1 疗程。

②芒针：取天窗透人迎。肝火上炎配上脘、中脘、三阴交、大椎；阴虚阳亢配大赫、风池、阴陵泉、三阴交；肾精不足配完骨、阴陵泉透阳陵泉、太冲透涌泉。天窗透人迎须捻转缓进，待头部清爽感产生后即可缓缓退针。风池、完骨针感沿头顶上部至额部，以头脑有清醒感为佳，其他穴均用泻法，使针感下行。

③梅花针：取后颈、骶部、乳突区、人迎、风池、三阴交、足三里、内关、曲池及腰背部。用轻度或中度刺激。

注意：对早期患者疗效好，能减轻症状，使血压有不同程度的下降。

④滚刺筒：取背部督脉、太阳两经为主，肘膝以下手足三阴经为辅。自上而下，缓慢轻巧地反复刺激 15～20 分钟，至局部皮肤轻度充血成红疹样。

注意：不宜重而快地压刺。

⑤三棱针：取大椎、曲池、委中、太阳。用三棱针点刺出血，每次取一穴（双侧），曲泽、委中可缓刺静脉放血，每次血量 5～10mL，每隔 5～7 天 1 次，5 次为 1 个疗程。

⑥穴位注射：取足三里、曲池。药物：1% 普鲁卡因 15mL，垂直进针，深度为 6～10mm，足三里穴注 10mL，曲池穴注 5mL，左右穴交替使用，2～3 天为 1 疗程。

⑦耳针：取肾上腺、降压沟、心、神门。配内分泌、太阳、额、肝、肾。每次选 4～5 穴，每日 1 次，留针 1～2 小时，10 次为 1 疗程。此法治疗原发性高血压效果较佳。

⑧眼针：取肝区，配心区。在所选择经区相对的眼眶边缘外 2 分处取穴，用 32 号 0.5 寸毫针于经区边界进针。用补法时，顺经区顺序沿皮横刺；用泻法时，逆经区分布顺序进针。也可在所选取经区相对眼眶边缘上，以针柄轻

轻按压，划出敏感点直刺，留针 5~10 分钟，每日 1 次，10 次为 1 疗程。

⑨头皮针：取书写、呼吸、思维、听觉。每日 1 次，留针 30 分钟，中间捻针 1 次，10 次为 1 疗程，每疗程间隔 3~5 天，再行下一疗程。

（2）埋线：取大椎、曲池。用穿刺针于上述穴位深部埋入羊肠线 2cm，15~20 天 1 次，疗程为 6~12 个月。

（3）拔罐：取大椎。患者坐位，垂头，用 28 号 2 寸毫针直刺大椎 1~1.5 寸，不捻转提插，待有下窜针感时，在针柄上放一酒精棉球点燃，扣上火罐 10 分钟，隔日 1 次，10 次为 1 疗程，疗程间隔 5~7 天。一般治疗 3 个疗程。

（4）贴敷：取神阙、涌泉。吴茱萸 100g，龙胆草 60g，土硫黄 20g，朱砂 10g，明矾 30g，将上药共研细末，加入适量小蓟取汁，调和成糊状。取药糊 10~15g，分别贴敷于穴位上，覆盖纱布，用胶布固定，2 天一换，1 月为 1 疗程。

（5）艾灸：取足三里、绝骨。每次 1 穴（双侧），每穴 1~3 壮，每周 1~2 次，10 次为 1 疗程。

（6）磁疗：取内关、太阳。用钡铁氧化磁片对磁贴敷，胶布固定，连敷 6 天，休息 1 天，6 天为 1 疗程。

（7）激光照射：取人迎、曲池，耳穴取降压沟。用 6 毫瓦氮氖激光束照射以上穴位，每穴 5 分钟，每日或隔日 1 次，10~15 次为 1 疗程。

（三）西医治疗

非药物治疗仍不能控制血压的原发性高血压、中重度高血压患者应予药物治疗。对于目前尚不能根治和（或）手术治疗的继发性高血压，也应运用降压药控制血压。

1. 常用降压药物

目前降压药物多达 100 余种，其降压的基本机理是通过各种途径减少血容量和（或）心输出量，扩张血管，降低总外周血管阻力而达降压目的。依据作用方式，抗高血压药大致可分为以下几类：

（1）利尿降压药：该类药物初期主要通过利尿排钠，减少血容量，使心输出量降低而降压，持续使用数周后，其降压作用主要通过血管平滑肌内钠离子含量降低，减弱小动脉平滑肌对去甲肾上腺素及血管紧张素等加压物质效应，从而使血管扩张、降压。按其作用部位的不同分为 4 类。

①主要作用于髓袢升支皮质部及远曲小管前段的利尿降压药，包括噻嗪

类及氯噻酮。

噻嗪类：氢氯噻嗪（HCT）25mg，每日 1～3 次；苄氟噻嗪 5mg，每日 1～2 次；环戊噻嗪 0.25mg，每日 1～2 次；氢氟甲噻嗪 12.5mg，每日 1～3 次；甲氯噻嗪 2.5mg，每日 1～2 次；乙噻嗪 2.5mg，每日 1～2 次；环噻嗪，每日 1～2mg。

氯噻酮及类似噻嗪类利尿剂：氯噻酮 12.5～50mg/d，每日 1 次，或隔日 1 次；氯索隆 20～80mg/d，分 1～2 次服；美夫西特 25～100mg/d；吲哒帕胺，属于钙拮抗作用的利尿降压药，2.5mg，日 1 次；喹乙唑酮 25～100mg/d。

噻嗪类利尿降压药主要用于轻中度高血压，曾作为第一阶梯药。其作用机理：抑制髓袢升支粗段的皮质部及远曲小管的前段肾小管对氯化物、钠及水的重吸收，从而促进肾脏对氯化钠的排泄而产生利尿作用。长期使用可引起电解质紊乱、高尿酸血症、血糖升高。

②主要作用于髓袢升支的利尿降压药，包括依他尼酸、呋塞米及汞撒利（现已少用）等。

呋塞米：20～40mg，每日 1～2 次。口服 20～30 分钟后开始利尿，1～2 小时达高峰，持续 6～8 小时；肌注或静注 20～40mg 后 2～5 分钟开始利尿，30～90 分钟达高峰，持续 4～6 小时。本药属于强利尿剂，不良反应有水电解质紊乱、低血容量、低血钾、低血氯性碱中毒，长期应用可使听力减退，出现高尿酸血症和胃肠道症状。采用间歇用药（给药 2～4 天，停 1～2 天），严格掌握剂量，一般应从小剂量开始，酌情加量，并适量补充钾盐或与潴钾利尿剂联用，以避免不良反应。

依他尼酸：其作用机制类似呋塞米，但毒副作用较大。一般剂量为 25～50mg，每日 1～2 次，服后 30 分钟开始利尿，2 小时达高峰，持续 6～8 小时。静注 25～50mg，注后 2～10 分钟开始利尿，1～2 小时达高峰，持续 2～3 小时。

布美他尼：作用与呋塞米相似。口服 0.5～1mg，每日 1～2 次，服后 30 分钟开始利尿，1～1.5 小时达高峰，持续 5～6 小时。静注 0.5～2mg，每日 1 次，注后 10 分钟开始利尿，半小时达高峰，持续 2 小时。其利尿作用强度为呋塞米的 20～25 倍，不良反应较少，可引起水电解质紊乱，偶可使血糖、血尿酸增高。

天尼酸：口服 1 小时开始利尿，3～5 小时达高峰，持续 12～24 小时。一般剂量为 250～500mg，每日 1～2 次。

本类药物主要作用于髓袢升支的髓质部及皮质部，抑制钠、氯的再吸收，促进钠、氯、钾的排出和影响肾髓袢高渗压的形成，从而干扰尿的浓缩过程。对近曲小管、肾小球滤过率也有作用。本类药属强利尿剂，视病情可口服或注射，主要适用于高血压急症。

③主要作用于远曲小管末端及集合管皮质部的利尿降压药。

螺内脂：属醛固酮拮抗剂，常用量为 20～40mg，每日 2～4 次。不良反应少，偶有头痛、嗜睡等现象，伴肾功能不全及高血钾者忌用。适用于高血压伴低血钾患者和原发性醛固醇增多症的诊断及治疗。

氨苯蝶啶：50～100mg，每日 2～3 次。服后 1 小时达高峰，持续 12～16 小时。目前认为本药并非通过拮抗醛固酮起作用，而是直接作用于皮质部集合管，降低钠离子进入上皮细胞的速度，改变跨膜电位，减少钾离子分泌，使尿中钠、氯排出增加，钾排出减少。不良反应较少，偶有嗜睡及胃肠道症状。

阿米洛利：作用机制与氨苯蝶啶相似，一般剂量为 5～10mg，每日 1～2 次。

本类药物属于潴钾利尿剂，主要作用于远曲肾小管的远端，有排钠、氯的作用，对钾则相对潴留。单独应用时其利尿降压作用弱，且起效较慢，长期应用可导致血钾增高。临床上常与排钾利尿剂（噻嗪类、呋喃苯胺酸类）联用，这样既可加强利尿降压作用，又可减轻电解质紊乱。

④主要作用于近曲小管的利尿降压药。常用制剂如乙酰唑胺，属碳酸酐酶抑制剂，常用剂量为 0.25g，每日 1～2 次。作用相似的制剂尚有醋甲唑胺 50mg，每日 2～3 次；乙氧苯噻唑磺胺 125mg，每日 1～4 次；双氯非那胺 25mg，每日 2～3 次。本类利尿剂作用弱，且易产生耐受性，极少用于治疗高血压。

（2）肾上腺素能阻滞剂

①β-肾上腺素能阻滞剂（β 阻滞剂）：本类药物的出现是近代药理学的一项重大进展，目前已广泛用于心血管领域，其降低血压的机制尚未完全阐明，可能机制包括：A. β 阻滞剂通过阻滞中枢神经的 β 受体，使兴奋性神经元活性降低，导致外周交感神经张力降低而降压；B. 阻滞突触前膜 β 受体，使外周交感神经末梢的去甲肾上腺素及肾上腺素释放减少；C. 抑制肾脏释放肾素，因此尤适用于高肾素性高血压；D. 抑制心脏 β 受体，使心率减慢、心

肌收缩力减弱和心输出量降低。

普萘洛尔：属非选择性 β 阻滞剂（即对 β_1 和 β_2 受体均有作用，下同），无内源性拟交感活性，口服吸收后约 40% ~ 70% 可被肝代谢灭活。一般剂量可为 10 ~ 20mg，每日 2 ~ 3 次，视血压和病情增减剂量。由于国人对 β 阻滞剂较为敏感，因此剂量不宜过大，若超过 150mg/d 仍难以达到满意的疗效，应加用或改用其他降压药，每日总量不宜超过 240 ~ 300mg。本药长期服用后，不能骤停，否则可出现心动过速等停药综合征。

阿替洛尔：属相对选择性 β 阻滞剂，无内源性交感活性或膜稳定作用。口服仅有 50% 被吸收，服后 1 ~ 3 小时达作用高峰。适用于轻、中度高血压，肾血管性和妊娠高血压。一般剂量为 50 ~ 100mg，每日 1 次，最大剂量为 400 mg/d，与利尿剂或血管扩张剂联用可提高疗效。

美托洛尔：属选择性 β 阻滞剂，口服后吸收快，1.5 小时达作用高峰，维持 3 ~ 6 小时，最初每日 50 ~ 100mg，分 2 次服，如疗效不佳，可酌情增加剂量，但每日不宜超过 600mg。

噻吗洛尔：属强效非选择性 β 阻滞剂，服后 2 小时达作用高峰，每次 5 ~ 10mg，每日 2 ~ 3 次。

纳多洛尔：属无内源性拟交感活性的非选择性 β 阻滞剂，属长效制剂，每日口服 1 次，剂量为 140 ~ 200mg。

β 阻滞剂适用于轻、中度高血压，对于高血压合并冠心病、高心输出量型的高血压、年轻伴交感兴奋性增高的高血压、高肾素性高血压较为合适，是目前最常用的一线降压药之一。对于伴有心功能不全（主要指收缩功能不全）、哮喘、慢性阻塞性肺病、心动过缓和传导阻滞、糖尿病和高脂血症的患者，β 阻滞剂有可能加重病情，应慎用或不用。

②作用于中枢的 α 阻滞剂

可乐定：本药通过激活延脑血管运动中枢的 α_2 受体，使抑制性神经元的活动加强，从而导致外周交感神经抑制，使血压下降。此外，能通过提高迷走神经张力，使心率减慢、心输出量减少和心肌收缩力降低。本药尚有镇静和镇痛作用。主要适用于中、重度高血压，注射给药用于高血压急症。一般剂量为 0.075 ~ 0.15mg，每日 3 次，最大剂量为 0.9mg/d。危重病例可用 0.15 ~ 0.3mg 加于 5% 葡萄糖液 20 ~ 40mL 内缓慢静注，注后 10 分钟即起作用，30 ~ 60 分钟达高峰，维持疗效 3 ~ 6 小时。

胍那苄：作用与可乐定相似，且有利尿作用，开始口服 4mg，每日 2 次，视血压情况可逐渐加量，最大剂量为 24mg/d。

甲基多巴：本药降压作用与可乐定相似，口服吸收后进入中枢，在肾上腺素能神经元内转化为甲基去甲肾上腺素，兴奋中枢的突触后膜 α_2 受体，降低交感神经的传出冲动，引起外周交感神经功能抑制而降压。口服后 50% 由胃肠道吸收，服后 2~5 小时见效；3~8 小时达作用高峰，疗效持续 24 小时。一般用量为 250mg，每日 1~2 次，最高剂量可达 1.0g，每日 2 次。副作用包括嗜睡、心动过缓及消化道症状，偶尔引起溶血性贫血、粒细胞减少及肝损害。本药适用于各种程度的高血压，尤适用于肾功能不全的患者。

胍法辛：其作用机制与可乐定相似，一般剂量为 0.5mg，每日 2 次，可渐增至 2.5mg，每日 2 次。本药应用过程中应注意发生直立性低血压。

洛非西定：作用机制与可乐定相似，一般剂量为 0.1mg，每日 1~3 次。本药副作用较少。

③神经节阻滞剂：该类药物降压作用强，疗效迅速而可靠，但不良反应亦多，易发生体位性低血压，目前应用不多，偶用于严重高血压患者，常用制剂有：

美卡拉明：通过阻断神经节细胞上的 N_1 受体，使节前纤维的神经冲动不能传递到节后纤维，以致阻断交感神经节，使交感神经对心血管的调节作用减弱，导致心肌收缩力降低、心输出量减少、血管扩张而血压下降。口服后 1 小时起作用，疗效维持 4~12 小时，一般用量为 2.5mg，每日 2 次，可渐增到 5mg，每日 2~3 次。

樟磺咪芬：一般剂量为 1.25~2.5mg，每日 1~3 次。

④交感神经末梢抑制剂：主要制剂有以下几类：

A. 萝芙木类：其降压作用与中枢 α 受体被激活，降低了交感神经张力和外周肾上腺素能神经末梢囊泡中递质——去甲肾上腺素的耗竭有关，系抑制囊泡膜对去甲肾上腺素的再摄取，并妨碍多巴胺进入囊泡，从而减少递质合成。此外，它还损害囊泡膜和阻止去甲肾上腺素与三磷腺苷结合，使囊泡中的去甲肾上腺素向外弥散，导致递质的再摄取、合成和贮存均受影响，从而引起交感神经末梢递质耗竭，突触传递功能障碍而降压。本类药降压作用缓慢、温和而持久，口服适用于轻、中度高血压。

利舍平：口服为 0.125~0.25mg，每日 1~3 次，约 1 周左右降压，2~3 周达高峰，停药后作用维持 2~4 周。对重度高血压需快速降压，可采用静注或肌注，静注 1 小时后，明显降压，常用量为 1~2 毫克/次，主要副作用为鼻塞、胃酸分泌增加、腹泻、嗜睡、乏力等，少数可产生精神抑郁。消化性溃疡和忧郁症患者应慎用或不用。本药不宜与三环类抗抑郁药和帕吉林合用。

降压灵：为国产萝芙木提取的生物碱，作用机制与利舍平相似，还有阻断 α 受体的作用，一般剂量为 4～8mg，每日 1～3 次。

B. 胍乙啶类：本类药物初期降压主要通过干扰交感神经节后纤维末梢释放去甲肾上腺素，长期用药，作用与利舍平类似，但无利舍平的中枢作用。

胍乙啶 10mg，每日 2～3 次，可渐增至 40～80mg/d，一般不超过 160mg/d，主要适用于重度高血压。不良反应有鼻塞、腹泻、心动过缓、体位性低血压等，严重心、脑、肾功能不全者慎用，忌用于嗜铬细胞瘤、高血压危象（注射给药可引起短暂升压）等。

苄甲胍 5～10mg，每日 2～3 次。

异喹胍 5～10mg，每日 2～3 次。

C. 甲胺氧化酶抑制剂：本类药通过阻滞交感神经末梢对儿茶酚胺的释放而增加其贮存，通过反馈机制减少去甲肾上腺素的合成。此外，由于单胺氧化酶受抑制使酪胺的羟化作用增强，使 β - 多巴胺增多，形成假神经递质，干扰交感神经功能而降压。代表药物有帕吉林，开始剂量为 10～20mg，每日 1～2 次，可渐增至 40～50mg/d。副作用包括过量可引起体位性低血压，此外，可有失眠、多梦和胃肠道症状。甲亢、嗜铬细胞瘤、肾功能不全和妄想型精神病患者忌用；不宜与麻黄碱、苯丙胺、丙咪嗪、甲基多巴等药物合用。服药期间忌食富含酪胺的食物，如乳酪、葡萄酒、鸡肝、扁豆等。

⑤α 肾上腺素能阻滞剂（α 阻滞剂）：分为选择性和非选择性两类，非选择性 α 阻滞剂如酚妥拉明，除用于嗜铬细胞瘤患者外，一般不用于治疗高血压。临床上用于治疗高血压的 α 阻滞剂多为选择性 α_1 受体阻滞剂。

哌唑嗪：口服后半小时见效，1～2 小时达作用高峰，疗效维持 6～10 小时。一般用法为首剂 0.5mg，若无不良反应（应在睡前服），每次 0.5～1mg，每日 3 次，最大剂量不超过 15mg/d。副作用有眩晕、头痛、乏力及消化道症状，首次服用剂量过大，可产生"首剂现象"，病人可出现体位性低血压、虚弱、出汗、头晕、头痛、无力等症状。

三甲唑嗪：作用机制与哌唑嗪相似，应从小剂量开始给药，先用 25mg，每日 2～3 次，逐渐加量，一般剂量为 200～300mg/d，最大剂量不超过 900mg/d。

特拉唑嗪：属长效制剂，开始剂量为 1mg，每日 1 次，约 1 周后，可增至

2mg，每日 1 次，最大剂量为 5 ~ 10mg/d，主要副作用有头晕、鼻塞、乏力等。

多沙唑嗪：开始剂量为 1mg，每日 1 次，1 ~ 2 周后可增至 2mg，每日 1 次，最大剂量为 4 ~ 8mg/d，不超过 16mg/d。

布那唑嗪：开始剂量为 1.5mg，每日 1 次，可渐增至 3 ~ 6mg/d。

本类药物通过对突触后 α_1 受体的阻滞作用，能使去甲肾上腺素对血管的收缩作用减弱，能舒张动静脉，显著降低高血压患者的收缩压和舒张压。不出现反射性交感神经兴奋引起的心率加速，对血浆肾素活性及肾小球滤过率无影响。最近经研究证实，其对血脂有作用，能轻度降低血总胆固醇、低密度脂蛋白胆固醇和甘油三酯，增加高密度脂蛋白胆固醇及改善总胆固醇与高密度脂蛋白胆固醇的比值，因此尤适用于高血压合并冠心病和（或）动脉粥样硬化者，对心力衰竭也有一定疗效。

⑥兼有 α、β 肾上腺素能阻滞剂：拉贝洛尔，对 α、β 受体均有阻滞作用，α、β 受体的阻滞效价为 1∶3 ~ 1∶7，其 β 受体的阻滞作用比普萘洛尔弱，对 α_1 受体的阻滞作用也比哌唑嗪弱，口服后 1 ~ 2 小时达作用高峰，半衰期约为 4 小时，由肝代谢。主要用于中、重度高血压和伴有心绞痛的患者，一般剂量为 100mg，每日 2 ~ 3 次，必要时可增至 200mg，每日 2 ~ 3 次，最大剂量不超过 2400mg/d。高血压急症时可静注，剂量为 25 ~ 50mg 加于 50% 葡萄糖液 20mL 内，于 10 分钟内注射完，有效后可以 1 ~ 4mg/min 静滴维持，或改为口服。副作用有体位性低血压、乏力、鼻塞、性功能减退等。

（3）血管扩张剂：一是直接作用于血管平滑肌，引起血管舒张，包括硝酸酯类、硝普钠、肼屈嗪类等药物；二是间接血管扩张剂，包括钙拮抗剂、α 受体阻滞剂和血管紧张素转换酶抑制剂等。

①直接扩张血管剂：主要有以下几类。

硝酸酯类：常用制剂为硝酸甘油：主要用于治疗冠心病心绞痛，能直接松弛血管平滑肌，扩张冠脉、全身小动脉及小静脉，以扩张静脉为主，作用时间短暂，治疗高血压急症可应用静脉制剂，一般剂量为 10 ~ 50mg，加于 5% 葡萄糖液 500mL 内静滴，一般滴速为 10 ~ 30μg/min。副作用有头痛、头胀、面红等。

肼屈嗪类：通过直接松弛毛细血管前小动脉，降低外周血管阻力而降压。肼屈嗪：12.5 ~ 25mg，每日 3 次，副作用有心悸、面红、头痛、头晕等，长期用药可能出现红斑狼疮样症候群，停药后多消失。冠心病患者和新近发生脑出血者慎用。该药可兴奋交感神经，使心率加快，可增加心肌耗氧量，诱发心绞痛，其扩张血管的作用仍可能诱发脑出血。双肼屈嗪：12.5～25mg，每日 3 次，副作用较少。

嗯哒嗪：口服，5～20mg，每日 3 次；急重高血压也可静注，剂量为 4～10 毫克/次，以 0.2～0.25mg/min 的速率注射。羟胺肼哒嗪：口服，12.5～25mg，每日 2～3 次。

硝普钠类：代表药物为硝普钠，属强效血管扩张剂，可直接扩张动静脉，其作用可能为：影响钙离子的转运，作用于钙调蛋白，抑制肌凝蛋白羟键激酶，硝普钠进入细胞内能释放亚硝基（NO），该活性基团与巯基（SH）结合后激活鸟苷环化酶，使环磷鸟苷（cGMP）增加，以及作用于亚硝酸受体等，导致血管扩张。本药只能静脉内给药，作用迅速而维持时间仅 1～2 分钟，一般用法为将硝普钠 25～50mg 加于 5% 葡萄糖液 500mL 内，避光，静滴，开始滴速为 10～15μg/min，视病情、血压、肺毛细血管楔压和病人反应调节剂量，连续滴注不宜超过 72 小时，常用量为 20～100μg/min。临床上主要用于高血压危象，伴有急性心肌梗死和心力衰竭的高血压患者。长期（超过 72 小时）和大剂量静注，可能会出现硫氰酸盐中毒反应。最近有报道连续应用 1 周以上，未见毒副作用，但应严密观察。

其他直接扩张血管药：常用的有长压啶，该药的作用与肼屈嗪类似，但更持久，作用机制不明，可能系干扰血管平滑肌中钙离子转运，抑制钙内流和细胞内钙释放。本药口服易吸收，30 分钟起作用，1 小时达血浓度高峰，血浆半衰期约 4 小时，而降压作用维持 24 小时，临床上主要用于治疗中、重度高血压。用法为 2.5mg，每日 1～2 次，可渐增至 5～10mg，每日 2 次。主要副作用有浮肿、多毛症和肺动脉压增高。为防止水钠潴留和浮肿，可与利尿剂合用。二氮嗪，本药属强力降压药，仅适用于高血压急症需迅速降压者，本药除直接扩张血管外，对 α 受体也有阻断作用，其扩张血管的作用与影响血管平滑肌细胞钙离子的转运有关。口服吸收良好。服后 3～5 小时达血药浓度高峰，由于 90% 与血浆蛋白结合，仅小部分进入血管平滑肌细胞内发挥降压作用，因此临床上治疗高血压多采用静注，一般剂量为 300mg（或 5mg/kg），在 5～15 秒内快速静注，注后 1～2 分钟血压显著降低，疗效维持 1～18 小时，对于老年患者，首次注射量应改为 50～150mg，以免导致血压骤降，必要时隔 1～3 小时再注 1 次，每日总量不宜超过 1200mg。其他直接扩张血管的药有潘纳西地儿、唑嘧胺、尼可地尔、非诺多潘等。

②间接扩张血管剂：包括钙拮抗剂、α 受体阻滞剂（详见肾上腺素能阻滞剂）和血管紧张素转换酶抑制剂等，分述如下。

钙拮抗剂：本类药是一大组不同类型和化学结构的药物，其共同特点是均能影响钙离子的转运。常用钙拮抗剂有：硝苯地平，能抑制心肌和血管平滑肌细胞膜上钙贮存部位的钙能力或与钙的结合能力，使心肌和血管平滑肌细胞内的钙离子减少，导致心肌收缩力减弱和血管扩张而降压。一般剂量为 5 ~ 10mg，每日 3 次，可渐增至 20mg，每日 3 次，需紧急降压者也可舌下含化，5 分钟后即有降压作用，维持疗效 3 ~ 4 小时。副作用有头痛、头晕、面红、心悸等。尼群地平的作用机制与硝苯地平相似，口服后 1 ~ 2 小时达血药浓度高峰，半衰期约为 12 小时。用法：开始剂量为 5mg，每日 1 ~ 2 次，可渐增至 10mg，每日 2 ~ 3 次，最大剂量为 40mg/d。尼卡地平的作用机制与硝苯地平相似，用法：从 5mg，每日 3 次开始，视血压水平渐增剂量，常用量为 30 ~ 60mg/d，最大剂量为 120mg/d；静注，每次 2 ~ 5mg；静滴为 20μg/min。尼莫地平，一般剂量为 20 ~ 40mg，每日 3 次，最大剂量为 240mg/d。尼索地平，一般用量为 10mg，每日 2 ~ 3 次；伊拉地平，为强力钙拮抗剂，服后 20 分钟起作用，疗效维持 12 ~ 24 小时，用法：2.5mg，每日 1 ~ 2 次，可渐增至 2.5mg，每日 2 次，最大剂量为 20mg/d，高龄、肾功能不全者应减量。地尔硫草，其化学结构与硝苯地平不同，但其降压机制和降压效果与硝苯地平相似。用法：30mg，每日 3 次，必要时可增至 180mg/d，最大剂量为 270mg/d；静注为 7.5 ~ 150μg/kg，日 1 次。本药对心肌收缩力和心脏传导系统有抑制作用，但较维拉帕米为轻。心动过缓、房室传导阻滞、活动性肝病者忌用。维拉帕米口服的常用量为 40 ~ 80mg，每日 1 ~ 3 次，最大剂量可达 480mg/d。

钙拮抗剂降压迅速、平稳，维持时间较长，降压后对心、脑、肾的供血影响较少，且对心肌有保护作用，对血脂影响小，长期应用可减轻左心室肥厚，降低支气管平滑肌张力，对血脂、尿酸、血糖及电解质代谢均无不利影响，因此已成为治疗轻、中度高血压的一线药物。钙拮抗剂尤适用于老年高血压、收缩期高血压以及伴有心、脑、肾血管并发症的患者。

血管紧张素转换酶抑制剂：本类药物是近年来进展最为迅速的药物。口服卡托普利后 15 ~ 30 分钟开始降压，1 ~ 1.5 小时达作用高峰，作用持续 8 ~ 12 小时，一般剂量为 6.25mg，每日 3 次，渐增至 12.5 ~ 25mg，每日 3 次，最大剂量为 100 ~ 150mg/d。副作用有头昏、上腹不适、头痛、乏力、食欲减退和咳嗽等，肾功能受损者宜减少剂量或延长给药时间。不应同时应用潴钾利尿剂或钾制剂，以免使血钾增高。依那普利属第二代血管紧张素转换酶抑制剂，不含巯基（SH），最大降压作用在服药后6~8小时出现，作用持续12~24小时。用法：开始量为5mg，每日1~2次，常用量为10~20mg/d，最大剂量为40mg/d。副作用与卡托普利相似，但较轻。赖诺普利属长效制剂，作用机制与依那普利相似。用法：开始剂量为5mg，每日1次，可逐渐加量，常用剂量为20~40mg/d，最大剂量不超过80mg/d。

2. 降压药的选择和运用

（1）阶梯疗法：1988年美国全国高血压普查治疗委员会推荐可随不同病情灵活选用药物的新阶梯式用药程序，详见表9-2。

表9-2　1988年美国JNC计划施行的个体化阶梯疗法方案

级别	药　　　物
1	利尿剂或β阻滞剂或血管紧张素转换酶抑制剂（ACEL）
2	两药联用，即首选药＋第一阶段的另一类药（如利尿剂＋β阻滞剂，利尿剂＋钙拮抗剂等），或增加首选药剂量或换用另一类第一线药物
3	三药联用，即两药联用的基础上加用另一类药（如利尿剂＋钙拮抗剂＋ACEL），或两药联用，即将原两药之一换成另一类（如利尿剂＋β阻滞剂改为利尿剂＋ACEL）
4	重新判定诊断病情和（或）转院会诊，或三药或四药联用

1988年，美国INC提出的阶梯疗法较1978年世界卫生组织推荐的方案有了很大进展，将钙拮抗剂和血管紧张素转换酶抑制剂与利尿剂、β受体阻滞剂均列为一线药物，增加了临床用药的灵活性，使高血压的治疗更趋向个体化治疗方案，但该方案拒绝将α受体阻滞剂与作用于中枢的α受体阻滞剂列为一线药物，而这些药物具有良好的降压效果，且副作用较轻，α阻滞剂对血脂尚有良好作用。应将α阻滞剂也列入一线药物，以便有更多药物供临床选择。

（2）各类降压药的适应证与禁忌证

①利尿降压药。适应证：无利尿剂禁忌证的患者可作为高血压一线治疗的首选药，或各阶梯治疗的基础降压药；高血压合并水肿、心力衰竭；高容量及低肾素型高血压。禁忌证：低血钾症、痛风、糖尿病、妊娠高血压、高脂血症、性功能障碍等。

②钙拮抗剂。适应证：高血压合并冠心病、心肌梗死、脑动脉硬化及周围血管病变；老年高血压，可作为一线治疗药物，与β阻滞剂、利尿剂、

ACEL 等联用，治疗中重高度高血压。禁忌证：心功能不全应慎用或不用；硝苯地平不宜用于心动过速的患者，维拉帕米不宜用于心动过缓、房室传导阻滞的患者，也不宜与 β 阻滞剂联用。

③β 阻滞剂。适应证：年轻高血压患者，合并冠心病、劳力性心绞痛；高心输出量型高血压和心动过速患者；可作为一线降压药物及与其他降压药联用的基础药。禁忌证：高脂血症、糖尿病、精神抑郁症、支气管哮喘、慢性支气管炎、肺气肿、肺心病；病窦综合征、二度以上传导阻滞；收缩功能不全性心力衰竭。

④血管紧张素转换酶抑制剂（ACEL）。适应证：合并心力衰竭者，高肾素型、正常肾素型高血压；肾移植后高血压；作为一线药物，可用于各类原发性高血压。禁忌证：肾动脉狭窄；活动性肝炎或肝病；高钾血症和严重肾功能损害；有血液或骨髓疾患；妊娠初期。

⑤α 阻滞剂。适应证：合并冠心病、心功能不全、肾功能不全、高脂血症及中、重度高血压，或对一线药物无效者。禁忌证：活动性肝病及有体位性低血压倾向者。

⑥其他。胍乙啶和长压啶，适用于中重度高血压或顽固性高血压，不适用于有体位性低血压倾向者及肾功能不全的患者。甲基多巴适用于中重度高血压合并肾功能不全者，不适用于有性功能障碍者。

3. 降压药的联用及配伍禁忌

（1）降压药之间的协同作用：利尿剂可与各类降压药联用，不仅增强降压作用，且减轻血管扩张剂引起的外周水钠潴留，宜采用小剂量，以避免导致血脂增高、高尿酸血症和干扰糖代谢等副作用。钙拮抗剂（主要指二氢吡啶类，如硝苯地平、尼群地平等）与 β 阻滞剂联用，可增强降压作用，因硝苯地平类钙拮抗剂使心率反射性增加，β 阻滞剂却使心率减慢，两者合用可抵消药物对心率的影响，且能提高冠心病心绞痛的疗效，是目前最常用的联合用药方式之一。钙拮抗剂与血管紧张素转换酶抑制剂联用可加强降压作用，适用于中重度高血压。β 阻滞剂与血管扩张剂联用也能增强降压作用，前者尚能抵消血管扩张剂引起心动过速的副作用。

（2）降压药之间的配伍禁忌：一般认为帕吉林不宜与甲基多巴、胍乙啶、利舍平、间接拟交感类药物联用，用药期间应避免食用富含酪胺类的食物，如干酪、红葡萄酒、扁豆等。若与上述药物或食物同时应用，可促使大量依赖单胺氧化酶进行代谢的儿茶酚胺进入血循环，或体内蓄积大量酪胺，易诱发高血压危象和致命性心律失常。可乐定、胍乙啶和普萘洛尔等均能明显降低心输出量，易诱发心力衰竭和体位性低血压，故亦不宜联用。胍乙啶与哌唑嗪联用，二氮嗪与呋塞米联用，可产生严重体位性低血压。可乐定与甲基多巴同属中枢性交感神经系统抑制剂，不宜联用，以免中枢抑制作用过强，引起嗜睡、心动过缓等副作用。可乐定和甲基多巴不宜与β阻滞剂合用，更不可先停可乐定，以免β阻滞剂诱发反跳性高血压，甚至发生心脑血管意外。血管紧张素转换酶抑制剂不宜与潴钾利尿剂合用，以免导致高钾血症。噻嗪类利尿剂与二氮嗪联用可使血糖升高，伴糖尿病的患者更不宜合用。β阻滞剂与哌唑嗪类联用，易出现哌唑嗪的首剂效应，故在开始时两者不宜合用。β阻滞剂，如普萘洛尔等不宜与维拉帕米等钙拮抗剂合用，以免加重心动过缓和房室传导阻滞。此外，长期应用β阻滞剂、硝苯地平或血管紧张素转换酶抑制剂，因胍乙啶的作用，早期能促使交感神经末梢释放介质，且不能排除肾上腺髓质内的儿茶酚胺，反使血压明显升高，诱发高血压危象。嗜铬细胞瘤患者也不宜使用β阻滞剂，以免β受体阻滞后，α受体活性相对增高，外围血管阻力增加，使血压升高，故在使用β阻滞剂的同时，必须加用α阻滞剂。

（3）降压药与其他药物间的相互作用：一般认为，非类固醇类消炎镇痛药，如阿司匹林、吲哚美辛、布洛芬等能减弱利尿剂的抗高血压和排钠利尿作用；β阻滞剂与H_2受体阻滞剂，如西咪替丁、雷尼替丁等治疗消化性溃疡药合用时，可减弱β阻滞剂的作用；血管紧张素转换酶抑制剂（ACEL）与非类固醇类消炎镇痛药合用，可引起严重低血压，临床应予以注意。此外，钙拮抗剂可增加血浆中洋地黄的浓度，因此两药联用时，应酌减洋地黄剂量，以免出现洋地黄毒性反应。胍乙啶应避免与三环类抗抑郁药合用，因后者可减弱胍乙啶的降压作用。

4. 特殊情况下的高血压处理

（1）高血压合并糖尿病：宜选用α受体阻滞剂和ACEL，从小剂量开始，如血压得不到控制，可增加剂量或两药联用。不宜应用利尿剂和β阻滞剂，长期应用弊多利少。应尽量避免使用神经节阻滞剂，如美卡拉明、潘必定等。谨慎起见，钙拮抗剂亦应慎用。

（2）高血压合并冠心病：应首选钙拮抗剂，如硝苯地平、尼群地平；若心绞痛，可含服硝苯地平、硝酸甘油，必要时静滴硝酸甘油，情况不十分紧急时还可选用β阻滞剂、钙拮抗剂和ACEL。

（3）高血压合并左室肥厚：左室肥厚可能与血压水平、心脏做功增加、PAS 作用有关。可选用肾上腺素能受体抑制剂、钙拮抗剂和 ACEL 类的药物。

（4）老年高血压：①仍可采用阶梯疗法，首选利尿剂或钙拮抗剂，同时饮食应限钠（氯化钠 <2~3g/d），采用噻嗪类与潴钾利尿剂，如螺内脂或氨苯蝶定等联用以避免电解质紊乱。②硝苯地平 10mg，每日 3~4 次，或地尔硫䓬 30mg，每日 3~4 次，其疗效优于 β 阻滞剂，尤适用于重症难治性高血压、高血压危象和冠心病心绞痛者。③卡托普利，一般剂量为 12.5~25mg，每日 1~2 次；依那普利 2.5~5mg，每日 1 次。ACEL 仅限于同时并发心力衰竭或伴有中、重度舒张压增高型高血压，或在钙拮抗剂、利尿剂治疗无效后联合使用，治疗重度或顽固性高血压。

治疗老年性高血压尚需注意：①一般宜将收缩压控制在 21.28kPa（160mmHg），舒张压控制在 12~13.3kPa（90~100mmHg）为好；血压降得过低易引起心、肾、脑等重要脏器供血不足。②强效髓袢利尿剂易造成水电解质紊乱，应尽量避免使用。③应尽量避免使用交感神经节阻滞剂，因老年人自主神经功能较差，并应注意防止发生体位性低血压。④降压药物剂量应控制在常规用量的 1/2~2/3 左右，因老年人多有肾动脉硬化和不同程度的肾功能减退，以免造成药物蓄积和毒副作用。⑤应避免单独使用具有抑制心肌收缩力和影响心脏传导系统的降压药，因老年人的心肌收缩力和窦房结功能已减弱。

（5）妊娠期高血压：应低盐饮食，劳逸结合，消除精神过度紧张和予以镇静等。血压宜控制在 17.3~18.6/10.7~11.3kPa（130~140/80~85mmHg）为好。阿替洛尔 50mg，每日 1~2 次；美托洛尔 50~200mg，每日 1~2 次，适用于妊娠高血压，可作为首选药物。若阿替洛尔和美托洛尔不能控制血压，可联合或选用肼屈嗪 25mg，每日 3 次，亦可选用甲基多巴 0.25g，每日 3 次。对于重度高血压患者可应用拉贝洛尔 100mg，每日 3 次，必要时可增至 2400mg/d。血管紧张素转换酶抑制剂一般不适宜用于妊娠早期，但适用于妊娠中晚期高血压患者，常用制剂如卡托普利 12.5~25mg，每日 3 次；依那普利 2.5~5mg，每日 1~2 次，多能奏效。钙拮抗剂，如硝苯地平、尼卡地平和地尔硫䓬可应用于妊娠早、中期，但临产前半个月不宜使用，因为钙拮抗剂可抑制子宫平滑肌的收缩力，影响产程的进展，不适用于产妇。一般亦不宜使用神经节阻滞剂，胍乙啶和利舍平可通过胎盘影响胎儿，孕妇应避免使用。利尿降压药在大多数妊娠期高血压患者中应慎用和禁用，尤其是子痫前期，不适当的应用可加重病情。β 阻滞剂普萘洛尔虽能降压，但死胎和自发性流产的发生率增高，故不宜使用。

当妊娠期高血压发展为先兆子痫或子痫，可先应用 10% 硫酸镁 10mL，加 5% 葡萄糖 20mL 缓慢静注，也可用 25% 硫酸镁 10mL 肌注，多能奏效。若无效，可立即静脉滴注硝普钠，一般剂量为 50mg，加于 5% 葡萄糖液 500mL 内避光静滴，开始剂量为 20μg/min，视血压和病情可增至 100～200μg/min。在滴注过程中要经常观察病情和血压变化。近年来有人主张静滴硝酸甘油，业已证实，大剂量静滴硝酸甘油可明显扩张小动脉。一般剂量为 25mg，加于 500mL 液体内滴注，滴速为每分钟 20～60μg，作用迅速，且血流动力学监护较硝普钠简单，副作用较少。此外，具有迅速降压作用的药物尚有酚妥拉明、拉贝洛尔、樟磺咪芬、可乐定等，均可酌情选用。对于子痫或高血压危象、高血压脑病者，除迅速降压外，制止抽搐可用安定 10～20mg 静注，降低颅内压可用 20% 甘露醇 250mL 快速静滴。此外，对症治疗、吸氧、镇静和支持疗法等均不容忽视。若在分娩期出现上述情况，除按上述措施处理外，应尽量缩短产程，并注意预防产后出血。妊娠期重度高血压若用药物治疗无效，则应劝其终止妊娠。待血压降至安全范围后，即降至 21.3～22.6/13.3～14.6kPa（160～170/100～110mmHg）时再过渡到口服降压药维持。

（6）顽固性高血压的治疗：①肥胖患者必须限制饮食进行减肥。②每日氯化钠摄入量小于 2g，补充钾盐和钙、镁。③对原始方案进行调整或增加剂量，同时应注意药物有效量的个体差异，如普萘洛尔的有效量从 30mg/d 至 300mg/d 不等。④有无使用对抗或降低降压药疗效的药物。⑤由于降压药可激活肾素血管紧张素醛固醇系统（RAAS），引起水钠潴留，或由于进行性肾功能损害导致水钠排泄障碍，可出现假性耐药性，加用利尿剂可收到较好的疗效。⑥采用较强的降压药联用，如长压啶 2.5mg，每日 2 次，渐增到 5～10mg，每日 2～3 次，并与 β 阻滞剂，如普萘洛尔 10～30mg 或美托洛尔 100～200mg，均每日 2～3 次联用。帕吉林 10mg，每日 1～2 次，可渐增至 30～40mg/d，与卡托普利 25～50mg，每日 3 次联用，必要时可采用 ACEL，长压啶和呋塞米联用，卡托普利用量为 100～150mg/d，长压啶可增至 40mg/d，呋塞米为 40～200mg/d。对于血压明显增高者，也可采用静脉注射给药，待血压降低后改口服维持。

（7）高血压病人遇手术时的处理：术前 1 周最好停用利舍平类降压药，改用肼屈嗪、甲基多巴或卡托普利、依那普利、雷米普利等。尽量避免硬膜外及蛛网膜下腔麻醉，麻醉药氯胺酮有升压作用，亦不宜选用。最理想的是复合麻醉，重症病例宜选用全麻。术中血压急剧升高可应用硝酸甘油或硝普钠静滴，也可应用酚妥拉明静注或静滴；术中血压下降可先用麻黄素，若无效，则可应用间羟胺或多巴胺以维持血压，同时应注意水电解质和酸碱平衡；术后麻醉清醒期，血压急剧上升者可给予肌注或静注降压药，以使血压维持原有水平。术后血压下降者应积极找出原因，而不是急于应用升压药。

对需要进行紧急手术的高血压患者，术前准备可酌情应用降压药（剂量应为常规量的 1/2 ~ 2/3），术中密切监测血压，必要时可用静脉降压制剂静滴降压，但血压以保持正常或略为偏高为宜。

（8）高血压合并高脂血症：应避免使用 β 阻滞剂、利尿剂，以免加剧脂质代谢紊乱，可选用 α 阻滞剂、ACEL、钙拮抗剂等降压药。

（四）中医专方选介

1. 济生肾气汤加减

附片 30g，肉桂 15g，熟地黄 15g，山药 15g，枣皮 15g，丹皮 15g，泽泻 15g，茯苓 15g，车前子 30g，怀牛膝 15g，巴戟天 15g，淫羊藿 15g，龙骨 15g，牡蛎 15g，丹参 30g。本方温阳利水，活血降压。适用于脾肾阳虚型高血压。附片用开水先煎 3 小时，后入诸药再煎 30 分钟，每日 1 剂，日服 3 次。共治疗 40 例，显效 33 例，无效 7 例，总有效率为 82.5%。服药期间禁服任何西药。［李仕方．济生肾气汤加味治疗脾肾阳虚型高血压病．云南中医杂志．1987（6）：9］

2. 降压饮

龙胆草 12g，柴胡 12g，川芎 12g，菊花 12g，牡丹皮 12g，代赭石 30g，石膏 30g，生栀子 10g，牛膝 10g，玄参 10g，生地黄 10g，大黄 8g。本方清热解毒，疏肝凉血。适用于高血压（原发性或继发性）。水煎，每日 1 剂，1 周为 1 疗程。治疗 636 例，治愈（1 个疗程症状消失，血压正常）449 例，显效（2 个疗程症状缓解或基本消失，血压接近正常）168 例，有效（治疗 2 个疗程症状缓解，收缩压较前降到 2.9kPa，舒张压下降 1.5kPa 以上）19 人。［王玉英，等．当代专科病及中西医结合临床研究精要．开封：中国中医药学会，1994：143］

3. 活血平肝益肾汤

川芎 15g，赤芍 15g，丹皮 15g，全蝎 5g，桑白皮 15g，蟋蟀 2 对，羚羊角粉 0.3g（吞服），桑寄生 15g，钩藤 15g，丹参 15g，水蛭 3g，黄芩 15g，杜仲 15g，柳树叶 30g。本方活血，补肝。适用于高血压。高血脂加茶树根、薏苡仁、山楂、僵蚕或青礞石类；血液黏稠度高者加三棱、莪术或蜈蚣；更年期患者加仙灵脾、仙茅；不寐加青龙齿、茯神；项强颠顶痛者加葛根、藁本；头晕视力不济者加天麻、枸杞子、杭菊花等。每日 1 剂，水煎服，早晚各服 1 次。1 个月为 1 个疗程。3 个疗程完成后停药，随访统计血压。治疗 55 例中，显效 43 例，占 78.81%；有效 9 例，中 16.36%；无效 3 例，占 5.45%；总有效率为 94.54%。［徐勒．活血平肝益肾汤治疗高血压病 55 例疗效观察．上海中医药杂志．1995（7）：17］

4. 加减小续命汤

麻黄 9g，防己 12g，黄芩 12g，桂心 6g，甘草 3g，芍药 12g，川芎 12g，杏仁 9g，附子 9g，防风 12g，生姜 3g。本方祛风解痉，活血降压。适用于原发性高血压。

水煎服，每日 1 剂。治疗 30 例，降压疗效：显效 14 例，有效 12 例，无效 4 例。症状疗效：显效 18 例，有效 10 例，无效 2 例。舌质红、阴虚者慎用。［姚国楞．小续命汤加减治疗高血压病．上海中医药杂志．1994，7（5）：178］

5. 双降汤

黄精 20g，何首乌 20g，山楂 15g，菊花 10g，草决明 15g，丹参 15g，桑寄生 20g，豨莶草 15g，泽泻 20g。补肝固肾，平肝祛湿。适用于高血压病，高脂血症属肝肾阴虚、瘀浊阻滞型者。水煎服，每日 1 剂。［刘学勤．千家名老中医妙方秘典．北京：中国中医药出版社，1994：325］

6. 三草二明汤

夏枯草 30g，豨莶草 30g，益母草 30g，决明子 35g，石决明 30g。本方清肝泻火，息风潜阳。适用于高血压病。对情志失调或饮食不节所致之肝火和肝阳上亢者尤宜。水煎服，每日 1 剂。肝火炽盛者加黄芩、栀子、龙胆草；肝肾阴虚者加生地黄、龟甲、山茱萸；痰浊壅盛者加半夏、白术、天麻。［肖合聚．三草二明汤治疗高血压病．北京中医药学院学报，1989，12（6）：41］

7. 复方黄精降压丸

黄精 40g，怀牛膝 30g，泽泻 30g，夏枯草 20g，钩藤 20g，白菊花 20g，生地黄 30g，生白芍 30g，生龙骨 30g，生赭石 30g，黄芩 20g，大黄 20g，甘草 10g。本方滋水涵木，平肝潜阳。适用于Ⅱ期高血压。研末加入硝苯地平，制成丸剂，每丸重8g，每丸内含硝苯地平0.3g，每日2次，口服，每日晨起测血压1次，20天为1个疗程。[石桂华，等. 复方黄精降压丸治疗Ⅱ期高血压，中国中医药报. 第3版.1995，1：6]

8. 凉肝通络汤

丹皮30g，地龙30g，栀子12g，白芍24g，石决明24g，牛膝15g。本方清热凉肝，祛瘀通络。适用于高血压病Ⅱ或Ⅲ期。水煎服，每日1剂。若心悸加桂枝；口渴加玄参；肢（指）麻加双钩藤；胸闷加川楝子；目昏或耳鸣加菊花；腰膝酸软加桑寄生；面及下肢浮肿加黄芪、熟附片；咳嗽痰喘加礞石、半夏。用量均不接近或不超过主药用量，一般在12～15g，以避免喧宾夺主。不加用任何降压西药、中成药或其他治法。治疗53例，显效44例，有效5例，无效4例。[王心东. 凉肝通络汤治疗高血压病的体会. 北京中医学院学报.1990，13（2）：30]

附：高血压急症

高血压急症是指原发或继发性（症状性）高血压在疾病发展过程中，或在某些诱因作用下，使血压突然升高，病情急剧恶化，发生高血压危象或高血压脑病，以及由于高血压引起心、脑、肾等重要脏器的严重并发症。

高血压急症无论临床有无症状，若舒张压高于18.6～20kPa（140～150mmHg）和（或）收缩压高于29.3kPa（220mmHg），皆应视为高血压急症。靶器官受累并发急性肺水肿、主动脉夹层动脉瘤（血肿）、心肌梗死或脑血管意外时，即使血压仅仅中度升高，亦应视为高血压急症。

对高血压急症必须及时处理，否则可能危及生命。1984年国际联合委员会将高血压急症分为需要立即治疗和短期内（一般指数日内）降至要求水平两种，第一类即血压明显升高伴有急性脏器功能损害者，如高血压脑病、高血压危象、高血压并发急性左心衰竭、不稳定型心绞痛、急性主动脉夹层动脉瘤、急性肾功能衰竭、脑血管意外、先兆子痫、子痫、嗜铬细胞瘤危象等。第二类只是血压明显升高，但不伴有急性脏器功能损害者，如急进型高血压、妊娠高血压、顽固性高血压、手术前后高血压等。

中医学虽无高血压急症病名，但按其不同的病理机制和主要的临床表现，可分别归入"头痛""心悸""脱症"等范畴。

一、临床诊断

（一）辨病诊断

1. 临床诊断

（1）高血压脑病：①血压升高常以舒张压主为，可超过 16kPa（120mmHg）。②出现脑水肿和颅内高压症状，先是弥漫性头痛，继之呕吐、烦躁不安、心动过缓、视力模糊、抽搐、意识障碍，甚至昏迷。③可产生暂时性偏瘫、失语、病理性神经反射等征象。④眼底检查可见视盘水肿、渗出、出血。⑤必要时做脑脊液检查，脑脊液压力增高，蛋白含量增高等。

（2）高血压危象：①动脉收缩压为 26.7kPa（200mmHg）。②可伴见自主神经功能失调症状，如烦躁不安、多汗、心悸、面色苍白、抽搐或异常兴奋等。③可伴心绞痛、心力衰竭、肾功能衰竭症状，亦可伴发高血压脑病征象。④血糖升高，尿中出现少量蛋白、红细胞等。⑤可有血清肌酐、尿素氮升高和水电解质紊乱等。⑥血中游离肾上腺素和（或）去甲肾上腺素增高。

（3）高血压并主动脉夹层动脉瘤：①疼痛：突然发作性剧痛，以胸部或背部肩胛间为主，随夹层动脉瘤波及范围可延至腹部。②休克：患者因剧痛而有休克外貌，焦虑不安、面色苍白、心动过速、大汗淋漓，但检测血压仍然较高，为本病的特征表现之一。③由于夹层血肿压迫周围组织或波及主动脉大分支的不同，可出现各种不同症状、体征，波及脑和脊髓可出现神经症状，如头晕、昏迷、瘫痪等；波及心脏及主动脉根部，使主动脉环扩大，可出现舒张期和收缩期杂音；累及冠状动脉，可引起心绞痛，心肌梗死；累及肾动脉，尿中出现红细胞或为蛋白尿等。

（4）嗜铬细胞瘤危象：①多见于年轻人。②阵发性或持续性血压升高伴发作性头痛、出汗、心悸、面色苍白、发抖、瞳孔扩大、视力模糊等交感神经兴奋征象。③代谢亢进和糖代谢紊乱。④常因精神刺激、剧烈运动、体位改变和挤按肿瘤所致。⑤24h 尿中 3 - 甲氧基苦杏仁酸（VMA）明显增高，正常参考值为 5.0 ~ 45.4μmol/24h（1 ~ 9mg/24h），本病常在 50μmol/24h 以上。⑥24h 尿中 3 - 甲氧基肾上腺素测定，正常值为 0.5 ~ 8.1μmol/24h（0.1 ~ 1.6mg/24h），本病常超过 12μmol/24h。

2. 影像学检查

（1）主动脉夹层动脉瘤

①X 线检查：纵隔及主动脉短期内进行性增宽，合并心包积血或主动脉瓣关闭不全时，心影明显增大。

②超声心动图检查：可显示主动脉内径明显增宽、分层，呈假通道双腔管回声，内管为主动脉腔，外管为进入主动脉壁的血肿。此外，可有心包积液（血）和主动脉瓣关闭不全的超声改变。

③心电图：可呈 ST 段和 T 波缺血型改变，若冠状动脉受压完全闭塞，可出现急性心肌梗死图形。此外，可有左室肥大、劳损的改变。

④CT 和磁共振检查：可发现主动脉扩大，有可能发现剥离的内膜存在，证实主动脉内有两个腔，即主动脉本来的管腔（真腔）和夹层动脉瘤形成的假腔。

（2）嗜铬细胞瘤：确定肿瘤部位主要依据 X 线、CT、磁共振、二维超声波和放射性核素的检查。

（二）辨证分型

1. 肝阳上亢，肝风内动型

（1）临床表现：血压急剧升高，剧烈头痛，心悸气促，头重脚轻，肢体麻木，抽搐肉瞤，烦躁胸闷，或呕吐。脉象弦紧。

（2）辨证要点：剧烈头痛，抽搐胸闷，烦躁。脉弦紧。

2. 阳虚欲脱型

（1）临床表现：表情淡漠，或烦躁不安，发作性头痛，出汗，面色苍白，四肢厥冷。舌质淡暗或发绀，脉微欲绝。

（2）辨证要点：面色苍白，大汗出。舌质淡暗或紫暗，脉微欲绝。

二、治疗

（一）提高临床疗效的思路提示

1. 迅速降压，中西并用

治疗高血压急症应采取紧急有效的措施，要在 1 小时内使血压迅速降至安全范围，使受损害的靶器官功能得以改善和恢复。但亦要根据原有高血压病的情况而决定，迅速降压但要防止血压降得太低，超过脑循环血动调节限度，收缩压下降 6.67 ~ 10.7kPa（50 ~ 80mmHg），舒张压下降 4 ~ 6.7kPa（30 ~ 50mmHg）。可中西医治法并用，选作用好、效果快、副作用少的西药；中医针刺人迎、曲池以及十宣放血亦有迅速降压的作用。

2. 辨证辨病结合，加用特效中药

在高血压急症缓解期配合中药治疗以巩固疗效。在传统的配伍基础上加经现代药学研究证实有效的单味药，如葛根、杜仲、天麻、防己、白蒺藜、地龙等。可逆转左室肥厚，改善心肌缺血，提高生活质量，尤其可改善患者的血脂、血糖代谢，有独特的疗效。配合西药疗效更佳，使辨证与辨病有机地结合起来。

（二）中医治疗

1. 内治法

（1）肝阳上亢，肝风内动型

治法：平肝潜阳。

方药：天麻钩藤饮加减。

天麻10g，钩藤15g，石决明30g，黄芩10g，川牛膝10g，杜仲15g，桑寄生15g，夜交藤12g，朱茯神10g，栀子10g，羚羊角片4.5g（先煎），龙骨、牡蛎各12g。兼见恶心、呕吐、抽搐、昏迷则加至宝丹或神犀丹以清泄止痉；颈项痠痛，酌加地龙、白芍以平肝舒筋。若出现中风先兆时，可煎服七妙汤预防：石决明30g，金银花15g，生黄芪30g，青防风10g，全当归10g，赤芍10g，夏枯草12g，生甘草5g，桑枝1尺。血热甚者加丹皮10g，夏枯草倍量；手足麻甚者加太子参30g，豨莶草20g；口干舌燥者加生地黄30g，石斛10g；气滞者加沉香3g（冲）；便秘者加生大黄6g（后下）。

（2）阳虚欲脱型

治法：温阳固脱。

方药：生脉散合四逆汤及桂枝龙骨牡蛎汤。

红参10g（另煎，兑服），麦冬20g，五味子20g，附片10g（先煎），肉桂6g，山萸肉20g，生龙骨、生牡蛎各30g，炙甘草10g，或红参10g。煎水顿服。

2. 外治法

针刺疗法：针刺人迎、曲池以及十宣放血有迅速降压作用。

（三）西医治疗

1. 迅速降压

争分夺秒尽快降压，制止抽搐和防止严重并发症。首先用硝普钠，在严密血流动力学监测下避光，静脉滴注，一般剂量为50～100mg，加入5%葡萄糖液 500mL 静滴，开始剂量为 $20\mu g/min$，视血压和病情可逐渐增至 $200 \sim 300m\mu/min$；一般宜将血压降至安全范围 $21.3 \sim 22.7/13.3 \sim 14.7kPa$（$160 \sim 170/100 \sim 110mmHg$ 或稍低即可），但降压不宜过低，以免造成脑供血不足和肾血流量下降致肾功能不全。持续静滴不能超过 72 小时，以避免发生硫氰酸盐中毒，其他副作用尚有恶心、呕吐、出汗、肌肉抽搐等。本品应临时配制成新鲜药液，药液滴注超过 6 小时，应重新配制。本药属动静脉扩张剂，通过降低外周血管阻力而降压。

有人主张用大剂量硝酸甘油静滴，不仅可扩张静脉，而且可明显扩张小动脉，一般剂量为 25mg，硝酸甘油加于 500mL 液体内静滴，作用迅速，且血流动力学监护较硝普钠简单，副作用较少，对合并冠心病、心肌供血不足和心功能不全者尤为适宜。亦可选用二氮嗪快速静滴，每次 $200 \sim 300mg$，必要时 2 小时后再静注，可与呋塞米联用，以防止水钠潴留，用 $20 \sim 120mg$ 静滴，或应用兼有 α 和 β 受体阻滞作用的拉贝洛尔 50mg 加入 5% 葡萄糖液 40mL 中，以 5mg/min 静推。注射完 15 分钟无效者，可重复注射 $2 \sim 3$ 次，若 3 次无效则停用。若无上述药物可用利舍平 $1 \sim 2mg$ 肌注，或用 25% 硫酸镁 10mL 深部肌注，或以 5% 葡萄糖液 20mL 稀释后缓慢静注。一时无注射剂时应立即舌下含服硝酸甘油 0.6mg，每 $5 \sim 10$ 分钟 1 次，或硝苯地平 $10 \sim 20mg$ 含服，$20 \sim 30$ 分钟多数患者开始降压，$1.5 \sim 2.5$ 小时降压最明显，可持续疗效 $6 \sim 8$ 小时，如用普萘洛尔既可增加疗效，又可减少硝苯地平引起的心动过速。

嗜铬细胞瘤所致高血压危象，可首选酚妥拉明 $5 \sim 10mg$ 快速静注，有效后静脉维持。待收缩压降至 24kPa（180mmHg），舒张压降至 14.6kPa（110mmHg）后逐渐减量，并用口服降压药维持。此外，尚可采用人工冬眠疗法，抽搐者可用安定 $10 \sim 20mg$ 肌注或静注。也可用苯巴比妥 $0.1 \sim 0.2g$ 肌注。脱水、排钠、降低颅内压和减轻脑水肿可用呋塞米 $40 \sim 80mg$ 静注，亦可用 20% 甘露醇 250mL 快速静滴，必要时 $4 \sim 6$ 小时后重复 1 次。此外，对症处理、吸氧、卧床休息、支持疗法、一般治疗措施也不应忽视。待病情控制后改用口服降压药治疗，并针对高血压发生的原因进行治疗。高血压急症时常用药物的用量和使用时间及副作用详见表 9-3。

表9-3 高血压急症的药物治疗简表

药 物	给药途径	最初剂量	范围	作用发生时间	高峰时间	持续时间	警惕/副作用
硝普钠	IV滴注	0.25mg (k·min)	0.5~10μg/ (kg·min)	立即	1~2′	2~3′	须避光，硫氰酸盐中毒
二氮嗪	IV	50~100mg	50~100mg，5~10′重复总量600mg	1~2′	3~5′	3~15h	低血压，高血糖，水潴留，心动过速
硝酸甘油	IV滴注	5μg/min	5~100μg/min5~20μ在4h内	几分钟	几分钟	几分钟	心动过速，头痛
肼苯达嗪	IV	10mg/min	10~30mg/min20′内可10~50mg	5~10′	5~15′	2~6h	心动过速，诱发心绞痛
卡托普利	口服	6.25~50mg	12.5~50mg在30~45′内	10~15′	45~90′	2~6h	低血压，肾功能衰竭
米诺地尔	口服	5~10mg	5~20mg在4h内	0.5~2hr	2~4h	8~24h	水钠潴留，心动过速
酚妥拉明	IV滴注	1mg/min	1~5mg/min	1~2′	3~5′	15~60′	心动过速
柳苄心安	IV	20mg	40~80mg在5~10′内	5~30′	5~30′	2~6h	支气管痉挛，低血压
硝苯地平	舌下口服	10mg / 10mg	10~20mg在15′内 / 10~20mg在30~45′内	2~5′ / 15~30′	5~10′ / 30~60′	3~6h	低血压，头痛，脸红，心动过速
维拉帕米	IV滴注 / IV	3mg/min / 5~10mg	3~25mg/min	10~15′ / 2~5′		30~60′ / 30~60′	心脏传导阻滞
甲基多巴	IV	250mg 4~8h内	250~500mg	1~2h	2~4h	8~12h	嗜睡
呋塞米	IV	20mg	20~120mg	30′	2h	4~6h	低血钾症，低血钠症

高血压并发主动脉夹层动脉瘤的主要治疗措施：①迅速止痛，可肌注哌替啶50~100mg或吗啡5~10mg皮下注射。②控制高血压：可单独或联合使用硝普钠、樟磺咪芬、甲基多巴和普萘洛尔，待收缩压降至13.3~16.0kPa（100~120mmHg）后，改用口服降压药维持。③对症治疗：供氧、出血多者适当输血，有心包填塞者立即心包穿刺抽液，待病情稳定后考虑手术治疗。

2. 特殊问题的处理

（1）高血压并左心衰竭：治疗关键是尽快降低心脏前后负荷，降低血压。首选降压药应为髓袢利尿剂加呋塞米20～40mg或布美他尼1mg加入50%葡萄糖液20mL缓慢静注，同时选用硝普钠50mg加入5%葡萄糖液500mL内，或硝酸甘油10～20mg，加入5%葡萄糖液250mL静滴，后者加用哌唑嗪或肼屈嗪可提高疗效。应用洋地黄制剂时剂量不宜过大，约为常规用量的1/2，既往未用洋地黄药物者，遇急性左心衰竭时可给予毛花苷C 0.2～0.4mg静注，必要时2～4小时后可再重复予0.2～0.4mg，每日总量以不超过0.6mg为宜。此外，应注意水电解质平衡，及时补充钾盐或与保钾利尿剂联用，如氨苯蝶啶、螺内脂等。心功能改善后，可选用卡托普利、依那普利、雷米普利等血管紧张素转换酶抑制剂等口服降压药，也可与噻嗪类利尿剂、甲基多巴、β阻滞剂、钙拮抗剂和肼屈嗪类降压药联用，达到降压和减轻心脏前后负荷的目的。心力衰竭的一般常规治疗措施如吸氧、镇静、半坐卧位等均可酌情应用。

（2）高血压并肾功能不全：①一般宜小剂量开始，逐渐加量，达到降压目的后改用最小剂量维持。②应选用能增加或不明显减少肾血流量、降压作用温和、持久、副作用少、使用方便的降压药。③对肾脏有毒性作用，可进一步损害肾功能的降压药要避免使用。④经肾排泄或代谢的降压药，剂量应控制在常规用量的1/2～2/3。⑤血压不宜降得过低，一般降至20～21.3/12～13.3kPa（150～160/90～100mmHg）为宜，以免肾血流量减少，影响肾小球的滤过功能，加重氮质血症。

常用制剂可选用钙拮抗剂，如硝苯地平5～20mg，每日3次；尼群地平5～10mg，每日3次；尼卡地平10～20mg，每日2～3次；伊拉地平2.5mg，每日1次等。其优点为较少激活交感神经和肾素血管紧张素醛固酮系统，较少导致水钠潴留，并能维持心、脑、肾的血流量。由于钙拮抗剂有反射性交感神经兴奋、心率增快等负反应，可联用β阻滞剂，且可加强降压作用。血浆肾素活性增高的患者应首选β阻滞剂，如普萘洛尔5～20mg，每日2～3次；噻吗洛尔5～10mg，每日2次；阿替洛尔50～200mg，每日1次；纳多洛尔40～80mg，每日1次等。伴水钠潴留者，肾功能损害较轻，仍可选用噻嗪类利尿降压药，肾功能严重损害者应禁用，此时宜选用髓袢利尿剂，如呋塞米、丁尿酸和依他尼酸，不宜选用潴钾利尿剂。

（3）高血压并脑血管意外：不宜急剧降压，并发蛛网膜下腔出血者收缩压降至 18.6～21.3kPa（140～160mmHg）即可。脑出血者仅收缩压超过 26.6kPa（200mmHg）时应行降压治疗，降至 20kPa（150mmHg）为宜，可按阶梯法治疗。缺血性脑血管意外（如脑梗死），除非血压非常高者可以降压外，一般不宜降压治疗，如舒张压为 16kPa（120mmHg），宜降至 13.3kPa（100mmHg）。对急慢性脑血管痉挛，一般可用钙拮抗剂治疗，如硝苯地平、尼群地平、尼莫地平等。应避免使用胍乙啶等能产生明显体位性低血压的药物，可用甲基多巴、哌唑嗪、肼屈嗪或卡托普利等。

（4）高血压伴哮喘或慢性阻塞性肺病：钙拮抗剂应为首选药物，因其不仅能够降压，同时也能降低肺动脉压和舒缓支气管平滑肌，减轻支气管痉挛，改善通气功能。常用硝苯地平、尼卡地平、尼群地平、地尔硫草等。其次可选用可乐定、α_1 受体阻滞剂、肼屈嗪类。避免使用 β 阻滞剂，以免加重支气管痉挛。利尿剂也应慎用，因其易使痰液黏稠不易咳出而加重气道阻塞。卡托普利有时易引起咳嗽，使用时也应注意。

第十章　缺血性心脏病

缺血性心脏病是由于冠状循环改变（动脉粥样硬化）或动力性（血管痉挛）狭窄或阻塞引起冠状血流和心肌需求之间不平衡（心肌缺血缺氧或坏死）而导致的心脏病。亦称冠状动脉粥样硬化性心脏病（简称冠心病）。本病包括急性、暂时性和慢性的情况，绝大多数由冠状动脉粥样硬化所致（属器质性病变），少数可由冠状动脉的功能性改变（如痉挛）而引起。非冠状动脉性血流动力学改变引起的心肌缺血，如主动脉瓣狭窄或关闭不全、贫血、严重心肌肥厚、主动脉夹层动脉瘤破裂和冠状动脉栓塞等则不包括在内。

本病发病年龄多在 40 岁以上，男性多于女性，脑力劳动者较多。有普查结果显示 30 岁以上的人群，平均患病率为 6.46%，冠心病已成为当代威胁人类健康的主要疾病之一，在心血管疾病中，本病占早期死亡原因的首位。

根据临床、心电图、血清酶变化及冠状动脉病变的部位、范围、血管阻塞程度和心肌缺血的发展速度、范围和程度的不同，可将本病分为 5 种类型：即心绞痛、心肌梗死、原发性心脏骤停、缺血性心脏病中的心力衰竭、心律失常五种。本章仅述心绞痛及急性心肌梗死。中医学虽无缺血性心脏病的病名，但按其临床表现，可分别归入"胸痹""怔忡"范畴，出现心绞痛时，属于中医的"厥心痛""猝心痛"范畴，出现心肌梗死之剧烈心痛时，则属于中医学"真心痛"的范畴。

第一节　心绞痛

心绞痛是一种冠状动脉供血不足所致的短暂的发作性缺血与缺氧所引起的胸骨后疼痛。

心绞痛在临床上是突然发作的胸痛，常位于胸骨体上段或中段的后方，可放射至左肩、左上肢前内侧，达无名指与小指，常发生于劳动或情绪激动时，持续 1~5 分钟，休息或含用硝酸甘油片后，可迅速缓解。中医学认为本证属于"厥心痛""猝心痛""胸痹"等范围。

一、临床诊断

（一）辨病诊断

1. 临床诊断

心绞痛临床表现为胸骨后突然发生压榨、闷胀、沉重、紧束或窒息样疼痛，可放射至颈颌部、左肩胛部、左臂内侧，甚或上腹部。疼痛范围往往是一个区域，很少为一点。典型表现为濒死的心脏压缩感。疼痛程度可轻可重，重者可迫使病人自动停止动作，伴面色苍白，甚至出冷汗，疼痛持续时间多为1~5分钟，很少超过10~15分钟。若持续时间仅数秒钟或持续数小时以上者不像心绞痛。自发型心绞痛，特别是变异型心绞痛，主要是由于冠状动脉痉挛引起，即无劳力活动亦可引起心绞痛发作，疼痛较剧烈，且持续时间较长，休息或含用硝酸甘油片后（1~3分钟，偶至5分钟）可迅速缓解。40岁以上病人，有典型心绞痛发作史，特别是有冠心病易患因素者，可做出心绞痛的诊断。对于不典型心绞痛，必须有数个特点是典型的，否则很难称为心绞痛。

2. 实验室检查及影像学检查

（1）血脂和血糖测定：①常有血清胆固醇、甘油三酯及低密度脂蛋白增高，而高密度脂蛋白往往降低，但正常值差异范围较大，与冠心病患者之间有很大的重叠。其变化只反映脂质代谢紊乱，对是否有冠心病仅有参考价值。②有的冠心病患者可有空腹血糖增高或糖耐量减退。

（2）心电图：心绞痛发作时，R波为主的导联上可有ST段压低及T波低平或倒置等心内膜下心肌缺血的改变，超急性期表现为ST段抬高，R波幅度降低，室内或束支传导障碍和各种心律失常，最常见的为室性期前收缩。能有发作前后的心电图对比，则诊断价值更大。心电图不能确诊的病人，除疑有不稳定心绞痛，应做心电图极量或亚极量运动试验。

（3）心电图负荷试验：此试验须限定在症状出现之前。

①活动平板运动试验：阳性标准除运动中出现典型心绞痛或血压下降1.33kPa（10mmHg）外，其心电图的评定标准为：运动中或运动后，缺血性心电图的改变是ST段水平型或下垂型压低≥1mm，持续≥1分钟。该试验对拟诊为心绞痛的男性胸痛病人最有用，其特异性可达70%，敏感性达90%。

55 岁以下的女性，由于假阳性发生率高，特异性降低。

运动负荷试验带有一定的危险性，所以必须严格掌握指征，同时应在医护人员的密切观察下进行，配备急救药和除颤器等抢救药是十分必要的。

②双倍二级梯运动试验评定标准（1979 年修订）

A. 运动后心电图改变符合下列之一者为阳性

a. 以 R 波为主导联，ST 段缺血性压低（下斜或水平型）＞0.5mm，持续 2 分钟。

b. 以 R 波为主导联，ST 段弓背向上抬高超过 3mm。

B. 运动心电图改变符合下列之一者为可疑阳性

a. 以 R 波为导联，ST 段缺血性压低 0.5mm，或接近 0.5mm，QX/QT≥50%，持续 2 分钟。

b. U 波倒置。

c. 以 R 波为主导联，T 波由直立变为倒置。

d. 出现以下任何一种心律失常：多源性室性期前收缩，短阵室性心动过速，心房纤颤，心房扑动，窦房阻滞，房室传导阻滞，完全性左束支、右束支传导阻滞，不定型室内传导阻滞。

（4）核素心肌显影（^{201}铊）：根据病史、心电图检查还不能排除心绞痛时，可做此检查。^{201}铊检查可早期显示缺血区，明确缺血区的部位和范围大小。结合运动试验再进行显像则可提高检出率。

（5）冠状动脉造影：典型心绞痛患者至少有一个冠状动脉主支有明显狭窄（阻塞管腔＞75%），也有少数（5%～10%）经检查为阴性，这是由于投照技术缺陷或患者的心绞痛由于冠状动脉痉挛引起。本检查具有确诊价值，但为创伤性，并且有一定危险（死亡率为 0.1%～1.0%）。

（6）超声和血管内超声检查：无创伤性超声显像可提供包括射血分数在内的基本信息。心绞痛时，心肌的局部缺血可致室壁活动异常，超声显像可用于评价室壁活动情况。若心肌局部缺血涉及乳头肌，可出现二尖瓣反流，多普勒超声则可清楚地探及。

（二）辨证分型

1. 寒凝心脉型

（1）临床表现：猝然心痛如绞，形寒，天冷或遇寒则心痛易发作或加剧，甚则手足不温，冷汗出，短气心悸，心痛彻背，背痛彻心。苔薄白，脉紧。

（2）辨证要点：天冷或遇寒则心痛易作，手足不温。脉紧。

2. 气滞血瘀型

（1）临床表现：胸痛较剧，痛如针刺，固定不移，入夜更甚，多痛彻肩背，止发无常，面色晦暗，唇甲青紫。舌质紫暗且多有瘀斑，脉象沉涩或结代。

（2）辨证要点：胸痛如刺，固定不移，面唇晦暗。舌质紫暗，有瘀斑，脉沉涩或结代。

3. 气阴两虚型

（1）临床表现：心胸阵阵隐痛或灼痛，胸闷气短，倦怠乏力，动则喘息，心悸且慌，头目眩晕，心烦不寐，盗汗，口干，耳鸣阵作，大便不爽，或有面红升火之象。舌津少，舌质紫暗，脉细或细数。

（2）辨证要点：胸部隐痛或灼痛，倦怠乏力，心烦不寐，盗汗，口干。舌津少，舌质紫暗，脉细或细数。

4. 痰湿壅滞型

（1）临床表现：胸闷而痛，常呈窒塞感，胸满且憋闷，气短，心悸喘促，恶心，纳呆，腹胀，或呕恶痰涎。舌体胖大，舌苔白腻或浊而厚腻，脉沉滑或濡缓。

（2）辨证要点：胸痛闷而窒塞，纳呆腹胀，呕吐痰涎。舌胖，苔厚腻，脉沉滑。

5. 心阳亏虚型

（1）临床表现：心悸动而痛，胸闷，神倦，畏寒，遇冷则心痛加剧，气短，动则更甚，四肢欠温，自汗。舌质淡而胖大，边有齿痕，苔白或腻，脉细而迟，或结代。

（2）辨证要点：胸痛，神倦，畏寒，遇冷则剧，四肢欠温。舌淡胖大，脉细迟。

二、鉴别诊断

（一）心脏神经官能症

本病患者常诉有胸痛，但为短暂的刺痛（几秒钟）或较持久的隐痛（几小时），病人常喜欢不时地深吸一大口气或作叹息性呼吸。疼痛部位多在左胸乳房下心尖附近，也可经常变动，发作多在疲劳之后，而不在疲劳时，轻度活动反可使患者舒适，有时较重的体力活动也会发生胸痛或胸闷。另外，发作时含用硝酸甘油无效或要在 10 多分钟后才见效，常伴有心悸、疲乏及其他神经衰弱的症状。

（二）急性心肌梗死

急性心肌梗死的疼痛与心绞痛相仿，但程度要严重得多，性质更剧烈，持续时间可达数小时，常伴有休克、心律失常、心力衰竭、发热等，应用硝酸甘油常不能使疼痛缓解。

（三）肋间神经痛

本病疼痛常累及 1～2 个肋间，但并不一定局限在前胸，为刺痛或灼痛，多持续作痛而非发作性。咳嗽、用力呼吸和身体转动等动作可使疼痛加剧，沿神经通路可有压痛，手臂上举时局部有牵拉性疼痛，此与心绞痛大不相同。

（四）不典型之心绞痛

不典型之心绞痛尚需与胆道疾患、消化性溃疡、二尖瓣脱垂等病鉴别，病史与临床表现各不相同，不难鉴别。

三、治疗

（一）提高临床疗效的思路提示

1. 中西医结合

（1）心绞痛发作时，中药制剂对中、轻度心绞痛即刻止痛的效果与硝酸酯类药物大致相同，而且中药制剂副作用少，通常不产生所谓"冠脉窃流"等弊端。尤其是当代以传统中医药结合现代科技研制出的多种便捷速效剂型，大大方便了临床抢救，为中医治疗心绞痛开辟了广阔的前景。对重症心绞痛，临床选用硝酸酯类及钙拮抗剂效果较好，但若结合用中药制剂，效果更好。

（2）心痛缓解期的治疗，除运用西药外，中西医的联合使用越来越被临床上所重视。通过运用中药益气温阳、祛痰泄浊、活血化瘀等方法进行治疗，特别是益气活血法，寓通于补，通补结合，更是切合了冠心病患者的病因病机。大量临床结果证明，中医药对冠心病的近期疗效是肯定的，对远期疗效也较满意。通过辨证治疗，可改善患者的病理状况，降低血黏度，降低红细胞的聚集和血小板黏附性，并能扩张冠状动脉，改善左心功能，降低心肌耗氧量，提高心脏血管的顺应性。同时，通过辨证论治，更可改善整个机体的功能状态，提高免疫功能和机体与心脏的耐缺氧能力及对外界劣性刺激的应激能力等，从而提高了患者的生活质量，延长了患者的寿命。可见，在缓解期宜选择中医药为主、中西医结合的治疗方法。

2. 其他方法的综合运用

在进行中西医结合治疗的同时，中医其他疗法亦可起到良好的互补作用。如通过运用气功、太极拳等医疗体育及推拿、按摩、耳针等治疗方法，以及中医食疗等，有助于改善心血管系统与机体的一般状态，提高抗病能力，巩固疗效。

（二）中医治疗

1. 内治法

（1）寒凝心脉型

治法：祛寒活血，宣痹通阳。

方药：当归四逆汤加减。

桂枝9g，细辛6g，制附片12g（先煎30分钟），当归12g，芍药12g，香附10g，薤白15g，全瓜蒌15g，炙甘草9g。

胸痛剧者，去附片，加川乌、草乌各15g，或应用乌头赤石脂丸；痛引肩背者加姜黄10g；心率显著减慢，重用附子20～30g；胸闷显著，加厚朴6～10g；若胸痛剧而见四肢不温、冷汗出等症者，可含化苏合香丸，每能获即刻止痛之效。

（2）气滞血瘀型

治法：活血化瘀，通脉止痛。

方药：血府逐瘀汤合丹参饮加减。

桃仁10g，红花6g，赤芍16g，当归12g，丹参12g，柴胡6g，桔梗6g，降香6g，郁金12g，枳壳10g，川牛膝15g，川芎10g，甘草6g。

胸痛较剧者，可加乳香、没药，或合用失笑散，以增强祛瘀止痛的效果；气虚乏力者，加人参粉3～5g冲服；憋闷气窒，多为浊阴壅滞，胸阳不布，可合用瓜蒌薤白桂枝汤；伴心悸重者，加琥珀末2g吞服，酸枣仁15g，红枣10枚。

（3）气阴两虚型

治法：益气养阴，通脉开痹。

方药：炙甘草汤合天王补心丹加减。

太子参20g或西洋参6g（另煎），生地黄30~60g，生黄芪30g，阿胶12g（烊化），麦冬15g，鸡血藤20g，丹参15g，三七末3g（冲服），五味子9g，桂枝6g，大枣10枚，炙甘草10g。

气虚明显者，以人参须代太子参；失眠者加用夜交藤30g，龙眼肉10g，远志9g；眩晕，心烦不宁，乃阳气偏亢，去桂枝、人参、黄芪，加茺蔚子15g，女贞子15g，石决明24g；胸闷者加郁金10g；动则气促，乃心肾之气已虚，加五味子10g，蛤蚧3g（研末冲服），紫石英15g。

（4）痰浊壅滞型

治法：豁痰宽胸，宣痹通阳。

方药：瓜蒌薤白半夏汤合导痰汤加减。

胆南星10g，法半夏10g，茯苓20g，陈皮12g，枳实12g，瓜蒌20g，薤白15g，桂枝6g，川芎9g，厚朴12g，甘草6g。

胸痛者加石菖蒲6g，郁金10g；腹胀甚加炒莱菔子15g；痰涎多者加白术、苍术各10g，车前子15g（包煎）；喘促痰多，合用三子养亲汤；若痰郁化热，见舌红、苔黄腻、口干苦、脉滑数等症，去桂枝，合用黄连温胆汤加黄芩以清化痰热。

（5）心阳亏虚型

治法：补益阳气，温振心阳。

方药：人参汤加减。

人参6g（另煎），附片10g（先煎），桂枝9g，茯苓15g，干姜9g，白术10g，熟地黄12g，杜仲12g，枸杞子10g。

若阳损及阴、阴阳两虚者，可再加麦冬、五味子，以温阳滋阴并用；若肾阳虚衰，不能制水，水气凌心，症见心悸、喘促、不能平卧、小便短少、肢体浮肿者，可合用真武汤以温阳利水；若见面色唇甲青紫、大汗出、四肢厥冷、脉沉微欲绝者，乃心阳欲绝之危候，可重用红参、附子，并加用龙骨、牡蛎，以回阴救逆固脱。

2. 外治法

（1）针刺治疗：主穴可选合谷、足三里、心俞、膻中、厥阴俞、内关等。配穴：心阳虚加关元、气海、通里；气滞血瘀加郄门、少海；心阴不足加神门、三阴交、太溪；痰瘀痹阻加丰隆、肺俞。每穴选主穴2个，配穴1个。运用强刺激手法，得气后留针30分钟，每3~5分钟行针1次，以巩固、加强止痛效果。针感越强，疗效越佳。若针具一时未备，以手指按压至阳穴3~5

分钟，可取得较好的即时疗效，并可起到预防作用。

（2）灸法：选穴膻中、膈俞。将艾条一端点燃，在距离穴位皮肤1寸（约3.3cm）处固定不动，使病人有温热舒适感，局部皮肤红润潮湿。一般一个穴位灸15分钟，每日1次，6天为1个疗程。

（3）穴位注射：将丹参针剂、当归针剂或延胡索针剂注射入内关、膻中、心俞穴，每穴注射0.5~1mL。

（4）气雾剂喷雾法

①心痛气雾剂：寒证心痛气雾剂由肉桂、香附、川芎组成，适用于冠心病心绞痛之舌质淡、苔白者；热证心痛气雾剂由丹皮、冰片、川芎组成，适用于冠心病心绞痛之舌质红、苔黄者。两药均在舌下黏膜按压喷雾1~3次，药量为0.3~0.9mL，相当于生药0.1~0.3g。

②复方细辛气雾剂：由细辛、冰片组成。心绞痛发作时，将药瓶倒置，对准口腔按压阀门2~5次即可。对轻度心绞痛止痛效果好，特别是1分钟内的快速止痛效果较中度心绞痛者为好。

（5）贴敷法

①冠心止痛膏：药取丹参、当归、川芎、红花、乳香、没药、丁香、降香、人造麝香、樟脑、冰片等，共研细末，以95%酒精浸制成流浸膏，涂于布面上，烘软，摊贴于膻中、心俞、虚里穴（左乳根穴），每次贴12~24小时，每日1次，左右交替贴。15~30天为1疗程，连敷2~3个疗程。

②心绞痛宁膏：药取丹参10g，红花10g。将上药依法制成流浸膏，涂于布面上即可。心绞痛发作时，将药膏敷贴于患者心前区，每24小时更换1次，2周为1疗程。

（6）按摩法

①指压内关穴法：选穴为左侧内关穴，术者用拇指用力按压内关穴，压至病人有强烈的酸痛或胀痛感（得气），持续1~3分钟。

②按摩灵道穴法：取左侧灵道穴，用拇指指腹于灵道穴轻揉1.5分钟，然后重压按摩2分钟，最后轻揉1.5分钟。每日1次，15次为1疗程，疗程间隔3天。医生每周操作1次，余均由病人自己按摩，半月复查1次心电图。

③按压至阳穴法：取至阳穴，患者取坐位或侧卧位，术者将一枚5分硬币横放于患者至阳穴上，适当用力按压，持续3~5分钟，心绞痛即可完全缓解。停止按压后一般不再即时发作。

（三）西医治疗

治疗原则是迅速改善冠状动脉血液供应，减少心肌耗氧量，预防并治疗动脉粥样硬化。

1. 发作时的治疗

（1）休息：发作时立即原地休息，有条件者立即输氧。

（2）药物：可选用以下药物。

①硝酸甘油 0.3～0.6mg，舌下含化，可迅速被溶解吸收。首次使用者应平卧片刻，药后 5 分钟无效者可重复使用。

②异山梨酯 5～10mg，舌下含化。

③亚硝酸异戊酯，为极易气化的液体，盛于小安瓿内，每安瓿 0.2mL。用时以手帕包裹敲碎，立即盖于鼻部吸入。发挥作用快而持续时间短，约 10～15 秒内开始有效，几分钟内消失，其作用与硝酸甘油相同，降压作用更明显，宜慎用。

④在应用上述药物的同时，可考虑使用镇静剂，如安定 5mg，口服。

2. 缓解期的治疗

（1）尽量避免各种已知的诱发因素，如吸烟、受凉、饱餐、激动及过度体力劳动，必要时给予适当休息，并积极治疗可加重心绞痛的疾病，如高血压、高脂血症、糖尿病。

（2）下列药物可单用或联合使用。

①硝酸酯类：异山梨酯 10mg，3 次/天；缓释硝酸甘油片 2.6～5.2mg，2 次/天；戊四硝酯 10mg，3 次/天；20% 硝酸甘油橡皮膏贴胸部或上臂皮肤，对防治心绞痛效果较好。

②β 受体阻滞剂：普萘洛尔 5～10mg，3 次/天；阿替洛尔 20mg，2 次/天；美托洛尔 50～100mg，3 次/天。

③钙通道阻滞剂：硝苯地平 10mg，3 次/天，尤适用于伴高血压者；硫氮草酮（地尔硫草）30～60mg，3 次/天；维拉帕米 40～80mg，3 次/天；乳酸普尼拉明 15～30mg，3 次/天；心舒灵 50mg，3 次/天。

④其他药物：双嘧达莫 50mg，3 次/天；阿司匹林 0.3～0.5mg，3 次/天；吗多明 1～2mg，3 次/天；胺碘酮 0.1～0.2mg，3 次/天，本药可抗心律失常，传导阻滞与心动过缓者忌用。有条件者可行体外反搏疗法，有助于降低血液黏度，改善冠状动脉血液供应。

3. 不稳定型心绞痛的治疗

本型发展成急性心肌梗死的危险性高，死亡率亦高，应予以高度重视。

（1）应住入冠心病监护病房，卧床休息，密切观察 ECG 和血清酶值变化以排除心肌梗死。

（2）给予较大剂量的硝酸酯类及 β 受体阻滞剂（有心力衰竭与支气管哮喘者忌用），必要时加用钙通道阻滞剂，注意勿使血压过于下降。对因冠状动脉痉挛引起者，首选钙通道阻滞剂，用心痛定最佳。

（3）阿司匹林 0.3g，日 1 次，以此剂量治疗，疗效肯定。

（4）胸痛重而难以控制，可用硝酸甘油 1mg + 5% 葡萄糖 100mL 静滴，以 10 ~ 30μg/min 维持。

（5）蝮蛇抗栓酶 0.75μg + 5% 葡萄糖 300mL 静滴，日 1 次，共需 7 ~ 14 天，常可取得较好的止痛结果。

（6）必要时可用肝素 500μg + 5% 葡萄糖 200mL 静滴，6 ~ 8 小时 1 次，对难治性心绞痛常有助益，且可防止发生心肌梗死。本药不与双嘧达莫合用，并忌用于有出血倾向者。

（7）主动脉内气囊反搏术（IABP）有助于减少心肌耗氧，缓解症状。

4. 冠状动脉搭桥术（CABG）

手术指征：①胸痛频繁且逐渐加重，ECG 示心肌缺血性改变而内科治疗无效；②冠状动脉造影显示左冠状动脉主干病变，左前降支有 70% 以上的狭窄，而狭窄之远端管腔通畅。以上为绝对适应证。

5. 经皮穿刺冠状动脉腔内成形术（PTCA）

PTCA 采用双腔气囊扩张导管，通过股动脉或肱动脉插入冠状动脉，进行狭窄部的气囊扩张。其指征为：①心绞痛病程在 1 年内，但使病人身体不健康；②1 支冠状动脉病变，且病变在近端，无钙化或痉挛；③有心肌缺血的客观证据；④病人有较好的左心室功能和侧支循环。

6. 冠状动脉激光成形术

冠状动脉激光成形术通过心导管内的光导纤维将激光引入冠状动脉，使阻塞动脉的粥样硬化病变气化而再通。主要问题是有严重的并发症。施行本术的并发症，急性者主要为动脉壁穿孔及血栓栓塞，慢性者主要是动脉瘤形成。目前采用何种激光最优、用何种功率及照射方式等还存在技术上的困难，而且远期效果及复发的危险性还要进一步研究。

7. 运动锻炼疗法

谨慎安排进度适宜的运动锻炼有助于促进侧支循环的发展，提高机体对体力活动的耐受量，从而改善症状。但一定要注意适度、适量。

（四）中医专方选介

1. 通脉冠心汤

党参、丹参、桃仁、薤白、郁金、茯苓、麦冬、炙甘草各15g，桂枝、砂仁、五味子各10g，三七6g。本方益气通阳，化瘀通脉，适用于冠心病。每日1剂，水煎服。偏于气虚加人参、黄芪各15g；偏于阳虚加熟附块15g，细辛6g，桂枝增至15g；偏血虚加何首乌、酸枣仁各15g，桑寄生、熟地黄、阿胶各12g；偏于阴虚加生地黄、白芍、桑椹、玉竹各15g，水蛭3g；证兼气滞加瓜蒌、香附、枳壳、柴胡各12g；证兼血瘀加红花、川芎各12g，川乌5g，水蛭3g；证兼痰浊内盛加半夏、瓜蒌、白术、陈皮各12g；血压偏高加钩藤、杜仲、白芍各15g，夏枯草12g，石决明30g；肾虚证明显加菟丝子、杜仲、狗脊、仙茅各15g。160例中，对心绞痛症状的疗效：70例患者显效者50例，改善15例，无效5例，总有效率为92.8%。心电图疗效：120例复查心电图属显效者30例，改善者68例，无效者22例，总有效率为81.7%。[刘延宝. 自拟通脉冠心汤治疗冠心病160例. 上海中医药杂志. 1995（11）：15]

2. 补肾化瘀汤

淫羊藿15g，桂枝15g，黄芪30g，太子参15g，麦冬15g，五味子10g，丹参15g，赤芍15g，川芎15g，红花10g，当归10g。本方温补脾肾，活血化瘀，适用于冠心病。每日1剂，水煎，分3次服，1个月为1疗程。阳虚加附片10g，炙甘草10g；血瘀胸痛加全蝎10g，延胡索15g；肾虚加河车粉20g；痰浊加瓜蒌15g，薤白15g；心悸怔忡加炒酸枣仁10g，琥珀5g；高血压加葛根15g，生龙骨、生牡蛎各15g；高血脂加山楂或草决明。服药期间一般停用一切西药和中成药，个别心绞痛病人心绞痛发作时加用异山梨酯，中、重度高血压病人加用复方降压片或复方罗布麻片。42例中有心绞痛病史32例，显效11例，占34.38%；改善17例，占53.12%；无效4例，占12.5%。总有效率达87.5%。[鲁厚年，等. 自拟补肾化瘀汤治疗冠心病临床观察. 实用中医内科杂志. 1995，9（2）：88]

3. 冠心宝

西洋参、川三七、降香各10g，珍珠粉6g。本方益气活血，滋养脏腑，镇心安神。上药共研细末备用，每日服 2 次，每次 3g，或心绞痛时临时顿服，温开水送下。治疗心绞痛 360 例，显效 252 例，改善 75 例，总有效率为 91%。[陈国源．冠心宝治疗冠心病 360 例．辽宁中医杂志．1994，21（9）：40]

4. 磁琥定心液

太子参 15g，磁石 20g（先煎），琥珀 6g（冲服），缬草 12g，檀香 10g，丹参 10g，虎刺 12g，红叶韭树 10g，当归 15g，桂枝 15g。本方益气通阳，活血化瘀，定心安神，适用于冠心病。合并高血压者加夏枯草 20g，桑寄生 15g，生山楂 15g；心绞痛发作较频者加降香 6g；心悸失眠者加酸枣仁 20g，生龙骨、生牡蛎各 15g。水煎服，每日 1 剂，分 2 次服，连服 1～3 个月。治疗期间停用其他治疗冠心病的药物。①心绞痛疗效：显效 42 例，改善 60 例，基本无效 6 例。②心电图疗效：显效 38 例，好转 30 例，无效 32 例，加重 2 例。③降压疗效：有效 16 例，好转 6 例，无效 30 例。④血清胆固醇测定：60 例中有 44 例测定结果有不同程度下降，在 38 例正常中有 4 例测定结果下降。⑤甲皱微循环观察：治疗后基本恢复正常。[金学仁，等．磁琥定心液治疗冠心病．全国首届专科专病学术会论文集，1994：325]

5. 宣痹活血汤

瓜蒌 30g，薤白 10g，桂枝 10g，半夏 10g，丹参 30g，川芎 10g，枳实 10g，檀香 6g。本方宣痹通阳，理气化痰，活血化瘀，适用于冠心病心绞痛。气虚明显加太子参 30g；自汗加五味子 10g；心悸加生龙骨 30g；喘息痰盛加葶苈子 10g；水肿加茯苓皮 30g。水煎，每日 1 剂，分 2 次服，疗程为 1 个月。高血压病人应配合服用降压药。全部病例停服血管扩张药及 β 受体阻滞剂。84 例中，心绞痛Ⅱ级者 14 例，显效 10 例，有效 3 例，无效 1 例；Ⅲ级者 21 例，显效 13 例，有效 6 例，无效 2 例；Ⅳ级者 7 例，显效 2 例，有效 4 例，无效 1 例。总有效率为 90%。[孙久林．宣痹活血汤治疗冠心病心绞痛．全国首届专科专病学术会论文集，1994：65.]

6. 苏心糖方

高丽参、郁金、当归、赤芍、黄精、薤白各 15g，檀香、三七、琥珀、麝香各 6g，乳香、没药、川芎、桂枝、五灵脂各 10g，全瓜蒌 30g，黄芪 40g，丹参 60g，酸梨 2.5kg，蜂蜜、冰糖各 0.25kg，蔗糖 1kg。本方活血化瘀，温阳通络，益气助阳。用于治疗冠心病心绞痛。先将高丽参、瓜蒌、薤白、丹参、黄芪、桂枝、黄精、当归、川芎用水煎 3 次，将 3 次药液混合；再将檀香、沉香、三七、五灵脂、乳香、没药、琥珀、郁金、麝香碾成细末，过 90

目筛；又将酸梨去皮去核，将梨肉压挤取汁。然后将药液、梨汁、蜂蜜、蔗糖、冰糖放入搪瓷器皿中用文火熬成糊状，将过筛药末加入，充分混搅均匀，待冷却后即成；分成 5g 一小块，每次含服或冲服 1 块，每日 3 次，1 个月为 1 疗程。气虚者用四君子汤合归脾汤；气阴两虚者用生脉散加味；阳虚者用参附汤加减；痰浊内阻用瓜蒌薤白半夏汤加减。同时配合西药常规治疗和支持治疗。在 56 例中，痊愈 10 例，显效 34 例，好转 8 例，无效 4 例。总有效率为 92.8%。[韩锡平．苏心糖治疗冠心病心绞痛 56 例．陕西中医．1995，16（9）：390]

7. 胸痹止痛方

瓜蒌 15g，薤白 12g，川芎 15g，降香 12g，厚朴花 12g，茯苓 15g，葛根 15g，黄连 6g。本方祛痰宽胸，化瘀定痛。适用于痰瘀互结，心脉瘀阻的冠心病心绞痛发作。水煎服，每日 1 剂。[刘学勤．千家名老中医妙方秘典．北京：中国中医药出版社，1994：18]

8. 丁郁四神散

丁香 15g，川芎 20g，山楂 30g，人参 10g。本方益气通络，芳香化瘀，适用于冠心病心绞痛。共研为细末，装入空心胶囊内，每粒 1g，共制 81 粒（9g 为研制中消耗），可口服和外敷同时进行。口服每次 3 粒，日 3 次；外敷以 3 粒取出药末，米酒调成糊状，压成饼，置于 3.3cm 见方的胶布或伤湿膏上（取 2 块伤湿膏，共用药 6 粒），分别敷于双足涌泉穴，每日换药 1 次，14 天为 1 疗程。心绞痛总有效率为 93.5%，心电图总有效率为 61.3%。[姜国峰，等．丁郁四神散治疗冠心病心绞痛临床观察及实验研究．福建中医药．1994，25（5）：10]

9. 温散寒凝息风通络汤

制附子（先煎）、细辛、全蝎、水蛭、白菊花各 12g，桂枝、延胡索各 15g，蜈蚣 3 条，地龙 10g，当归 30g。本方温阳散寒，息风通络。可用于不稳定性心绞痛。水煎服，每日 1 剂，服 3 天效果不明显者，可每次逐渐增加药量。治疗 34 例，显效 24 例，好转 6 例，无效 4 例。总有效率为 88.2%。[谢惠芬，等．温散寒凝，息风通络法治疗不稳定性心绞痛 34 例．陕西中医．1995，16（9）：388]

10. 加味小柴胡煎

柴胡、川楝子各 25g，半夏、当归、附子各 15g，人参 15g（不能用党参代），黄芩、生姜、炙甘草各 10g，川芎 20g，大枣 6 枚。本方疏肝行气，益气散瘀。可用于真心痛（见心绞痛）。水煎服。根据病情，每日 1 剂，或 2 日 3 剂，个别病例每日 2 剂。气郁甚者重用柴胡、川楝子；血瘀甚者重用当归、川芎；夹痰浊者重用半夏、生姜；偏于阳、气俱虚者重用人参。观察 77 例，服药 3 剂后心绞痛全部获明显改善；1 例服药 1 剂即缓解；30 例服药 6 剂后疼痛完全消失；32 例服药 10 剂后疼痛完全消失。77 例中服药最少的 5 剂，最多 28 剂，随着心绞痛的缓解，各种肝气郁结症状见复发者 48 例，15 个月未见复发者 29 例，在少数复发的病例中，再用本方仍有效。［邵桂珍，等．小柴胡汤加味治疗真心痛 77 例．山西中医．1994，10（4）：20］

11. 加味当归芍药散

当归、赤芍、茯苓、白术、泽泻、川芎各 10～12g，太子参 20～40g，丹参、水蛭各 10～30g。本方补益心脾，豁痰化瘀。主治心绞痛。若气虚甚者加人参 10g；痰凝重者加白芥子、胆南星各 10g，瓜蒌 30g；血瘀重者分别加大川芎、水蛭的剂量至 30～60g，日 1 剂，早晚分服。治疗 96 例中，79 例显效，11 例好转，6 例无效。忌食生冷，戒烟禁酒，注意精神调养。［张振东，等．当归芍药散加味治疗心绞痛 96 例．浙江中医杂志．1995，30（12）：452］

12. 柴胡楝芎汤

柴胡 25g，川芎、川楝子各 20g，半夏 12g，红参、附子各 10g，当归 15g，黄芩、炙甘草各 9g，生姜 6g，大枣 4 枚。本方疏肝行气，益气解郁。用于反复发作性心绞痛。水煎服，日 1 剂，或 2 日 3 剂。如无明显寒热差异，一般不加减药味，仅做药量调整：偏气虚者重用人参；偏阳虚者重用附子；气郁甚者重用川楝子、柴胡；血瘀重者重用当归、川芎；夹痰浊者重用半夏、生姜。治疗 96 例中，19 例服药 1 剂即缓解，36 例服药 6 剂后疼痛完全停止；41 例服药 9 剂后疼痛停止。［王延周．从肝论治反复发作性心绞痛 96 例临床疗效分析．浙江中医杂志．1995，30（5）：194］

13. 参芪丹芍汤

党参 15g，黄芪 12g，丹参 15g，赤芍 12g。本方补益心气，活血通脉。用于冠心病心绞痛。日 1 剂，文火水煎 2 次，每次 30 分钟，共取汁 400mL，分早晚 2 次温服。若气虚甚者易党参为人参，加太子参；血瘀甚者加郁金、红花、五灵脂；痰湿壅盛者加瓜蒌、半夏、薤白；阴寒闭阻者加桂枝、炙附片、檀香；阴血不足者加黄精、五味子、当归；肾气亏虚者加山茱萸、仙茅。共治 100 例，从心绞痛判断，显效 60 例，有效 34 例，无效 6 例，总有效率为 94%。从心电图看，显效 28 例，有效 36 例，无效 36 例，总有效率为 64%。［郭喜军，

等．参芪丹芍汤治疗冠心病心绞痛 100 例．云南中医杂志．1990，11（2）：15]

14. 复心汤

太子参 12g，炙黄芪 30g，当归 12g，赤芍 12g，郁金 12g，丹参 15g，桂枝 6g，地龙 6g，何首乌 16g，黄精 20g，薤白 6g。本方益气活血，理气止痛，用于治疗冠心病心绞痛。水煎服，日 1 剂，分 2 次服，20 天为 1 疗程。治疗 46 例，显效 21 例，显效率为 45.65%；改善 22 例，改善率为 47.83%；无效 3 例，无效率为 6.52%，总有效率为 93.48%。［刘金山．复心汤治疗冠心病心绞痛的疗效观察．中医药研究．1991（3）：39~40]

15. 冠心理血汤

丹参 20g，瓜蒌 15g，桃仁 12g，三七 1.5g（冲），薤白 6g，红花 12g，延胡索 3g（研冲），牛膝 30g，赤芍 12g。本方活血化瘀，散结止痛。用于治疗心绞痛、小面积心肌梗死。水煎服，日 1 剂，分早晚 2 次服。治疗 210 例，显效 56 例，占 26.67%；有效 147 例，占 70%；无效 7 例，占 3.33%。注意多卧床休息。［谢克铭，等．活血化瘀治疗冠心病 210 例临床观察．天津中医．1985，2（2）：12]

16. 心痛安 2 号丸

桂枝 150g，乳香 150g，五味子 150g，当归 180g，苏合香油 150g，川芎 180g，檀香 150g，丹参 300g，延胡索 150g，牛角粉 300g，降香 150g，五灵脂 150g，莲心 150g，冰片 25g，焦山楂 150g。本方活血化瘀，芳香温通。适用于冠心病、心绞痛因寒邪所致者。上药共研末为蜜丸，每丸重 9g，日服 2 次，每次 1 丸。显效率为 56.7%，总有效率为 91.8%；心电图显效率为 32.4%，总有效率为 70.2%。［陈克忠．冠心病证治．中医药研究．1987（4）：5]

17. 双和散

人参（或党参）90g，茯神 30g，远志 15g，九节菖蒲 60g，丹参 30g，香附 60g，没药 15g（或郁金 30g 代），血竭或红花 30g，琥珀 15g（另研），鸡血藤 30g。本方益气和血，顺气活血。适用于冠心病心绞痛。上药远志用甘草水浸一宿后炒，九节菖蒲用米泔水浸炒，丹参用甜酒浸炒，香附用童便浸炒，没药用麦麸炒。方中药物共研细末和匀，日 3 次，每次 3g，空腹温开水送服。治疗 30 例患者，有效率达 90% 左右。［蒲辅周．双和散治疗冠心病．中医药研究．1988（2）：26]

18. 蒌薤二枝二根饮

胡荽 10g，瓜蒌、柳枝、白杨枝、芦根、白茅根各 100g。本方行气活血，化痰通络，益气散寒。适用于冠心病心绞痛。加水 1500mL，煎至 400 ~ 500mL，每日服 1 剂，1 次服下。治疗 40 余例，一般 3 ~ 5 天心绞痛消失，10 天 T 波逐渐抬高，1 个月后恢复正常，疗效显著。[张立亭，等．蒌薤二枝二根饮治疗心绞痛．四川中医．1992，10（7）：23]

19. 冠心活血汤

丹参 20g，全瓜蒌 15g，桃仁 12g，三七 1.5g（冲），薤白 6g，红花 12g，延胡索 3g（冲），牛膝 20g，赤芍 12g。本方活血化瘀，适用于心绞痛、心肌梗死。服用本方 10 天为 1 疗程，日服 1 剂。痰湿型加二陈汤；气阴两虚型加生脉散；胸闷明显加降香；胁痛加郁金。212 例中，显效 96 例，有效 109 例，无效 7 例。[田芬兰，等．活血化瘀法治疗冠心病 212 例临床疗效观察．北京中医．1985（2）：27]

20. 调心汤

百合 30g，乌药 10g，丹参 30g，郁金 10g，瓜蒌 30g，牡蛎 10g，麦冬 10g，五味子 15g，党参 30g，柴胡 15g，黄芩 15g，苏子 30g，川椒 10g，甘草 10g，大枣 10 枚。适用于冠心病、心绞痛、心肌梗死等心血管疾病。上药加水 1200mL，煮取 300mL，倒出药汁，加水 800mL，煮取 200mL，去渣，两次药汁相合，密封于瓶中，高压灭菌后备用。每日 3 次，每次 80mL，空腹服，4 ~ 9 周为 1 疗程，并观察其服药前后的临床症状及心电图变化。治疗 102 例，治疗后症状消失，体征或心电图有明显改善者 56 例；治疗后症状、体征或心电图有所改善者 40 例；治疗后症状、体征及心电图均无变化者 6 例。总有效率为 94.2%。[周永双，等．调心汤在心血管疾病中的临床应用．实用中医内科杂志．1989，3（2）：24]

21. 加味瓜蒌薤白汤

瓜蒌 30g，薤白 15g，丹参 15g，赤芍 15g，红花 15g，川芎 15g，降香 15g。本方活血化瘀，宣痹通阳。适用于冠心病、心绞痛。每日 1 剂，水煎 400mL，早晚各服 200mL，4 ~ 6 周为 1 疗程，一般观察 2 个疗程。临证时根据寒热虚实症状之不同加减用药。共治疗 104 例，显效 38 例，改善 61 例，无效 5 例，总有效率为 95.19%。[雷忠义，等．加味瓜蒌薤白汤治疗冠心病心绞痛 104 例．陕西中医．1993，4（4）：23]

22. 冠心通痹汤

全瓜蒌 30g，桂枝 18g，炙甘草 10g，川厚朴 10g，熟附块 10g，贝母 6g，法半夏 10g，党参 18g，生牡蛎 30g。本方通阳化气，散结化痰。适用于冠心病。每日 1 剂，水煎服。气短明显加人参；胸闷甚加沉香粉；痰多加天竺黄、菖蒲；有瘀血加川芎或桃仁；有热象加黄连或莲子心；停搏明显加玳瑁、龙骨；眠不安加酸枣仁或琥珀。［柯雪帆．冠心通痹汤．中国中医药报．第3版．1995，5：16］

第二节 心肌梗死

心肌梗死是冠状动脉闭塞后，血流中断，使部分心肌因严重的持久性缺血而发生局部坏死。

心肌梗死临床表现为剧烈而较持久的胸骨后疼痛、发热、白细胞增多、红细胞沉降率加快、血清心肌酶活力增高及进行性心电图改变，常发生心律失常、休克或心力衰竭，属冠心病的严重类型。中医学虽无心肌梗死的病名，但按其临床表现属"真心痛""心痹"的范畴。

一、临床诊断

（一）辨病诊断

心肌梗死按临床进程和心电图表现，可分为急性、亚急性和慢性三期，但临床症状主要出现在急性期中，部分病人在心肌梗死前还有一些先兆表现。由于本病包括直接与心肌缺血坏死相关的胸痛及全身炎症反应，以及心脏泵功能和心电功能障碍所带来的一系列问题，临床表现差别很大。

1. 症状

（1）病史：不少病人无明显诱因。发生于体育锻炼当中者占13%，一般活动者占18%，外科手术者占6%，休息者占51%，睡眠中者占8%。有些报告发现不少病人发生于强体力劳动后数小时以内，认为是在严重冠状动脉狭窄基础上附加长期太多的心肌缺氧。精神紧张可诱发急性心肌梗死，气候变化，特别是寒冷，对心肌梗死的发生亦有一定的影响。

（2）先兆：有10%～50%的病人有前驱症状。表现为突然发生或出现的较以往更加剧烈、频繁的心绞痛，心绞痛的持续时间较以往长，诱因不明显，含用硝酸甘油疗效差，心动过缓及频发心律失常等，伴有恶心、呕吐、大汗、急性心功能不全或血压波动较大等，这些都可能是心肌梗死的先兆。心电图检查此时可见 ST 段一时性抬高或压低，T 波宽大或倒置，即所谓的超急性期，此时应按急性心肌梗死处理，尽量避免病情进一步发展。积极治疗后，部分病人有可能避免发生心肌梗死。

（3）疼痛：胸痛为最突出、最先出现的症状。胸痛性质可类似以往的心绞痛，但常为压榨性。常发生于安静或睡眠时，疼痛程度较重，范围较广，持续时间可长达数小时或数天，休息或含用硝酸甘油多不能缓解。病人常烦躁不安、恐惧、出汗，有濒死感。少数病例疼痛部位和性质可不典型，或疼痛很轻，甚至完全没有疼痛，容易误诊。如位于上腹部的疼痛，伴有恶心、呕吐，易被误诊为胃溃疡、急性胃炎或急性胰腺炎。约有25%的病人只有一般性胸闷或钝痛，甚至无任何不适，一开始即表现为休克或急性心功能不全，容易在出现心肌梗死时被医生及本人忽视。此种情况多见于糖尿病、高血压、心房纤颤、低心排及泵衰竭，或70岁以上的病人。少数病人也可在整个病程中都无疼痛或其他症状，而事后才发现患过心肌梗死。

（4）全身症状：主要是发热。一般在疼痛发生24～48小时后出现，由坏死物质吸收而引起，并且程度常与梗死范围呈正相关，体温多在38℃以下，很少超过39℃，持续1周左右。伴有心动过速、白细胞增高和红细胞沉降率增快等。

（5）胃肠道症状：约1/3有疼痛的病人，在发病早期伴有恶心、呕吐和上腹胀痛，与迷走神经受坏死心肌刺激和心排血量降低、组织灌注不足等有关，也可见肠胀气，重症者可发生呃逆。

（6）心律失常：见于75%～95%的病人，多发生于起病后1～2周内，尤其是24小时内。常见的心律失常为室性心律失常，以室性期前收缩为多见。如室性期前收缩频发（每分钟5次以上）或成对出现，心电图表现为多源性或落在前一心搏的易损期，常预示将发生室性心动过速或心室颤动。各种程度的房室传导阻滞和束支传导阻滞也较多，严重的可发生完全性房室传导阻滞。室上性心律失常，如室上性心动过速、心房扑动、心房纤颤等较少出现，多发生在心力衰竭中。室性心律失常多发生在前壁心肌梗死时，而下壁心肌梗死易发生房室传导阻滞，是供给房室结的右冠状动脉阻塞所致，其阻滞部位多在房室束以上，预后较好。如果前壁心肌梗死发生房室传导阻滞，往往是多个束支同时发生传导阻滞的结果，其阻滞部位在房室束以下，说明梗死范围广泛，且常伴有休克或心力衰竭，故情况较严重，预后也较差。

（7）低血压和休克：血压下降常出现在疼痛期，可持续数周后再上升，但往往不能恢复到以前的水平，此时并非是休克。休克的表现是疼痛缓解而收缩压低于 10.7kPa（90mmHg），病人烦躁不安，面色苍白，皮肤湿冷，脉细而快，大汗淋漓，尿量减少（每小时＜20mL），神志迟钝，甚者可出现昏厥。20% 的病人可出现休克，而且大多在起病后数小时至 1 周内发生。主要是心源性休克，为心肌广泛坏死（40% 以上）导致心排血量急剧下降所致，神经反射所致的周围血管扩张为次要因素，并可有血容量不足的因素。严重的休克可在数小时内死亡，一般休克持续数小时至数天，并可反复出现。

（8）心力衰竭：以急性左心功能不全为主，可在起病最初几天内发生，或在疼痛缓解、休克好转阶段发生。约有 20%～48% 的病人出现心力衰竭，为梗死后心脏收缩力显著减弱所致。临床表现有呼吸困难、咳嗽、发绀、烦躁等，严重者可出现肺水肿或进而发生右心衰竭，出现颈静脉怒张、肝肿大、水肿等。右心室心肌梗死者，一开始即可出现右心衰竭的症状。

2. 体征

（1）一般情况：病人常表现为焦急不安，用手按摩或捂在胸前及在床上动来动去，为减轻胸痛找一个舒服的位置，而心绞痛患者往往采取立位或走来走去。合并左心衰竭的患者采取半卧位，并有呼吸困难，常咳粉红色泡沫性痰。合并有心源性休克者面色苍白、冷汗、四肢发冷且有蓝色斑纹。约 95% 的病人有室性期前收缩，血压偏低或正常，少数病人因胸痛及焦急引起轻度血压升高。多数病人由于心肌坏死引起炎症反应，常在发病 24 小时以内体温上升至 38℃～39.5℃，一般经数天后消退。

（2）颈静脉：可有轻度充盈饱满。

（3）胸部：常于发病早期在肺底有少许湿啰音，尤其以左下胸背侧多见。如不进一步发展，多在 1～2 天内消失。若经久不消或啰音增多者，常提示有左心衰竭。

（4）心脏：心浊音界可轻度或中度增大，心率增快或减慢；心尖区第一心音减轻，可出现第三或第四心音奔马律。约 10%～20% 病人在发病后 2～3 天出现心包摩擦音，多在 1～2 天内消失，少数持续 1 周以上；发生二尖瓣乳头肌功能失调者，心尖区可出现粗糙的收缩期杂音；发生心室间隔穿孔者，胸骨左下缘出现响亮的收缩期杂音；发生心律失常、休克或心力衰竭者，则可出现相应的阳性体征。

（5）腹部：发生右下壁心肌梗死的患者可有膈肌刺激现象。疼痛部位在剑突下或左上腹部，常伴有恶心、呕吐，甚至腹胀，常易被本人或医生误认为是消化不良或急腹症。如有心肌梗死，常伴肝肿大，以及肝 - 颈静脉回流征阳性。

（6）四肢及神经检查：患者常伴外周动脉硬化。当有循环障碍时，四肢末端可发绀及水肿。由于低血压或休克引起脑灌注不足，且病人常有脑动脉粥样硬化，可出现神志改变，甚至可引出病理反射，但无定位体征。

3. 实验室检查

（1）白细胞计数：发病 1 周内白细胞可增至（10～20）×10⁹/L，中性粒细胞多在 75%～90%，嗜酸性粒细胞减少或消失，约经 1 周后恢复正常。

（2）红细胞沉降率：数值增快，多发生于梗死后 1～2 天，第 4～5 天达顶峰，可持续 1～3 周。

（3）血清酶测定：血清肌酸磷酸激酶（CPK）在发病 6 小时内即出现，24 小时达高峰，48～72 小时后消失，阳性率达 92.7%。谷草转氨酶（GOT）在发病后 6～12 小时升高，24～48 小时达高峰，3～6 天后降至正常。乳酸脱氢酶（LDH）在发病后 8～12 小时升高，2～3 天达高峰，1～2 周才恢复正常。此外，在乳酸脱氢酶的 5 种同工酶中的 LDH_1 来源于心肌，在急性心肌梗死后数小时总乳酸脱氢酶尚未出现前就已出现，可持续 10 天，其阳性率超过 95%。另外，测定肌酸磷酸激酶的 3 种同工酶中的 CPK‑MB，因其来自心肌，故 CPK‑MB 的升高幅度和持续时间有助于判定梗死的范围和严重性。其敏感性和特异性均极高，分别达到 100% 和 99%。

（4）肌红蛋白测定：测定从尿中排泄的肌红蛋白和血清肌红蛋白，也有助于急性心肌梗死的诊断。血清肌红蛋白的升高时间略早于 CPK 出现的时间，4 小时左右出现，高峰消失较 CPK 为快，多数在 24 小时即恢复正常。尿肌红蛋白则在心肌梗死 5～40 小时开始排泄，持续时间平均可达 83 小时。

4. 影像学检查

（1）心电图：有进行性和特征性改变，对诊断和估计病变的部位、范围和病情演变，都有很大帮助。在不典型情况下，如心内膜下心肌梗死，只有 ST 缺血性改变，要结合病史、血清酶及一系列心电图的观察进行诊断。心肌梗死的心电图波形变化包括三种类型：

①坏死区的波形：面向坏死区心肌的导联，出现深而宽的 Q 波。

②损伤区的波形：面向坏死区周围的导联，有抬高的 ST 段出现。

③缺血区的波形：面向损伤区外周的导联，显示 T 波倒置。

心肌梗死典型的心电图演变过程是：起病时（急性期）有关导联出现异常 Q 波和 ST 段明显抬高，后者弓背向上，与 T 波连接呈单向曲线，R 波减低或消失，而与之相对应的导联则显示 R 波增高和 ST 段压低。在发病后数日至 2 周左右（亚急性期），面向梗死区的导联 ST 段逐渐恢复到基线水平，T 波变平坦或显著倒置，背向梗死区的导联则可见 T 波增高。在发病后数周至数月（慢性期），T 波可呈 V 形倒置，其两肢对称，波谷尖锐。异常 Q 波以后常永久存在，而 T 波有可能在数月至数年内恢复正常。

不典型心肌梗死的心电图变化有：

①心内膜下心肌梗死：其心电图变化很不典型，与重度心肌缺血的心电图相似。心电图各导联除 aVR 表现为 ST 段抬高外，普遍呈 ST 段压低，T 波呈先负后正的双向或倒置，R 波降低，持续数周或数月，也可能长期存在，常称为无 Q 波的心肌梗死。

②乳头肌梗死：二尖瓣前外乳头肌梗死时，Ⅰ、aVL 和 V$_4$ ~ V$_6$ 导联常有异常改变；后内乳头肌梗死时，Ⅱ、Ⅲ、aVF 和 V$_1$ ~ V$_4$ 导联可见异常改变。急性梗死或断裂时，其表现多为 J 点压低，ST 段向下凹并压低。陈旧性梗死则表现为 J 点压低，ST 段上抬，T 波直立。但须注意的是，这些图形的诊断特异性并不高，应结合其他检查方法进行综合判断。

③仅有 T 波改变的心肌梗死：如果心电图显示 T 波进行性地在数周内出现由浅到深的倒置，同时伴有心肌梗死的临床表现，以后 T 波又逐渐恢复，有人提出可诊断病人发生过心肌梗死。由于 T 波变化可受多种因素的影响，故临床诊断时还须结合病史及血清酶学检查等诊断方法进行评判。

（2）心电向量：心肌梗死时有 QRS 环的改变，S－T 向量的出现和 T 环的变化。其中以 QRS 环的变化最有诊断价值。由于坏死的心肌细胞不能激动，所以没有电动力产生，心向量图上显示为心室除极时，起始向量将指向梗死区的相反方向。因此，起始向量的终点不回到起始点，自 QRS 起始点至终点的连线为 ST 向量的方向，指向梗死区。ST 向量多在 1 ~ 2 周内消失。心肌梗死时 T 环的改变主要是最大向量与 QRS 最大平均向量指向的方向相反，或 QRS－T 夹角增大，T 环长和宽比例 < 2.6：1，T 环离心支与归心支运行速度相等。此种 T 环改变可历时数月至数年，最后可以消失。

（3）放射性核素心肌显影：通过利用一些放射性核素注入血流，有些可进入并集中在梗死区，有一些则不进入梗死区的这一特点，进行胸前扫描或照相，可以显示心影中正常心肌与梗死心肌的不同放射性浓度，形成所谓的"冷点"和"热点"，从而可判断梗死的部位和范围。临床常用[201]铊注入体内，使正常心肌显影，而缺血、坏死心肌和瘢痕组织不显影，造成"冷点"成像，此检查主要用于慢性期。与此相反，放射性核素^{99m}锝、^{131}碘等则选择性地集中在缺血和梗死心肌中，使梗死部位显影而正常心肌不显影，造成"热点"成像，这主要用于急性期。此外，用门电路控制 γ 闪烁照相法进行放射性核素心脏血池显像，可观察心室壁的动作和左心室的喷血分数，有助于判断心室功能，诊断梗死后所造成的室壁动作失调和室壁瘤等。

（4）超声心动图：以二维、多普勒和 M 型超声心动图测定左心室的喷血分数、心室容量和室壁动作等情况，有助于诊断心肌梗死。

（5）其他检查：心肌梗死造成的心脏收缩动作失调，还可通过 X 线检查、雷达记波摄影、心尖搏动图、心脏动力图或心前区阻抗图等来进行诊断。

5. 老年人急性心肌梗死的特点

老年急性心肌梗死患者的住院人数和所占比例近年来明显增加且呈上升趋势，但在临床表现上，60～65 岁以上的老人常不典型，且并发症多，病情严重且死亡率高，须引起高度重视。在老年人心肌梗死患者中，无痛者约占总患病人数的 20%～30%，其中真正无痛者占 2/3，其余 1/3 则表现为疼痛部位及性质都很不典型，容易被误诊为胃肠道疾患及肌肉神经痛，而 60 岁以下有类似情况者不到 10%。在老年患者中，严重的并发症，如心力衰竭、休克及严重的心律失常，以及严重夹杂症（如肺炎、脑血管病）均较 60 岁以下者高 1 倍以上，死亡率则高 1.6～2.0 倍。

总之，心肌梗死根据典型的临床表现、特征性心电图改变和实验室检查，确诊并不困难。无痛的病人，诊断较困难。对老年患者，突然发生休克、严重的心律失常、心力衰竭、晕厥、上腹胀痛或呕吐等表现而原因不明者，或原有高血压而血压突然降低且原因不明者，手术后发生休克但非出血引起者，都应考虑到心肌梗死的可能。此外，老年患者出现较重的持续性胸痛或胸闷，即使心电图无异常改变，也应考虑到有本病的可能，都宜先按急性心肌梗死处理，并在短期内反复进行心电图观察和血清酶学检查，以确定诊断。

慢性心绞痛患者，凡出现下列情况之一者，都应按急性心肌梗死立即进行处理，严密观察或收入住院治疗：①突然在休息中发生心绞痛；②心绞痛加剧；③疼痛性质改变；④持续时间延长或发作频繁；⑤硝酸甘油疗效降低或无效，间隔不久连续口含 3 片仍不能缓解；⑥新发心绞痛来势较猛；⑦不论有无心绞痛，特别是中年以上患者，忽然发生心律失常（尤其是多发、多源室性期前收缩、室速或房室传导阻滞者）、低血压或休克，以及有左心衰竭的表现；⑧非饮食不当引起的上腹痛、恶心、呕吐，类似于急性胃炎的表现；⑨严重无力、昏厥、出冷汗、心悸或神志与反应迟钝。

在急性心肌梗死最早期，于出现 Q 波及血清心肌酶升高之前可有：①急性损伤性阻滞（心室激动时间延长）；②T 波增高；③ST 段抬高。此需与以往的心电图进行对比，否则容易忽视。此时要抓住时机，积极治疗，以减少猝死和防止梗死范围的扩大。

6. 并发症

（1）心脏破裂：约占急性心肌梗死死亡总数的 5%～10%，多见于老年人，为早期少见但严重的并发症，常在 1 周内发生，多为穿壁性梗死，缺乏侧支循环及梗死区薄弱，加之收缩期血压较高和心室扩大而引起心室破裂，因产生心包积血和急性心包填塞而猝死。主要特征为休克伴颈静脉怒张，常于数分钟内死亡，偶尔可发生心室间隔破裂穿孔，在胸骨左缘第四肋间出现响亮的收缩期杂音，常伴有震颤，可出现休克和急性心力衰竭而迅速死亡。

（2）乳头肌功能失调或断裂：乳头肌（主要为二尖瓣乳头肌）因缺血、坏死或收缩无力而断裂，可造成二尖瓣关闭不全，临床表现为胸痛及心尖部出现响亮的吹风样收缩期杂音及第一心音消失。严重者常迅速引起肺水肿、休克及死亡。

（3）栓塞：主要为梗死区心内膜附壁血栓的脱落，引起动脉系统栓塞，出现相应的临床表现。见于起病后 1～2 周。如栓子来自左心室，可产生脑、肾、脾或四肢等栓塞；如果心肌梗死患者发病后卧床不动，则可产生来自于深部静脉的血栓，此时容易引起肺栓塞，表现为胸痛、呼吸困难及心动过速。因此在卧床期间，宜适当活动下肢及卧床时间不要过久，同时可酌情予以肝素抗凝。当然，预防性抗凝一般用于有明显发生血栓可能的患者。

（4）室壁膨胀瘤：为在心室腔内压力的影响下，梗死部位薄弱的心室壁向外显著膨出而形成，见于心肌梗死范围较大的病人，常于起病数周后才被发现。体检可见左心界扩大，心脏搏动较广泛，可有收缩期杂音。X 线检查可见心缘有局部膨出，透视或记波摄影可见该处搏动减弱或有反常搏动，选择性左心室造影和门电路放射性核素心血管造影可显示膨胀瘤，超声心动图检查可显示室壁膨胀瘤的异常搏动。平静时心电图多数有 Q 波，如 ST 段抬高≥3mm，持续 3 个月以上者可诊断。其主要并发症有充血性心力衰竭、室性心动过速及动脉栓塞。右心肌梗死愈合后少有破裂的危险。

（5）心肌梗死后综合征：常发生于心肌梗死后 1~4 周或数月内，可反复发生。临床表现为心包炎、胸膜炎或肺炎，有发热，胸痛，咳嗽，气急，咯血性痰，心包及胸膜摩擦音等。每次发作持续约 1 周左右，发生原因可能是机体对坏死心肌产生的自身免疫性反应。

（二）辨证分型

1. 气虚血瘀型

（1）临床表现：心胸阵阵闷痛或疼痛较剧，如刺如绞，痛有定处，伴胸闷，气短，动则喘促，心悸怔忡，倦怠乏力，易汗出。舌苔薄，舌质淡红或紫暗，有瘀斑，或舌下络脉青紫，脉细涩或结代。

（2）辨证要点：胸痛而有定处，气短乏力。舌紫暗或有瘀斑，脉细涩。

2. 痰浊闭阻型

（1）临床表现：胸闷而兼胸痛时作，或胸痛持续，胁腹胀满，憋气不舒，咳唾痰涎，或痰黏腻，便秘不畅。舌苔白腻而干，或黄腻，脉弦滑或结代。

（2）辨证要点：胸闷而痛，胁腹胀满，痰黏。舌苔厚腻，脉弦滑。

3. 气阴两虚型

（1）临床表现：心胸阵阵隐痛，胸闷气短，倦怠乏力，动则喘息，心悸怔忡，心烦不寐，头晕，盗汗，口干，或有面红升火之象。舌淡红或暗红少津，苔薄而小或剥，脉细数或结代。

（2）辨证要点：心胸阵阵隐痛，倦怠乏力，心烦不寐，盗汗口干。舌红少津，脉细数。

4. 阳虚水泛型

（1）临床表现：心悸动而痛，喘促不得卧，咳唾涎沫，神倦怯寒，遇冷则心痛加剧，面目虚浮，下肢或全身水肿，腹大膨隆，二便不利。舌质淡胖，苔白或腻，脉虚细迟或结代。

（2）辨证要点：心悸动而痛，喘促，神倦怯寒，下肢浮肿。舌质淡胖，苔白或腻，脉虚细迟或结代。

5. 心阳欲脱型

（1）临床表现：面色苍白，冷汗淋漓，四肢厥逆，气少息促，神情淡漠，面色晦暗，尿少或遗尿，甚者身冷如冰，神志模糊，反应迟钝或昏不知人。舌淡紫，苔白，脉微细欲绝或促而结代。

（2）辨证要点：面色苍白，冷汗淋漓，四肢厥逆。脉微细欲绝。

二、鉴别诊断

（一）心绞痛

心绞痛的疼痛性质与心肌梗死相同，但发作历时较短，次数较频繁。一般发作持续时间不超过 15 分钟，且发作前有诱因，不伴有发热、白细胞增加、血沉增快及血清酶学检查异常，心电图无变化或有 ST 段暂时性压低或抬高，很少发生心律失常、休克或心力衰竭，通过这些表现可进行鉴别诊断。

（二）急腹症

有上腹部剧痛，伴有恶心、呕吐的某些心肌梗死患者，易被误诊为急性胰腺炎、溃疡病穿孔或急性胃炎、急性胆囊炎或胆结石。可依据病史及体征进行分析，并可进行心电图、血清心肌酶活性测定等，常不难做出鉴别诊断。

（三）急性心包炎

急性心包炎，尤其是急性非特异性心包炎患者，也有心前区痛、轻度发热等，如病人年龄较大，更易与本病混淆。但心包炎病人的发热和血白细胞计数增高常在疼痛的同时或之前出现，疼痛常于深呼吸和咳嗽时加重，体检可发现心包摩擦音，病情一般没有心肌梗死严重，心电图除 aVR 导联外，各导联均有 ST 段弓背向下的抬高，无异常 Q 波出现。

（四）急性肺动脉栓塞

本病常有胸痛、气急、咯血及休克，但有右心负荷急剧增加的表现。如右心室急剧增大，肺动脉瓣区搏动增强和该第二心音亢进，三尖瓣区出现收缩期杂音等。本病胸痛多靠外，且为胸膜性疼痛，呈刀割样，随呼吸运动加剧。而心肌梗死患者一般没有咯血，除非有左心衰竭，一般无明显的呼吸困难。心电图示心电轴右偏， I 导联出现 S 波或原有的 S 波加深，Ⅲ 导联出现 Q 波和 T 波倒置，aVR 导联出现高 R 波，胸导联过渡区向左移，右胸导联 T 波倒置等，此皆与心肌梗死的心电图变化不同，可进行鉴别。

（五）主动脉夹层动脉瘤

主动脉夹层动脉瘤常以剧烈胸痛起病，颇似急性心肌梗死，但疼痛一开始即达高峰，常放射到背、胁、腹、腰和下肢，双上肢血压和脉搏可有明显差别，少数有主动脉瓣关闭不全，有时可出现下肢暂时性瘫痪或偏瘫。还可通过超声心动图、X 线胸片等检查鉴别。

三、治疗

（一）提高临床疗效的思路提示

1. 扶正祛邪，攻补兼施

本病基本病机为本虚标实，心脉痹阻，治疗大法为扶正祛邪，疏通心脉，攻补兼施。具体须视病情而有所侧重，勿因补虚而忽视病邪之存在，亦勿专事疏通驱邪而愈伤正气。辨证准确，随证应变，据证用药，掌握好补与通的尺度，是提高疗效的关键。

2. 补益心气，温运心肾之阳

心为君主之官，五脏六腑大主，肾阳为一身阳气之根本，故能否有效地鼓舞心肾之阳，对挽救垂危起重要作用。阳回则生，阳脱则亡。在本病初期即注重补益心气，可降低并发症的发生率与死亡率。

3. 平调阴阳气血，强心复脉

本病在缓解期应平调阴阳气血，强心复脉。用药做到温而不过燥，养阴补血不滋腻，补气勿滞气，扶正勿碍邪。

4. 诊舌象，判病情

舌象常随病情演变而呈现规律性变化，可以帮助辨证，判断预后。冠心病患者舌质多见暗红、淡暗、青紫、紫暗色，心肌梗死初起胸痛剧烈时，舌质青紫加重或转成晦暗少泽，经治疗疼痛缓解后，舌紫可减轻。若原为红舌，随病情进展可加深，出现红绛舌或光红舌，反映正气进一步受损，阳气亏虚及营阴耗损，病情转重。红绛舌而苔厚腻者，病情多较复杂严重，治疗多有困难，预后差。若淡暗舌渐转为轻度红舌，多属正气渐复好转之兆，常见于急性心肌梗死恢复期。舌苔变化有助于了解实邪为患之程度深浅。病初症轻，舌苔多薄白，重症者可见薄黄苔或腻苔，甚至黄腻苔。绝大多数患者1～2天后，舌苔逐渐由薄变厚，3～4天即可变为厚白腻苔，有的变为黄厚腻苔，同时伴有消化道症状。第3周以后，舌苔渐薄，能活动后，舌苔恢复常态，这是病情较轻、预后较好的舌苔变化。若腻苔易化者，有转危为安之机；腻苔持久不化或日渐加重者，预后多险恶。

心肌梗死的基本问题是心肌缺氧，治疗目的是挽救濒危的心肌及防治并发症。在制订治疗方案时，须考虑改善氧供应，减少能量消耗，增强细胞活力等几个方面。在急性心肌梗死的治疗中要掌握：①预防室颤及其他心律失常；②减轻病人的痛苦，尽量使其安适（如止痛、镇静等）；③最大限度地减轻心脏负担；④防治休克、心力衰竭及其他并发症；⑤抢救缺血区心肌，缩小梗死范围。

积极并且及时地治疗先兆症状，如建议病人住院，按治疗心肌梗死的措施处理，往往可减少这些病人发生心肌梗死的机会。

（二）中医治疗

1. 内治法

（1）气虚血瘀型

治法：活血化瘀，益气止痛。

方药：参芪汤合血府逐瘀汤加减。

黄芪 30g，红参 12g（另煎），当归 12g，川芎 10g，桃仁 10g，红花 5g，赤芍 10g，地龙 12g，檀香 9g，葛根 30g，丹参 25g，甘草 9g。

若痛剧而见四肢不温、冷汗出等症者，可立即含化苏合香丸，以芳香化浊、温开通窍，每能获瞬即止痛之效；心胸憋闷甚，加全瓜蒌 15~30g，郁金 12g；大便秘结者，加大黄 6g，或必要时用芒硝 6~15g 冲服；怔忡心悸明显者，加琥珀 3g，酸枣仁 15g 以养心安神定悸。

（2）痰浊闭阻型

治则：通阳化痰，宣痹宽胸。

方药：瓜蒌薤白半夏汤或枳实薤白桂枝汤合温胆汤加减。

瓜蒌 15g，半夏 10g，茯苓 20g，橘红 12g，竹茹 12g，枳实 12g，薤白 12g，桂枝 6g，郁金 12g，青皮 10g。

痰浊化热者，可用黄连温胆汤清热而解痰郁；大便秘结者，务必保持大便通畅，可加生大黄或礞石滚痰丸以化痰火之胶结。由于痰性黏腻，阻于心胸，易使阳气郁滞，阻滞血运，甚至痰瘀互结，故不宜应用阴柔滋腻之品，而且在祛痰、化痰的同时，应适当配活血化瘀之品，如丹参、当归、益母草、桃仁、红花、丹皮、赤芍、丹皮等。若痰浊闭塞，目不识人，苔浊腻，因于痰浊上蒙心窍者，急用苏合香丸 1 粒化服以芳香温通、醒神开窍；若因于痰热、痰火、风痰者，则可用行军散，有即刻启闭化浊之效，并有止痛之功。

（3）气阴两虚型

治法：益气养阴，养心复脉。

方药：生脉散合炙甘草汤加减。

太子参30g，麦冬15g，五味子10g，炙甘草20g，黄芪25g，生地黄30g，玉竹12g，黄精15g，天冬12g，柏子仁12g，酸枣仁12g。

若阴虚火旺明显，可改用天王补心丹，甚至用黄连阿胶汤；气虚明显，可用人参或西洋参6～12g，另煎服用；大便秘结，加火麻仁15g，玄参12g；心悸怔忡，加琥珀末3g，龙齿15g；心痛甚者，宜兼行血通脉，可选择丹皮、赤芍、丹参、益母草、郁金、凌霄花等性凉、微寒的药物治疗。

（4）阳虚水泛型

治则：温阳益气，利水强心。

方药：真武汤合五苓散加减。

制附子12g（先煎），生姜12g，炒白术12g，茯苓15g，桂枝9g，芍药10g，猪苓15g，泽泻10g，葶苈子15g，车前子12g（包煎）。

若水肿明显者，加大腹皮12g，泽兰15g，桑白皮12g，以加强利水之功。若兼有气滞血瘀者，可选用偏于温性的理气活血之品，如薤白、沉香、香附、鸡血藤、川芎、桃仁、红花、乳香、没药等。若突然心胸剧痛、四肢不温而汗出者，宜立即含服苏合香丸1粒，以温通心脉。

（5）心阳欲脱型

治则：回阳救逆，急固其脱。

方药：四逆汤合参附汤加减。

人参30g（另煎），制附片10～30g，肉桂4g，煅龙骨、煅牡蛎各30g，黄芪30g，甘草20g，干姜9g，山茱萸20g，熟地黄15g，当归12g。

此危象多为心肌梗死病初之第1～7天内发生，常见于心源性休克，一旦出现，须急以大剂参附之属益气回阳固脱。一时汤药未备，可用参附针、人参针、黄夹苷针等静脉给药，用时采用综合抢救措施，以尽快控制病情。

2. 外治法

（1）针刺治疗：选穴分2组，第1组：巨阙、心平（位于心经上，肘横纹下三寸处）、足三里；第2组：膻中、内关、三阴交。两组穴位交替使用，将针刺入穴位，用捻、转、提、插法找到针感后，留针20分钟，每日1次。

（2）推拿疗法：据报道，按摩腹部上脘、中脘、下脘、神阙、关元、心俞、厥阴俞或华佗夹脊压痛点等治疗心痛有效。

（3）贴敷法：通心膏：药取徐长卿、当归、丹参、王不留行、鸡血藤、葛根、玄参、红花、川芎、桃仁、姜黄、郁金、三七参、血竭、椿皮、穿山甲、乳香、没药、樟脑、冰片、木香、人工麝香、硫酸镁、透骨草等，捣碎，调成糊状，敷心俞、厥阴俞或膻中。

（4）耳针疗法：取耳穴的心、胃、小肠、交感、神门、皮质下和内分泌等穴，每次 3~4 个穴位，留针 20 分钟。

（三）西医治疗

心肌梗死急性期的治疗原则应以保护和维持心脏功能、挽救濒危心肌、缩小心肌缺血范围、防止梗死扩大为主，并及时处理各种并发症，使病人能度过急性期，而且康复后还留有较多有功能的心肌，以维持有效的生活。

1. 入院前的处理

急性心肌梗死病人约有 2/3 在送到医院之前已经死亡。因此，缩短从发病至入院前的这段时间，并在这期间进行积极的抢救，对挽救这部分病人的生命有重要意义，但对病情严重的病人，发病后宜就地进行抢救，待病人情况稳定且容许转送时，再转医院进行治疗。转送病人的时机包括：①疼痛已缓解；②血压已正常或稳定；③心率接近正常，心律失常已基本控制；④心力衰竭已好转。在转送病人的救护车上，宜配备监护设备，以便在转送途中亦能继续监护病情变化，及时予以处理。转送病人的措施有：①在利多卡因预防室颤的条件下；②有氧气瓶给氧；③尽量减少颠簸；④有监护设备监护；⑤医务人员陪送，备有必要的抢救药品及除颤器。

2. 一般治疗

（1）休息：病人应绝对卧床休息，解除精神上的过度紧张与恐惧，可予以适量的镇静剂，如安定 2.5~5mg，每天 4 次，此外，应保持环境安静，减少探视，防止不良刺激。

（2）吸氧：最初的 2~3 天内，可间断或持续地通过鼻导管或面罩给氧。无低氧血症者不宜过多给氧。

（3）监测：进行心电图、血压和呼吸的监测，必要时还应监测血流动力变化 5~7 天。应密切观察患者的病情变化，以便为正确制订治疗措施提供客观的依据。监测时既不要放过任何有意义的变化，又应保证病人的安静和休息。

（4）护理措施：第 1 周应完全卧床休息，并加强护理。如帮助病人吃饭、洗脸、翻身、使用便器等。注意患者不宜进食过饱，宜进食一些易消化、低脂肪、少产气的食物，限制钠盐的摄入量，给予必需的热量和营养。保持大便畅通，便秘时给予缓泻剂，不可用力大便。从第 2 周起，可在床上坐起，活动四肢。第3周至第5周帮助病人逐步离床，在床旁站立或在室内缓步走动。但近年也有人主张在第1周即应开始下床活动，但应适度。如病重或有并发症的病人，卧床时间不宜过短。

3. 缓解疼痛

疼痛能够引起冠状动脉痉挛，促进儿茶酚胺分泌及病人躁动。儿茶酚胺能加快心率，增加心排血量，从而增加心肌耗氧量，扩大心肌梗死范围，所以对疼痛应尽快有效地控制，使疼痛减轻到病人可以耐受的程度。完全止痛需大剂量，常带来严重副作用。临床常用哌替啶 50～100mg 肌肉注射或吗啡 5～10mg 皮下注射，每4～5小时可重复应用，并最好与阿托品合用。疼痛较轻者可用可待因或罂粟碱 0.03～0.06g 肌肉注射或口服，亦可试用硝酸甘油 0.3mg 或二硝酸异山梨醇 5～10mg 舌下含服；或用硝酸甘油 1mg，溶于 5% 葡萄糖液 100mL 中静脉滴注，50～100μg/min，或二硝酸异山梨醇 10mg，溶于 5% 葡萄糖液 100mL 中静脉滴注，30～100μg/min，但均需注意监测血压变化。如疼痛顽固者，上述治疗无效，可用人工冬眠法，以哌替啶 50～100mg、异丙嗪 25～50mg、双氢麦角碱 0.6～0.9mg，加入 5% 葡萄糖液 500mL 中静脉滴注，同时密切监测血压。近年有人提出对疼痛伴有血压较高、心率较快的前壁梗死病人，止痛可用 β 阻滞剂，如美托洛尔（15mg 静脉注射，然后口服 50mg，每日4次；服2月后改为 100mg，每日2次，连服3个月）、普萘洛尔、阿替洛尔、噻吗洛尔等，认为不仅能止痛，而且能改善预后。但用药过程中要密切注意血压、心率和心功能的变化。

4. 心肌再灌注

大量资料证明急性心肌梗死早期应用溶栓疗法，约75% 病例可使阻塞的冠状动脉再通，从而能挽救濒死的心肌及降低死亡率。心肌梗死病人如无禁忌证，发病≤6小时，心电图 ST 段抬高≥0.2mV，年龄≤70岁，在做选择性冠状动脉造影、链激酶皮肤试验阴性后，向阻塞的冠状动脉一次性注入链激酶2万单位，继而每分钟注入 2000～5000 单位，共 30～90 分钟。冠状动脉再通过之后，继续每分钟注入 2000 单位，共 30～60 分钟。如未能使冠状动脉再通，发生急性再阻塞，或动脉虽然再通，但仍有重度狭窄时，可做紧急的经皮腔内冠状动脉成形术，后服用扩冠脉药物和用肝素抗凝 10 天。同时注意防止发生出血。鉴于静脉给药较冠状动脉给药方便，可以尽早施行。有人主张先静脉注射（1 小时内用 10 万单位链激酶），然后继续于冠状动脉内给药或单用静脉注射法治疗。静脉注射法可用链激酶 50 万单位加入 5% 葡萄糖液

100mL 中静脉滴注，在 30 分钟左右滴完，然后每小时给予 10 万单位，连续静滴 24 小时，继以肝素治疗。近年也有人主张在 1 小时内静脉滴注链激酶 100 万～150 万单位的大剂量短期疗法。需要注意的是，用药前后要进行有关血凝方面的检查，用药过程中要注意防止出血。此外，治疗前半小时用异丙嗪 25mg 肌肉注射，配合少量的地塞米松（2.5～5mg）同时滴注，可防止链激酶引起的寒战、发热等副作用。

其他溶血栓的制剂有：①尿激酶：冠状动脉内注射量为 6000IU/min，至少 1 小时。血栓溶解后，再维持 0.5～1 小时或 12 万 IU，每分钟注射 1 次，共 8 次，静脉滴注可用 96 万～180 万 IU，30 分钟内滴完的大剂量疗法，或静脉滴注 48 万～96 万 IU（可用到 100 万～150 万 IU）30～60 分钟滴完的中等剂量疗法。②组织型纤维蛋白溶酶原激活剂（trPA）：冠状动脉内滴注 0.375mg/kg，持续 45 分钟或静脉滴注 0.75mg/kg，持续 90 分钟。③其他溶栓剂有：单链尿激酶型纤溶酶原激活剂、甲氧苯基化纤溶酶原－链激酶激活剂复合物等。上述这些制剂均不引起寒战、发热反应，不需同时应用皮质激素。但治疗后均需用抗凝药，每日服用阿司匹林。溶栓治疗后，若疼痛解除，抬高的 ST 段恢复，血清心肌酶增高的高峰提前出现和出现室性心律失常，常提示心肌得到再灌注。

5. 消除心律失常

心律失常必须及时消除，以免演变为严重的心律失常，甚至猝死（可参阅"心律失常"一章）。

（1）室性心律失常：有人主张在心肌梗死发病后立即肌注利多卡因 200～250mg，以预防发生室性心律失常。频繁的室性期前收缩或室性心动过速，宜用利多卡因 50～100mg 静脉注射，如无效，5～10 分钟后可重复。控制后，改用利多卡因静脉滴注，用利多卡因 100mg 加入 5% 葡萄糖液 100mL 中，1～3mL/min 维持治疗。情况稳定后，可改用口服美西律 150～200mg、普鲁卡因胺 250～500mg、溴苄铵 100～200mg、丙吡胺 100～200mg、妥卡因 400～600mg 或奎尼丁 0.2g，每 6 小时 1 次维持治疗。发生室颤时，应立即进行直流电除颤，用最合适的能量（一般 300J），争取一次性除颤成功。在无电除颤的条件时，可立即进行心脏胸外按摩和口对口人工呼吸，心腔内注射利多卡因 100～200mg 或普鲁卡因 200～300mg，或溴苄铵 250mg，并施行其他心脏复苏处理。对于加快的心室自主心律，一般无须处理，但如果由于心房输送血液进入心室的作用未能发挥，引起血流动力失调时，可用阿托品以加快窦性心律，从而控制心室自主心律。有时仅在偶然情况下要用人工心脏起搏或应用抑制心脏的药物进行治疗。

（2）缓慢的心律失常：对窦性、房室交界性或室性的缓慢性心律失常，可用阿托品、异丙肾上腺素、麻黄素或乳酸钠（静脉注射或滴注）进行治疗。近年来认为阿托品在使心率加快的同时，可使心肌耗氧量增加，并可引起严重的心律失常；异丙肾上腺素可升高血压，增强心肌收缩力，故也可引起心肌耗氧量增加。因此，临床上当慎用。如用上述药物无效或发生明显副作用时，可考虑应用人工心脏起搏器进行治疗。

（3）房室传导阻滞：对3度（包括估计有可能发展为3度）和2度Ⅱ型（莫氏Ⅱ型）传导阻滞，宜临时应用人工心脏起搏器进行治疗，待情况好转后撤除。如传导阻滞成为持续性，则可安装永久性的埋藏式起搏器。对于1度和2度Ⅰ型（文氏现象）的房室传导阻滞，可根据病人情况应用药物治疗，如肾上腺皮质激素、阿托品、异丙肾上腺素或麻黄素等，同时密切观察病情变化。

（4）室上性快速性心律失常：如窦性心动过速、频发房性期前收缩、阵发性室上性心动过速、心房扑动和心房纤颤等，可选用β阻滞剂、洋地黄制剂、维拉帕米、胺碘酮、奎尼丁、普鲁卡因胺等药物治疗。阵发性室性心动过速、心房扑动和心房纤颤若经过药物治疗无效时，可考虑应用同步直流电复律器或人工心脏起搏器复律，尽量缩短快速心律失常持续的时间。

（5）心脏停搏：立即进行胸外心脏按压和人工呼吸，心腔内注射肾上腺素、异丙肾上腺素、阿托品和乳酸钠等，并采取其他心脏复苏措施。

6. 休克的治疗

根据休克纯属心源性，抑或有周围血管舒张障碍或血容量不足等因素的存在而分别进行处理。

（1）一般处理和监护：吸氧、保暖，密切注意血压、尿量、中心静脉压、肺毛细血管压和心排血量的变化，以便随时调整治疗措施。

（2）补充血容量：急性心肌梗死患者对低血容量的耐受力很差，约20%的病人由于梗死发生前利尿剂的应用及严格限盐，发病后出汗、呕吐及腹泻，特别是因恶心不能进食等原因而有血容量不足，需要补充血容量来进行治疗。除有明显肺水肿外，应进行试探性补液，但应防止补液过多而引起心力衰竭。可根据血流动力学的监测结果来决定输液量。如中心静脉压低，在0.49～0.98

kPa（5cmH$_2$O～10cmH$_2$O）之间，肺毛细血管压在 0.8～1.6kPa（6～12mmHg）以下，心排血量低，提示血容量不足，可静脉滴注 10% 葡萄糖液或低分子右旋糖酐。低分子右旋糖酐具有分散聚合的红细胞及防止血小板黏附的优点，从而使细胞聚集消除，减低血液黏稠度，改善周围微循环，但有 2～3 倍液量的扩容作用，用量多则可增加心脏负担。如在输液过程中，中心静脉压超过 1.96kPa（20cmH$_2$O），肺毛细血管压高于 2.0～2.7kPa（15～20mmHg），即应停止输液。

（3）应用血管收缩药：如收缩压低于 10.7kPa（80mmHg），静脉输液后血压仍不上升，而肺毛细血管压和心排血量正常时，可选用血管收缩药进行升压。多巴胺：为去甲肾上腺素的前身，兴奋 α、β 受体及多巴胺受体，能增加心肌收缩力及选择性地改善肾、肠系膜及冠状动脉血流。常用 10～30mg 加入 5% 葡萄糖液 100mL 中静脉滴注，也可和间羟胺同时滴注。多巴酚丁胺：20～25mg 溶于 5% 葡萄糖液 100mL 中静脉滴注，2.5μg/（kg·min），可增至 10μg/（kg·min）。多巴酚丁胺不会引起心率加快及心律失常，其作用与多巴胺相类似，但增加心排血量的作用较强，无明显的扩张肾血管作用。间羟胺：直接兴奋 α 受体，并通过去甲肾上腺素的释放而发挥作用，因而长期应用利舍平或胍乙啶的患者，使用间羟胺的作用较差。常用 10～30mg 加入 5% 葡萄糖液 100mL 中静脉滴注，或 5～10mg 肌肉注射。去甲肾上腺素：作用与间羟胺相同，但效果较快、较强，维持时间较短，对于长期服用利舍平或胍乙啶的患者仍有效。小剂量时以增加心肌收缩力为主，大剂量时以血管收缩为主而心排出量可减少。0.5～1mg 加入 5% 葡萄糖液 100mL 中静脉滴注，开始 4～8μg/min，如无效，逐渐增加，如已用到 15μg/min 仍不能维持血压，再增加剂量亦难以取得效果。本药渗出血管外易引起局部损伤及坏死，如同时加入 2.5～5mg 的酚妥拉明可减轻局部血管的收缩作用。

用升压药物治疗反应不理想时，应注意纠正代谢性酸中毒及心律失常，可加用氢化可的松 200mg 静注。在病情稳定之后，应尽快停用升压药，先逐渐减量，之后，在抽掉升压药的过程中，即使血压下降接近 10.7kPa（80mmHg），而无其他末梢循环衰竭的现象，在严密监视下，仍可继续维持。如血压继续下降，则需要再用升压药。

（4）应用血管扩张药：如经上述处理，血压仍不升，而肺毛细血管压增高，心排血量降低或周围血管收缩造成总阻力增加，有病变的左心室面临高阻抗，其张力增高，耗氧增加时，休克的程度将会加重，病人可见面色及皮肤苍白，四肢厥冷并有发绀。此时可用血管扩张药以减轻周围阻力和心脏后负荷，降低左心室喷血阻力，增强收缩功能，从而增加心排出量，改善休克状态。但须注意：应用血管扩张药要在血流动力学的严密监测下谨慎应用。可选用硝普钠（15～400μg/min 静脉滴注）、酚妥拉明（0.25～1mg/min 静脉滴注）、二硝酸异山梨醇（2.5～10mg，舌下含服多次）或硝苯地平（10～20mg，口服多次）等进行治疗。

（5）强心苷和肾上腺皮质激素：心肌梗死并发休克时是否使用这两种药尚有争议。有人认为有心脏扩大时，强心苷仍可使用。而肾上腺皮质激素类药物，只有在极大剂量应用时，才发挥作用。

（6）纠正酸中毒和电解质紊乱，避免脑缺血和保护肾功能：休克较重，持续时间较长的病人多有酸中毒的存在，可影响血管活性药物的疗效，故纠正酸中毒是治疗休克不可忽视的一环。常用 5% 碳酸氢钠、11.2% 乳酸钠溶液或 3.63% 三羟甲基甲烷（THAM）静脉滴注。可参照血液酸碱度或二氧化碳结合力的测定结果来调整用量。对于纠正电解质紊乱，特别要注意对低血钾、低血氯的纠正。同时，注意避免脑缺血并注意保护肾功能。

（7）辅助循环和外科手术：有人认为辅助循环疗法既可改善冠状动脉血流量，又可降低左室充盈压及减轻左室负荷，因此在上述治疗无效时，可用主动脉内气囊反搏器进行反搏治疗，也可在反搏的支持下，施行选择性冠状动脉造影，随后施行坏死心肌切除和主动脉－冠状动脉旁路移植手术，这样就有可能挽救病人的生命。但反搏疗法有时可引起严重的并发症，如主动脉壁穿孔、远端肢体缺血、肾栓塞及气囊破裂等，须正确评价其疗效。

（8）右心室心肌梗死并发休克：患者进行血流动力学检查可显示中心静脉压、右心房、右心室充盈压均增高，而肺毛细血管压、左心室充盈压常可正常。治疗时应给予补充血容量以增加右心室舒张末期容量和右心房－左心房的压力差，使血液通过低阻力的肺血管床，增加左心室充盈压，从而增加心排血量和升高动脉压，改善和纠正休克。

7. 治疗心力衰竭

以急性左心衰竭为主（参见有关章节进行治疗），主要应用吗啡或哌替啶和利尿剂，亦可选用血管扩张剂减轻左心室的后负荷，或用多巴酚丁胺治疗。洋地黄制剂可引起室性心律失常，而且早期出现的心功能不全主要是心肌充血、水肿所致的顺应性下降所导致，而左心室舒张末期容量并不增多。因此，洋地黄制剂只宜用于心力衰竭较轻的病人，但在梗死发生后的 24 小时应尽量避免使用。右心室梗死的心力衰竭病人应慎用利尿剂。

8. 其他疗法

下列疗法可能有防止梗死扩大、缩小缺血范围、加快愈合的作用，但尚未完全被临床证实，故对某些疗效还存有争议，可依据患者情况考虑应用。

（1）极化液疗法：氯化钾 1.5g，普通胰岛素 8 个单位加入 10% 葡萄糖液 500mL 中静脉滴注，1～2 次/天，7～14 天为 1 疗程。可促进心肌摄取和代谢葡萄糖，使钾离子进入细胞内，恢复细胞膜的极化状态，以利于心脏的正常收缩，并可减少心律失常，促使心电图抬高的 ST 段回到正常水平。

（2）低分子右旋糖酐或羟乙基淀粉代血浆 250～500mL 静脉滴注，每日 1 次，2 周为 1 疗程。具有减少红细胞聚集，降低血液黏稠度的作用，有助于微循环灌注的改善。

（3）促进心肌代谢药物：辅酶 A50～100U，肌苷酸钠 200～600mg，维生素 C3～4g，维生素 $B_6$50～100mg，细胞色素 C30mg 等加入 5%～10% 葡萄糖液 500mL 中，缓慢静脉滴注，每日 1 次，2 周为 1 疗程。

（4）糖皮质激素：在起病 4 小时内一次性静脉滴注甲泼尼龙 25mg/kg，用来稳定溶酶体膜，减少溶酶体酶的释出，有可能防止梗死范围扩大。

（5）透明质酸酶：发病后尽早应用可加速炎症的吸收，从而减小梗死范围。须先用 150U 做皮内试验，如为阴性，可静脉推注 500U/kg。首次剂量后的第 2 小时和第 6 小时，再分别给予同样剂量 1 次；此后每 6 小时，再分别给予同样剂量 1 次；此后每 6 小时 1 次，共 42 小时。

（6）抗凝疗法：对某些情况可能有帮助。在梗死范围较广，且为复发性梗死，或有梗死先兆而又有高凝状态者可考虑应用。用前需排除禁忌证：有新近手术而创面未愈合、活动性消化道溃疡、一切有出血倾向或出血既往史、严重高血压以及严重的肝肾功能不全。通常先用肝素 50～75mg 静脉滴注，每 6 小时 1 次，或 100mg 深部肌肉注射，每 8 小时 1 次，共 2 日，维持凝血时间在正常的 2 倍左右（试管法 20～30 分钟内）。同时口服双香豆素类或苯茚二酮类抗凝剂。用双香豆素，首次 200mg，第 2 日 100mg，以后每日 25～75mg 维持；华法林首剂 15～20mg，第 2 日 5～10mg，以后每日 2.5～5mg 维持；苯茚二酮开始 200～300mg，以后每日 50～100mg 维持，维持凝血酶原时间在正常的 2 倍左右（20～30s 内），治疗至少 4 周。一旦发生出血，应立即中止治疗。由肝素引起的出血可用等量的鱼精蛋白静脉滴注；双香豆素类或苯茚二酮类引起的出血可给予维生素 $K_1$20mg 静脉注射。必要时可输血。

（7）前列腺素 E_1：有扩张血管、抗血小板凝集及减少溶酶体释放的作用。$600\mu g/d$ 加于 5% 葡萄糖溶液 250mL 中静脉滴注，每分钟 15～40 滴，可连续应用 3 天。常见的副作用有口干、腹泻及低热等。

（8）高渗甘露醇：当心肌缺血、有氧代谢发生障碍，细胞膜的 $Na^+ - K^+ -$ ATP 酶丧失能源，不能将细胞内的 Na^+ 泵出，发生细胞内水肿，而细胞膜肿胀引起组织间隙压升高，从而影响血流及组织间液的交换，可加重局部缺血，增加弥散困难，使细胞更加缺氧。动物实验证明，高渗甘露醇对心肌缺血及坏死有保护作用，除能减轻细胞水肿外，还能降低血管阻力。

9. 并发症的治疗

心肌梗死并发栓塞时，用溶解血栓或抗凝的方法治疗。心肌梗死后综合征可用糖皮质激素或阿司匹林、吲哚美辛治疗。并发室间隔穿孔、急性二尖瓣关闭不全或室壁膨胀瘤，都可导致严重的血流动力学方面的改变或心律失常，应积极采取手术方法治疗。因这些病人多处于循环功能不全状态，可先用辅助循环措施改善循环情况，同时进行必要的术前检查，了解冠状动脉和心肌的病变情况，然后施行手术，修补心室间隔的穿孔，替换人工二尖瓣，切除梗死的心肌或室壁膨胀瘤，同时兼做主动脉－冠状动脉旁路移植手术，改善心肌的供血。但心肌梗死并发急性心室破裂时，常因病情发展迅速，来不及施行抢救而死亡。

（四）中医专方选介

1. 健心汤

黄芪 24g，党参 12g，黄精 15g，麦冬 15g，丹参 20g，川芎 12g，赤芍 12g，郁金 12g，葛根 15g，仙灵脾 9g。本方益气养阴，活血化瘀，通阳宣痹，适用于急性心肌梗死。每日 1 剂，2 周为 1 疗程。休息 2 天后重复下一疗程。加减法：休克加制附子 12g，五味子 12g，人参 5g，去党参；心律失常加炙甘草 6g，苦参 15g，阿胶 9g；胸痛甚加瓜蒌 15g，薤白 12g；恶心、呕吐加半夏 12g，竹茹 10g，阿胶 9g；腹胀、便秘加生大黄 6～9g，大腹皮 9g；烦躁失眠者加远志 9g，夜交藤 12g。患者入院时心衰明显者加用扩血管药及强心药，休克严重时加用多巴胺及间羟胺，出现频繁室性期前收缩及室性心动过速时用利多卡因配合治疗。治疗 400 例，其中健心汤组 200 例，对照组（极化液）200 例。结果：①病死率：健心汤组 185 例恢复；死亡 15 例，病死率为 7.5%；对照组，恢复 173 例，死亡 27 例，病死率为 13.5%。②休克：健心汤组入院时发生休克 19 例，治疗中发生休克 6 例。两组发生休克及死亡比较 $P > 0.05$，差异不显著。但临床观察认为，健心汤配合西药协同治疗对休克似有一定的防治作用。③心律失常：健心汤组入院时心律失常 150 例，高于对照组的 100 例，而治疗中心律失常（包括新发生）的发生健心汤组为 37 例，低于对照组的 65 例，$P < 0.001$，差异非常显著。健心汤在西药配合下对心律失常的防治有一定作用。④血脂：用健心汤治疗后，在血脂增高的病例中，有 80% 明显下降，其中以甘油三酯的下降幅度最显著，对照组有 20% 血脂轻度下降，且对照组在治疗过程中有 6 例发生脑梗死，而健心汤组无一例发生。说明健心汤具有降低血脂，改善血液黏稠度，预防血栓形成的作用。〔孟昭金，等．健心汤治疗急性心梗 200 例观察．中西医结合杂志．1991，11（11）：679〕

2. 生脉散加味

党参 10 ~ 15g（或人参 6 ~ 10g），麦冬 10g，五味子 10g，丹参 30g，赤芍 10 ~ 15g，延胡索 10g。本方益气固本，活血化瘀。治疗急性心肌梗死。水煎服，每日 2 次，疗程一般为 4 ~ 6 周，最短 1 ~ 2 周；同时在心电监护下予以西药，如极化液、抗心律失常药物、血管扩张药等。北京积水潭医院采用本方治疗急性心肌梗死 300 例，存活 264 例，死亡 36 例，死亡率为 12.0%；西药对照组（采用极化液、抗心律失常、血管扩张药治疗）391 例，存活 315 例，死亡 76 例，死亡率为 19.4%，经统计学比较，前者死亡率明显低于后者（$P < 0.05$）。〔钱立平，等．益气活血方药治疗急性心肌梗死的临床疗效观察．中医杂志．1989（6）：25〕

第十一章　慢性肺源性心脏病

　　慢性肺源性心脏病简称肺心病，是继发于肺脏疾患或肺血管性病变引起肺循环阻力增加及肺动脉高压所致的右心室肥大，最后导致心力衰竭的一类心脏病。

　　慢性肺源性心脏病的临床表现，大多为咳嗽，气急，不能平卧，痰多色白或呈黏丝，心悸，胸闷胀满，下肢浮肿，面唇发绀，舌质紫暗等。中医学虽无相应的病名，但类似肺心病的文献记载却较多，按其不同的病理阶段和主要临床表现，包括在中医学的"痰饮（支饮）""水气""咳嗽""喘证"等病名的范围之内。至于肺性脑病者，如有嗜睡、神昏等症状，中医学常称之为"痰迷心窍"；或有手足抽搐、狂躁不安等症状，中医学常称之为"肝风内动"；若肺心病患者机体极度衰竭或呈休克状态，中医学则称为"喘促""喘厥"，并描述其症状为"额汗如油，肢冷脉伏，呼吸短促"等，表示病情危笃，需要采取积极的抢救措施。

一、临床诊断

（一）辨病诊断

　　本病发展缓慢。据统计，由慢性支气管炎发展为肺心病的时间约为 17.6年。本病的症状和体征也是逐步出现的，多由于寒冷季节因呼吸道感染而使病情加重。早期肺心病呼吸和循环功能尚可代偿，晚期则出现呼吸衰竭和心力衰竭。

1. 症状

　　（1）呼吸系统症状：有长期咳嗽、咯痰、气促和哮喘等症状，随病情发展，当肺动脉高压达到一定程度时可出现胸闷、乏力、气短、呼吸困难。

　　（2）心力衰竭症状：右心衰竭早期症状不明显，随着病情发展，肺动脉压进一步升高而出现心慌、气短。肝淤血肿大后有上腹痛、纳差、恶心、呕吐、腹胀、尿少。伴左心衰竭者有阵发性夜间呼吸困难、心源性哮喘、端坐呼吸、咳粉红色泡沫痰、四肢凉、焦虑等。

（3）呼吸衰竭症状：疾病发展到晚期，肺功能失代偿，出现缺氧和二氧化碳潴留。以缺氧为主者感气急、胸闷、呼吸困难、心悸、乏力等。病情进一步发展时，发生低氧血症和高碳酸血症，可出现各种精神、神经障碍症状，称为肺性脑病，占肺心病并发症的16.68%，表现为头痛、头胀、烦躁不安、言语障碍，并有幻觉、精神错乱、抽搐或震颤等。$PaO_2 < 25mmHg$（$3.33kPa$）、$PaCO_2 > 70mmHg$（$9.33kPa$），中枢神经系统症状更明显，出现神志淡漠、嗜睡，进而昏迷，甚至死亡。呼吸衰竭严重者可发生消化道大出血，占肺心病并发症的5.15%，主要由于缺氧、二氧化碳潴留、消化道黏膜糜烂所致，亦可能同时有应激性溃疡（中枢神经因素）、肾功能不全，播散性血管内凝血成为出血因素。

2. 体征

（1）肺部体征：多数有明显的肺气肿体征，如桶状胸，肺部叩诊呈过清音，肺下界下移，听诊呼吸音减弱，感染时有干、湿性啰音，心浊音界不易叩出，心音遥远，某些病人可伴有杵状指（趾）。

（2）心力衰竭征：由于静脉压明显增高致颈静脉怒张、肝肿大，且有压痛、肝颈静脉回流征阳性，常有下肢水肿及腹水，心率明显增快。三尖瓣关闭不全时，在剑突下或三尖瓣区可听到收缩期吹风样杂音。有时可出现心律失常，以房性和室性期前收缩多见，偶可出现心房纤颤等。左心衰竭时肺底部有移动性水泡音。病情严重者，由于心排血量降低，血压下降，脉压减少，出现休克征象。

（3）其他

①发绀：肺心病发绀主要是肺动脉高压肺内分流以及V/Q失调造成低氧血症，表现为中枢性发绀，以耳垂、鼻尖、口唇、指（趾）较明显，当并发红细胞增多症时，由于还原血红蛋白增高，即使动脉氧饱和度正常，也有发绀。

②舌诊异常：舌质多为紫绛、暗紫。当右心衰竭时，舌腹面静脉主干饱满隆起，外形弯曲或呈圆柱状，舌腹面外带可见暗紫色异常静脉支，呈囊柱状，范围超过总面积的1/2。

③肺性脑部体征：周围血管扩张，皮肤温暖、红润、多汗，血压上升，肌肉抽动，球结膜充血、水肿，眼球外凸，昏迷时瞳孔缩小，视神经盘水肿。

3. 辅助检查

（1）X线检查

①胸肺病变X线改变：随病因而异。一般表现为肺纹理增多、扭曲和变形，或有间质纤维化，肺气肿最常见，表现为肺透亮度增加，膈肌下降，胸廓增大，侧位前后径增大，肺纹理减少或稀疏。

②肺血管X线改变：肺动脉高血压表现为右肺下动脉干扩张，其横径≥15mm，其横径与气管横径比值≥1.07，肺动脉段明显突出或其高度≥3mm，中心肺动脉段扩张而外周分支纤细。

③心脏X线改变：心尖上翘，右心室流出道（漏斗部）增大，表现为后前部的膨隆，右前斜位片于肺动脉圆锥部凸出，侧位片示心前缘向前凸出。

（2）心电图检查：是诊断肺心病的重要依据之一。由于肺气肿等因素的影响，肺心病出现典型的心电图改变常常不是早期，肺心病心电图具有易变的特点，当病情加重时，心电图呈显著变化。随着病情的缓解，心电图的某些改变可减轻或接近正常，有助于肺心病的诊断和预后的判断。

①P波的改变：肺心病P波高而尖。既往规定P波电压为0.25mV，但许多单位认为肺心病常伴有低电压，规定≥0.25mV为偏高。近年来认为P波电压低于0.22mV，但高于同导联R波的1/2，或P≥0.2mV加上P轴>+80°，也列为"肺型P波"，此可提高诊断的阳性率。由于"肺型P波"的发生一般认为可能与右心房压力升高、右房扩张有一定关系，建议作为肺心病诊断的主要条件之一。

PaVL倒置：肺心病由于心脏位置下降，PaVL常倒置。因此，许多资料认为如PaVL直立又无其他肺心病心电图的改变，可作为诊断肺心病的指征。

②QRS波群的改变：右心室肥厚的诊断主要是根据QRS波群的改变。

QRS额面电轴：肺心病的心电轴右偏与肺动脉高压、右心室肥厚和顺钟向转位有关。既往规定额面电轴≥+110°为右心室肥厚的标准，但在肺心病早期，压力负荷加重，表现为右室流出道处肥厚，所以不可能有明显的电轴右偏。许多资料表明，电轴右偏≥+110°作为右心室肥厚的心电图标准偏严。由于额面电轴为+90°均出现在肺心病组，所以将此标准改为≥+90°，这样阳性率上升，但假阳性也会有所增多。

aVR导联呈qR型或Rs型，这也是右心室肥厚图形之一，但肺心病的心脏垂悬后，Rs向量环不易投影到aVR导联轴的正侧，所以R波大于0.5mV较少见。

肢体导联低电压或有低电压趋势，这主要反映有严重的肺气肿存在，而不是右心室肥厚的直接证据。

③胸前导联的改变：V_1（aVR）导联呈 qR 型或 Rs 是典型右心室肥厚的图形，往往出现于肺心病晚期，心脏明显扩大。有时 V_1 导联图形不够典型，可参考 V_3、V_4 导联提高右心室肥厚的诊断率。

V_1（aVR）导联呈 rRr，rSR 型，QRS 时间小于 0.12s，这反映心室容量负荷过重，可见于早期肺心病，也可见于正常人，因此，可结合其他肺心病的心电图改变综合考虑，不然其诊断价值则受到限制。

$V_{1\sim5}$ 呈 rS 或 QS（V_5R/S≤1），即明显顺钟向转位的图形，此种病例的 X 线心脏显像多不大或仅轻度扩大，可能是早期右心室肥厚的一种表现。

$RV_1 + SV_5$ 超过 1.2mV，一般认为有右心室肥厚。肺心病 ST 段和 T 波改变多出现于 Ⅱ、Ⅲ、aVF 和右心前区导联。

心律失常：肺心病患者在急性发作时，由于严重缺氧、酸中毒、电解质紊乱，可以引起心律失常。最常见的为房性、室性期前收缩，其次是房性心动过速、心房纤颤和房室传导阻滞。肺心病的心律失常为阵发性和一过性，经过治疗，病情缓解，心律失常大多自行消失。

（3）心向量图的检查：诊断肺心病心向量图比心电图更敏感，其阳性率为 80%～90%，而同组患者其心电图检查仅有 38% 阳性，尤其早期发现右心室肥大有一定价值。右心室增大时心电向量图的改变可分为轻、中、重三个阶段，在诊断肺心病时，定性改变应结合定量指标，向左向量减小，向右向后向量增加。

（4）超声心动图：能直接探测右室流出道和右心室内径以及右肺动脉内径，因而，其诊断的阳性率较高，比心电图与 X 线胸片的敏感性高。

（5）肺功能检查：肺心病多数是由慢性支气管炎、肺气肿演变而成的。大多数患者先发生通气功能损害，达到一定程度时，才引起换气功能的障碍。但由肺间质纤维组织增生和肺血管疾病引起的肺心病，多数换气功能显著减退，而通气功能往往正常或仅轻度减退。

确定肺气肿和肺心病之间肺通气功能界限的绝对标准有一定困难，目前国内的看法也不一致。多数认为最大通气在预计值的 40%，以第一秒时间肺活量 <40%，最大呼气中期流速 <380mL/s，残气量与肺总量之比 >65%，应考虑肺心病的存在。

（6）血液气体测定：近年来，我国各地对大量肺心病患者做了血液气体分析。实验的结果证明，肺心病患者 $PaCO_2$ 均偏高（33~74mmHg），而 PaO_2 常偏低，多在 7.33kPa（55mmHg）以下。此外，根据观察，早期肺心病患者往往先有 PaO_2 的降低，而动脉血氧饱和度、$PaCO_2$ 及其他指标尚属正常范围。

此外，也应该提出，由肺间质纤维组织和肺血管引起的肺心病，PaO_2 常偏低，而 $PaCO_2$ 可稍低或在正常范围内。

（7）肺阻抗血流图：1976 年，国内李臻首先报道了肺阻抗血流图诊断肺心病后，在 1977 年全国第二次肺心病专业会议引起注意和争论。1980 年全国第三次肺心病专业会议收到有关论文 38 篇，大会做了专题综述，认为若不统一命名，不同仪器性能不同，其对肺心病的诊断价值有待肯定。1982 年 11月，在宜昌召开的本专题协作会上，大家认为用同一型号仪器和相同测量方法所得的结果是近似的，故仪器规格标准及技术标准化是重要的因素。在这次会议上，除了统一检查方法、波形命名、观察指标及记录要求外，还通过了肺阻抗血流图及其微分图、慢性肺心病诊断标准草案：①Qb/by 比值明显增大或≥0.43；②Qb 指数明显增大或≥0.18；③Qb 间期明显延长或≥0.14s；④b－y 间期明显缩短或＜0.26s；⑤b－y 指数明显缩小或≤0.27；⑥HS明显降低或≤0.15 欧姆；⑦上升时间（a）明显缩短或≤0.15s。凡有慢性支气管炎、肺气肿或慢性肺胸疾病的患者，排除先心病、冠心病及心肌病，如肺血流图检查同时有三项条件符合者可诊断为肺心病，如有两项符合，可提示肺心病，应结合其他条件或随访确诊。北京朝阳医院提出的诊断标准为：①一项波幅指标和一项时相指标异常者；②五项时相指标异常者。符合以上其中一项条件者诊断为肺心病，早期诊断符合率为 64.5%，这与符合三项标准的诊断符合率 67.0% 是基本相似的。110 例肺心病患者总的符合率是 75.5%，失代偿性的肺心病的诊断符合率为 83%。这说明肺血流图能够反映肺循环与心功能两方面的功能状态，对临床早期诊断有一定的实用价值。

（8）病原学检查：肺部反复感染是加重肺心病的主要原因，病原学诊断是控制感染的关键，痰菌培养虽方便易行，但易受口咽部细菌污染，故实用价值不大。用保护性毛刷取下呼吸道标本，或用环甲膜穿刺法取下呼吸道标本，做细菌培养，作为病原学的诊断依据。根据敏感试验，有针对性地选用抗生素，利于及早控制感染。

（9）血清电解质检查：肺心病电解质紊乱颇为多见，如不及时处理，会导致病情恶化。肺心病急性发作期常有呼吸性酸中毒，血钾往往升高，当通气改善，应用利尿药、补碱性药物后易发生呼吸性酸中毒合并代谢性碱中毒而出现低钾、低氯血症。总之，在肺心病中，低氯、低钠、低钾、高钾、高钠、高氯及钙、镁、磷等电解质紊乱都可见到。

（10）肺功能测定：阻塞严重（$FEV_1 < IL$ 或 70% 预计值），或限制严重（FVC < 40% 预计值），弥散功能 Dlco 减退明显（限制性病变者 < 40% ~ 60%，阻塞性病变 < 70%）以及血氧降低、$SaO_2 < 85\%$，特别是伴有血二氧化碳含量过高与酸中毒者，则肺动脉高压往往已经存在。除有原发性脑血管病变外，其他原因引起的肺心病多有缺氧、二氧化碳滞留或酸中毒。如 $PaO_2 < 6.7kPa$ 及（或）$PaCO_2 > 6.7kPa$，可诊断为呼吸衰竭。

（11）肝肾功能测定：肺心病急性期常有肝肾功能损害。肝功能可有血清 1 分钟胆红素、总胆红素及谷丙转氨酶增高。心源性肝硬化时锌浊度增高，白、球蛋白比例倒置。肾功能多有蛋白氮增高。心力衰竭好转后，肝肾功能好转，甚至恢复正常。

（12）常规实验室检查：略。

（二）辨证分型

1. 寒痰壅盛型

（1）临床表现：咳嗽，痰多色白，清稀，呈泡沫状，短气而喘息，或恶寒发热，周身不适。舌质淡，苔薄而滑润，脉细或结代，或浮紧。

（2）辨证要点：咯痰清稀。舌淡，苔白。

2. 痰热壅盛型

（1）临床表现：咳嗽气喘不能平卧，痰黄黏稠，或成块不易咯出，或发热。舌苔黄或黄腻，脉滑数或弦大。

（2）辨证要点：痰黄稠，不易咯出。舌苔黄。

3. 上盛下虚型

（1）临床表现：久病不已，每因气候寒冷而诱发，痰多清稀，咳唾不尽，短气乏力，形寒肢冷，腰酸腿冷。苔薄白，质淡红，脉缓沉细。

（2）辨证要点：咯痰清稀，短气乏力，腰酸腿冷。苔薄白。

4. 阳虚水泛型

（1）临床表现：面色灰暗，四肢厥冷，下肢水肿，小便短少，气喘心悸，不能平卧，面目虚浮。舌质淡胖，苔滑而腻，脉沉细而滑。

（2）辨证要点：下肢水肿，气喘心悸。舌质淡胖。

5. 痰瘀乘心型

（1）临床表现：表情淡漠，意识不清，呼吸急促，喉中痰鸣，或昏睡不已，呼之有时能醒。苔薄白，唇舌青紫，脉细。

（2）辨证要点：喉中痰鸣。苔薄白，唇舌青紫。

6. 肝风内动型

（1）临床表现：烦躁谵妄，昏不识人，气促痰壅，抽搐不宁。舌紫暗，脉细数。

（2）辨证要点：烦躁谵妄，气促痰壅，抽搐。

7. 缓解期（肺肾气虚型）

（1）临床表现：咳嗽，气喘，活动后加重，或有少量泡沫痰，腰酸腿软，乏力，或畏寒肢冷。舌质淡，苔薄白，脉沉细。

（2）辨证要点：气喘，活动后加重，腰酸腿软。舌质淡。

二、鉴别诊断

（一）与风心病鉴别

风湿性心瓣膜狭窄也可引起肺动脉高压，右心受累，且常合并支气管、肺部感染，易与肺心病混淆，但有典型的风湿性二尖瓣狭窄的杂音，一般诊断不难。唯有在心力衰竭时，心肌收缩无力，杂音强度减弱，常不易听到典型杂音，这时与肺心病鉴别诊断就有困难。一般肺心病患者有长期呼吸系统疾病的症状，呼吸功能障碍，发生心力衰竭时，常同时有呼吸衰竭的表现，动脉血氧分压降低；而风湿性心脏病多在青少年时发病，迁延至老年时，X线表现以左心房扩大为主，发生心力衰竭时属周围性，故动脉氧分压可能正常，动静脉血氧差增大。

（二）与冠心病鉴别

肺心病和冠心病均多见于中年以上的患者，均可出现心脏扩大，杂音不明显，尤其有些老年人，同时有老年肺气肿体征或有冠心病存在，使诊断更加困难。二者的鉴别要点：冠心病常有心房纤颤，以及各种程度的房室传导阻滞；肺心病也可发生这些心律失常，但肺心病出现这类心律失常短暂而易变，随着呼吸衰竭或肺部感染控制，心律失常多可消失。因此动态观察心电图会有帮助。

此外，肺心病心电图胸导联呈 QS 型或心电轴出现左偏征象时，需与前壁心肌梗死和左束支前分支阻滞相鉴别。这种心电图变化多发生于心肺功能明显衰竭时，随着病情好转而消失或减轻，患者无心肌梗死的临床表现。必要时可做血脂检查或动脉血氧和二氧化碳分压测定以助鉴别。

（三）与缩窄性心包炎鉴别

慢性缩窄性心包炎，由于心脏舒张受限，使静脉回流受阻，发生颈静脉怒张、肝肿大等右心衰竭现象，有时与肺心病的鉴别有困难。但详细分析病史，肺心病有慢性肺部疾患史，胸部 X 线有肺气肿、肺动脉高压及右心室肥大等表现，一般不难别。

（四）与原发性心肌病鉴别

原发性心肌病心脏扩大，心音弱，房室瓣相对关闭不全所致的杂音及右心衰竭引起的肝大、腹大、下肢浮肿与肺心病相似。肺心病有慢性呼吸道感染史及肺气肿体征，X 线有肺动脉高压改变，心电图有电轴右偏及顺钟向转位，而心肌病以心肌广泛损害为特征，超声心动图表现为"大心室，小开口"，血流改变不明显，可能有轻度低氧血症。

三、治疗

（一）提高临床疗效的思路提示

1. 重临床，问五症（闷、咳、喘、痰、悸）

对于肺心病患者，一定要注重临床表现，问诊时必问闷、咳、喘、痰、悸，根据闷、咳、喘、悸的程度，痰的色、质、量以及舌脉等变化，分清寒、热、虚、实、标本、主次。

（1）闷：胸部窒闷，是肺心病的一个重要症状，程度的轻重往往反映病情的轻重。胸部作闷，少气不足以息，呼多吸少，动则气喘，脉沉细而弱，多为虚证，虚有肺肾两虚和脾肾两虚之分。胸部作闷，咳逆喘促，胸部如有物堵，痰涎壅盛，痰出胸闷减轻，多为实证。实有寒饮和痰热之别。

（2）咳：多见长期咳嗽，夜卧时咳嗽较剧，如在原来咳嗽的基础上程度加重，咳声高扬，鼻塞声重，身热脉浮者多夹外感。

（3）喘：喘有虚、实、寒、热之分。肺心病之喘，多虚实互见，寒热错杂，严重者可致喘脱，故分清轻重缓急，辨明寒热虚实非常重要。实喘责之于痰，常由外邪引动；虚喘责之于肺肾，亦与心脾密切相关。发作时以邪为主，当注意分清寒热。缓解时以正虚多见，当注意辨明脏腑、阴阳。喘而呼吸深长为实喘，兼面赤口干、痰黄稠、脉数为热；兼形寒肢冷、浮肿、痰稀白、脉紧为寒；兼表者发热、恶寒、脉浮。气短而喘，呼吸微弱，呼多吸少为虚喘，兼言语无力、自汗畏风为肺气虚；兼心悸气短、肢冷腰酸、耳鸣为肺虚及肾；兼食少便溏、神疲形瘦为肺虚及脾；兼张口抬肩、气不得续、不能卧、面光肢冷、汗出如油为喘脱之危候。

（4）痰：辨痰的质和量是分清寒热的一个重要标志。一般说来，白痰为寒，黄痰为热；痰清稀为寒，痰黏稠为热；稀泡沫痰中见黑心，多为肾水亏虚；痰色白、量多为脾虚痰湿；痰色黄多为湿痰化热。然亦不可完全拘泥，尚须结合舌苔、脉象、临床表现综合分析。如痰色白，但质黏、舌苔黄、脉滑数，此种白痰亦当为热。

（5）悸：肺心病出现心悸，都是在心脏实质性损害的基础上出现的，但患者的精神因素可影响心悸的程度。这就要密切结合临床症状、脉象变化，以及心脏听诊、心电图检查等，明确心悸的性质及对预后的判断。如自觉心悸，临床症状不明显，听诊心率正常，律齐，症状相对较轻；如心悸气促，脉来结促沉代，心电图检查出现各种类型的心律失常，一般病情较重；如心悸气短，脉微欲绝或脉数急，心电图出现室颤、室扑或心室逸搏，皆是心阳欲脱之危候。

2. 定病位，辨病性

（1）定病位：本病病位主要在肺、心、脾、肾四脏。胸部作闷，咳嗽气喘，咯吐泡沫痰，自汗畏风，心悸，病位在肺、心；兼见饮食减少，食后脘腹作胀，便溏，神疲形瘦，痰多，为病位及脾；兼见腰膝酸软，短气不足以息，动则喘甚，潮热盗汗，耳鸣为病位及肾。

（2）辨病性：首先分清虚、实，主要鉴别点在于发作时和缓解时，发作时多邪实为主，缓解时以正虚多见。虚体感邪或发作期经治疗后症状有所控制时，常表现为虚实各半。其次辨明寒热，主要鉴别点在于痰的色、质、量，口渴与否，舌脉等。痰色白有沫或痰清稀如水，面色青灰，畏寒肢冷，口不渴或渴喜热饮，舌质淡，苔白滑，脉浮紧或弦迟为寒；痰色黄、质黏或虽白而质黏稠，咯吐不利，面赤口干，渴喜冷饮，胸闷炽热，大便干结，小溲黄赤，舌质红，苔黄腻，脉滑数为热。再次，应了解表证有无，兼感外邪者，多伴发热，恶风寒，鼻塞，周身酸困，脉浮等。

3. 防危象，中西互参

肺心病三个危象是死亡的主要原因，一定要及时发现危象苗头，及早采取综合治疗措施，防微杜渐，尽量减少危象出现，降低死亡率。

（1）痰迷心窍：相当于现代医学的肺性脑病，常是肺心病死亡的主要原因，必须高度重视。主要表现是在原有症状的基础上出现意识模糊，昏睡不语，或躁狂谵语，语无伦次，四肢抽搐，呼吸急促或表浅，喉间痰鸣，球结膜水肿，瞳孔或大或小等。除辨证施治给予开窍化痰的治疗外，常须配合西医的抢救措施。

（2）喘脱：相当于现代医学的心力衰竭、呼吸衰竭、心源性休克等。主要表现为神萎，呼吸短促，心悸气短，不能平卧，周身浮肿，唇舌发绀，肢冷汗出，脉象结代或沉细欲绝。治当温肾助阳，回阳救逆，健脾利水，益气生脉。方用真武汤、生脉散、参附汤加减，并酌情选用抗生素、呼吸兴奋剂、强心药、利尿剂、扩张血管药以补充血容量，纠正酸中毒，维持电解质平衡等。

（3）脾不统血或气不摄血：相当于现代医学的肺心病合并上消化道出血。主要表现为在原症的基础上出现呕血、便血，应采用补脾摄血、凉血止血之法，方选归脾汤、独参汤，配以凉血止血之品，必要时给予输血。

4. 视进退，断预后，胸中自了然

肺心病属于难治病的范畴，但非不治之症，临床上要把握住肺心病轻、重、危的程度。一般来说，肺心病早期有病无症或症状轻微，病情相对较轻，预后较好；治疗后症状逐渐改善者预后亦较好。肺心病期，症状错综复杂，闷、咳、喘、痰、悸五症俱全者病情相对较重，预后较差；治疗后病情不见好转，逐渐恶化者，预后较差；肺心病晚期，脏腑阴阳大亏，三个危象反复出现者，病情危重，预后极差。

5. 顾虚实，济刚柔，用药具特色

在肺心病治疗用药的过程中，要补虚不忘祛邪，温散兼以酸收。如在用太子参、麦冬、熟地黄、胡桃肉等养肺阴、益肾气的同时，配以桑白皮、瓜蒌皮、款冬花清化痰浊，以固正而不留邪；在用干姜、细辛、麻黄温散水气的同时，常配五味子，以其酸收防温散太过；在用仙鹤草、侧柏炭、秋石、明矾凉血收敛止血的同时，伍以茜草、花蕊石化瘀止血，以防留瘀之弊。特别是药必中病，有是症用是药，反对不加辨证，据症状拼凑药物，要求"分视之，药必中于病，合观之，方必本于法"。

6. 讲摄生，重预防，减少疾病的复发

肺心病多因肺疾不愈，气病及血，肺病及心，病至肺心，难以根治，故应注意摄生，注重预防，减少急性发作，防止病情发展，带病延年。预防摄生主要包括：①缓解期的治疗要"发时虚中求实，缓时实中求虚"，肺疾缓解期用养肺益肾健脾法，特别是要顾护胃气。②讲究卫生，增强体质，提高抵抗力，肺心病患者，要戒除烟酒，避免烟雾尘埃和异味的刺激，并量力做健身操，起居有时，加强营养，防寒保暖，保持心情舒畅。

（二）中医治疗

1. 内治法

（1）寒痰壅盛型

治法：温肺化痰，降气平喘。

方药：常用小青龙汤加减。

炙麻黄、麻黄根、桃仁、杏仁、桂枝、细辛、半夏、干姜、五味子、白芍、炙甘草。

素有心悸，或阳气虚弱不易发散者，去麻黄、细辛；咳剧者加紫菀、款冬花。

（2）痰热壅盛型

治法：清热化痰，止咳平喘。

方药：常用麻杏石甘汤加味。

炙麻黄、杏仁、生石膏、生甘草、黄芩、桑白皮、全瓜蒌、鱼腥草、桃仁、薏苡仁、冬瓜仁、芦根。

如气急甚者可加椒目、地龙；痰热盛可加蒮菜、土茯苓、忍冬藤；顽痰胶结，体质壮实者，可配服礞石滚痰丸。

（3）上盛下虚型

治法：温肾纳气，化痰降气。

方药：常用苏子降气汤加减。

炙苏子、前胡、川厚朴、当归、沉香末、杜仲、补骨脂、桂枝、陈皮、半夏、干姜、甘草。

若下虚甚，可加服金匮肾气丸；气虚加红参或党参。

（4）阳虚水泛型

治法：温阳利水。

方药：真武汤合五苓散加减。

熟附块、干姜、苍术、白术、茯苓、白芍、桂枝、泽泻、猪苓、车前子、陈皮、生姜。

（5）痰瘀乘心型

治法：温化痰浊，开窍。

方药：涤痰汤合苏合香丸。

半夏、陈皮、茯苓、甘草、石菖蒲、郁金、枳实、竹茹，化服苏合香丸。

（6）肝风内动型

治法：平肝息风，豁痰开窍。

方药：羚角钩藤汤加减。

羚羊角粉、钩藤、川贝粉、鲜生地黄、生白芍、生甘草、菊花、茯苓、丹参、竹茹，安宫牛黄丸（研细分冲）1丸，如大便不通者，改用紫雪丹。

（7）缓解期（肺肾气虚型）

治法：补肺纳肾，降气平喘。

方药：平喘固本汤加减。

党参、五味子、冬虫夏草、胡桃肉、沉香、灵磁石、苏子、款冬花、清半夏、橘红、黄芪、炙甘草。

若肺肾阳虚怕冷者加肉桂、干姜；兼阴虚，舌红苔少，加麦冬、玉竹、生地黄、沙参；兼血瘀，见面唇发绀者，加当归、丹参、赤芍。

2. 外治法

（1）针刺治疗

①体针：可选肺俞、脾俞、肾俞、太渊、章门穴。若兼有外感表证者可配列缺、合谷；喘甚可加定喘、天突。可根据情况选择3~4个穴位，平补平泻，每日针1次。

②毫针：主穴：心俞、肺俞、风池、大椎。配穴：加重期：肺肾虚兼外感加天突、膻中、尺泽、太渊；脾肾阳虚水泛加脾俞、肾俞、气海、足三里；痰浊蒙窍加膻中、丰隆、列缺；元阳欲脱加人中、涌泉、内关、关元；缓解期：肺肾气虚加肾俞、气海、关元；肺肾阴虚加肾俞、气海、太溪、三阴交。

毫针以常规操作法进针，急性期每日1次，10次为1疗程。缓解期隔日1次，10次为1疗程。

③芒针：心肺气虚：取鸠尾、上脘、天突、足三里穴；上盛下虚：取天枢、气海、关元、秩边、三阴交穴，补泻兼施。

④三棱针：取大椎、肺俞、孔最、丰隆穴，点刺出血，每日1次。开始6天1疗程，疗程间隔3天；以后14天1疗程。

⑤头皮针：双侧胸腔区，用提插补法，留针30分钟，隔日1次，5次为1疗程。

⑥手针：取肺俞穴直刺，深2分许。隔日1次，10次为1疗程。

（2）指针：取膻中、内关穴。医者以一手按压膻中，另一手同时按压内关穴，各100~200下。

（3）捏胸疗法：是在胸腹正中线及其两侧，施用抚摸、捏撵、推拿等手法以治疗疾病的方法。它是在捏脊疗法的基础上发展起来的，有着与捏脊同样的效果。操作方法是：令患者脱去上衣，仰卧在床上，露出胸部及腹部。术者先用手轻轻抚摸患者胸腹正中线（任脉）及其两侧，然后从胸骨柄上缘开始捏，两手大拇指在下，食指在上，上面的两个指头往后撵，下面的两个拇指往上推，至脐上缘为止，如此往返4次。正中线的两侧在副胸骨线上由第一肋骨下缘开始，至第十一肋骨末端下缘，往返各4次。然后轻轻抚摸4次。

（4）气功疗法

①姿势：练功姿势可采用坐式或卧式，以自然松弛为度。

坐式：身体端正，稳坐凳上，两腿自然分开，与肩等宽，两膝关节弯曲成90°，两小腿平行而垂直于地面，两脚板踏实地面。若凳的高低不合适，可在凳上垫毛毯，或在脚下放踏板。如凳的高低可调节，则调节其高度，达到适宜为度。

两手掌面向下，自然平放于大腿上。两肘关节自然弯曲、放松。

卧式：取侧卧位（左右均可），头略向前倾，平稳地枕于枕上。上面的上肢自然地置放于身体的上侧，手掌心向下，放于髋关节部。下面的上肢屈肘，手自然伸开，掌心向上，放在距头约6cm远的枕上，腰部略向前屈，下边的腿自然伸出，微弯曲，上边的腿弯曲成约120°，放于下边的腿上。

无论用坐式或卧式，都要求头颈部姿势自然、平直、端正，既不能倾斜，也不能紧张用力。前胸微向内收，腹部稍向前鼓，两肩自然下垂，勿向前耸起，口唇自然轻闭，两眼轻合，微露一线之光，两视线注射鼻尖，称为"目视鼻准"。

②状态：练功时保持松弛状态，是练好功的重要环节。可从两个方面注意：一是身体松弛；练功前可适当饮开水，排净大小便，脱帽，摘掉眼镜，

松解衣扣、腰带、鞋带、表带等，有意识地使头、躯干、四肢、全身肌肉都完全松弛，从外观形态上看，处于一种松静的状态。二是意识松弛。在全身肌肉放松后，意识要发出准备练功的信号，心情舒畅，然后开始练功。

③默念字句：一般由 3 个字开始，可逐渐增加，灵活掌握。但最多不宜超过 9 个字。如默念"自己静""自己静坐""自己静坐身体好""安静舒畅身体好""心境安静身体健康"等。在默念的同时，要与呼吸法配合，彼此协调。

④呼吸法：是内养功的主要内容之一，即要练成腹式呼吸。如吸气时腹部逐渐向外鼓出，随着呼气腹部再逐渐回收。这种有意识的锻炼，目的在于使腹部随着一呼一吸的动作，逐渐形成明显的收缩运动。呼吸法有以下两种：

第一种呼吸法：用鼻呼吸。吸气时舌抬起，抵上腭，气自然地吸入，意识中引到小腹部，这就是所谓的"气沉丹田"，此时且勿用力吸气，亦勿用力将气压到小腹，呼气时将舌放下，如此反复呼吸，停顿的时间就延长，念最后一字时将气呼出。例如默念"自"字吸气，同时舌顶上腭；默念"己"字时，停顿呼吸；默念"静"字时，舌放下，同时将气呼出。用第二种呼吸法时，吸气时将气吸满，呼气时将气自然呼出。停顿时舌顶上腭，同时默念字句；念完后将舌放下，再吸气，如此周而复始。两种呼吸法的区别，在于前者是吸后停闭，后者是呼后停闭。

第二种呼吸法：用口鼻呼吸。吸气是自然地将气用口吸入，意念中将气引导到小腹，即"气沉丹田"，亦不要用鼻吸气。开始练功时，不要将气吸满，稍留余地，随后再将气自然地用鼻呼出，然后停顿呼吸，默念字句，同时舌抵上腭，字句念完，舌即放下，再吸气，如此周而复始。

以上两种呼吸法，都有很好的疗效。但必须正确地掌握方法要领，否则可产生不良反应。第二种呼吸法适用于病情较重的年老体弱者，称为"软呼吸"；第一种呼吸法适用于病情较轻的青年人，称为"硬呼吸"。两种呼吸不能并用，也不能交替使用。

⑤意守法：练功时，要排除杂念，思想集中，达到入静，使意识集中于丹田，也就是一心一意想着丹田（脐下 1.3 寸处）这个地方，即所谓"意守丹田"。这样长期坚持锻炼，就会产生在吸气时有气吸入小腹的感觉，即所谓的"气贯丹田"，实际上气不会贯到腹部，而是横膈肌下降的结果。

（5）龟式呼吸疗法：吸气时尽量伸长颈项，并把面部和下颌抬起，面向天空；呼气时注意抬高两肩，把长颈尽量向下缩。吸气时短而深，呼气时缓而慢，尽量呼出肺中残气。每日 1～2 次，每次 15 分钟，坚持下去，可以锻炼心肺，增强心肺功能。

（三）西医治疗

1. 呼吸衰竭的治疗

急性呼吸道感染常是引起呼吸衰竭的主要矛盾，因此控制感染是治疗的关键。但是，也不应忽视对呼吸衰竭的其他治疗。

（1）控制呼吸道感染：轻度感染者，一般可用青霉素肌注，每次 80 万～160 万 U，每日 2～3 次，并加用链霉素肌注，每次 0.5g，每日 2 次。中度感染者，宜静滴青霉素，200 万～400 万 U/d，并联用链霉素或卡那霉素肌注，两者均为每次 0.5g，每日 2 次。重度感染者，可用青霉素 400 万～800 万 U 加庆大霉素 12 万～24 万 U 静滴，每日 1 次，或红霉素 1.5g 加氯霉素 1～2g 静滴，每日 1 次。最好参考痰细菌培养和对药物的敏感性选用抗生素。为了增加局部抗菌作用，亦可用抗生素雾化吸入或气管内滴入。

（2）保持呼吸道通畅：通畅呼吸道是保证气体交换的必要条件。可选用以下药物缓解支气管痉挛，减低气道阻力及肺泡压力，并使痰液容易咳出：①氨茶碱 0.25g，加于 25% 葡萄糖液 20mL 中缓慢静注，或以氨茶碱 0.25～0.5g 加入葡萄糖液 500mL 中静滴。②羟甲异丁肾上腺素雾化吸入，每次 0.1～0.2mg，每日数次。③严重者也可考虑短程使用糖皮质激素，但应注意其副作用，可用泼尼松口服，20～30mg/d；或地塞米松静注，每次 5～10mg，每日 1～2 次。

在清除痰液方面，可采取以下措施：①祛痰药物的应用，如 3% 碘化钾口服，每次 10mL，每日 3 次；或氯化铵口服，每次 0.3～0.6g，每日 3 次。倘痰黏稠，可用溴己新口服，每次 16mg，每日 3 次。②湿化呼吸道，使分泌物稀释，可用蒸气吸入，并适当补充液体。③药物雾化，如以抗生素及利痰解痉药加于超声雾化器中吸入。④咳痰无力的患者，可用拍背、翻背、体位引流等帮助排痰。

（3）纠正缺氧：肺心病患者有严重缺氧，故纠正缺氧、提高氧分压是抢救肺心病呼吸衰竭的一项紧急而重要的措施。但因肺心病呼吸衰竭患者常伴有呼吸性酸中毒，此时其呼吸主要依靠低氧刺激颈部化学感受器来维持。如果给予吸入高浓度的氧，会使缺氧对颈部化学感受器的刺激作用消失，而导致呼吸停止。所以肺心病患者，多采用鼻导管低浓度、低流量持续给氧较为安全，一般吸氧浓度维持在 25%～30%，氧流量约 1～2L/min。给氧过程中若呼吸困难缓解、心率下降、发绀减轻，表示纠正缺氧有效。若呼吸过缓或意识障碍加深，须警惕呼吸性酸中毒加重，应立即给予呼吸兴奋剂或辅助呼吸。如有条件，给氧时宜以血气分析等监测，则能更好地指导给氧。

（4）呼吸兴奋剂的应用：在气道通畅的前提下能提高通气量，纠正缺氧并促进 CO_2 的排出。此外，尚能使迷糊或昏迷的患者暂时清醒，有利咳嗽并排痰。其应用指征是：呼吸浅表、意识模糊而呼吸道尚通畅的呼吸衰竭患者。呼吸兴奋剂需与给氧、抗感染、解痉和排痰等措施配合应用，方能更好地发挥作用。对伴有高血压、动脉硬化、癫痫样抽搐的患者应慎用。如气道不通畅，用呼吸兴奋剂不但没效果，还会增加耗氧量。对肺心病呼吸衰竭的病例，可用尼可刹米 5～10 支（每支 0.37g）加于葡萄糖液 500mL 中静滴，或用山梗菜碱 30～60mg 稀释后静滴，效果稍差，但常与尼可刹米交替使用。

（5）气管插管与气管切开：肺心病呼吸衰竭患者呼吸道分泌物积滞，通气量严重不足，上述治疗无效或精神神经症状加重，患者陷入迷睡或昏迷状态时，可做气管插管或气管切开，并行辅助呼吸。气管插管不宜过久，气管切开后必须加强护理。

2. 心力衰竭的治疗

肺心病伴右心衰竭者，主要是由于呼吸道感染加重，导致肺动脉高压、右心室肥大，终于发生右心衰竭；也可由于缺氧、呼吸性酸中毒、细菌毒素和电解质紊乱等因素使心肌细胞变性、灶性坏死及纤维化等而引起。肺心病引起的心力衰竭与一般心力衰竭的治疗略有不同。一般以呼吸衰竭为主的右心衰竭患者，只要有效地控制呼吸道感染，改善缺氧和呼吸性酸中毒，配合应用利尿剂，即可控制右心衰竭，而无须使用强心苷。但对某些以右心衰竭为主的患者，或呼吸道感染已基本控制，而单用利尿剂不能满意地控制右心衰竭时，要用强心苷治疗。

（1）利尿剂的应用：可排出潴留的钠和水，用以减轻心脏前负荷。但利尿过多过快，易导致低钾、低氯性代谢性碱中毒，加重精神神经症状，增加耗氧量，还可使痰黏稠而不易咯出，加重呼吸衰竭以及使血液浓缩，增加循环阻力，易致 DIC。因此，近年对肺心病心衰应用利尿剂十分谨慎，宜选用缓和制剂，小剂量，短疗程。如病情允许，选用常规剂量的半量试探治疗，再决定下一步采取临床给药或定期给药方法。用药期间应密切观察病情，消肿勿求过急，利尿开始即应适当补充钾盐。对轻度水肿不必用利尿剂；对中度水肿可用氢氯噻嗪口服，每次 25mg，每日 1～2 次，必要时加用氨苯喋啶口服，每次 50mg，每日 2 次；对重度水肿或口服无效者，可用呋塞米 20mg 稀释后静注，每日 1～2 次。碳酸酐酶抑制剂可能诱发肺性脑病，不宜采用。

（2）强心苷的应用：由于肺心病长期处于缺氧状态，对强心苷的耐受性低，易中毒诱发心律失常。故有上述应用指征时，宜选用快速短效制剂，且剂量宜小（约为常规负荷量的 1/2～2/3）。临床上常以毒毛旋子苷 K0.125mg 或毛花苷 C0.2～0.4mg 加于 25% 葡萄糖液 20mL 中缓慢静注，每日 1～2 次。用药期间应注意纠正缺氧，防治低钾血症，以免中毒。缺氧可使心率加快，故肺心病患者不可用心率减慢作为衡量强心苷疗效的主要指标。

（3）血管扩张药物的应用：能扩张肺动脉，降低肺血管阻力与右心室后负荷，增加心排出量，常用药物有：

①酚妥拉明，10～20mg 溶于 10% 葡萄糖液 500mL，静脉滴入，每日 1 次，也有人主张酚妥拉明与间羟胺同用，防止血压下降。

②硝普钠 25mg 加入 10% 葡萄糖液 500mL 中，静脉滴入，每日 1 次，根据血压调整滴速。

③其他：硝酸异山梨醇酯 5～10mg，每小时 1 次，病情缓解后酌情减量或停用；硝酸甘油 0.5～0.6mg，舌下含化，每日 3～6 次，连用 5～10 天；酚苄明 10～20mg，每日 3 次；肼肽嗪 50mg，每日 3 次；卡托普利 12.5mg，每日 3 次；硝苯地平不仅能降低肺动脉压，还能缓解支气管痉挛，常用量为 10mg，每日 3 次。

（4）降低血液黏稠度：对红细胞增高者，可用肝素 50mg 加入 10% 葡萄糖液 50～100mL 静脉滴入，或 50mg 皮下注射，每日 1 次；阿司匹林每日 0.6～1.0g；仍无效者可试用等溶血液稀释疗法，即放血 100～300mL 后快速输入低分子右旋糖酐，使红细胞压积控制在 50% 以下，可减低肺血管阻力，降低肺动脉压，改善微循环，增加右心排出量。

3. 心律失常的治疗

（1）治疗发病诱因，控制感染，防治心力衰竭、呼吸衰竭、肺性脑病、纠正缺氧、高碳酸血症、电解质紊乱和酸碱平衡。正确使用利尿剂及洋地黄类药物，心律失常多可自行消失或好转。

（2）抗心律失常药物的应用，对除去诱因尚未缓解者可酌情选用以下药物：对房性心动过速、心房纤颤或心房扑动等可用洋地黄、奎尼丁、维拉帕米、地尔硫草（硫氮草酮）；对于室性心律失常，可用奎尼丁、利多卡因、美西律、胺碘酮治疗。胺碘酮作用较好，副作用小，可用 0.2g，每日 3 次，恢复窦性节律后改为 0.1g，每日 3 次。

4. 并发症的治疗

（1）肺性脑病：除呼吸衰竭的治疗措施外，尚应注意纠正酸碱平衡失调和电解质紊乱。发现脑水肿时可快速静滴 20% 甘露醇 150～250mL，必要时 6～8 小时重复 1 次。在肺性脑病兴奋、躁动而确实需要应用镇静剂时，可用奋乃静 2～4mg 口服。

（2）呼吸性酸中毒合并代谢性碱中毒：可口服和（或）静滴氯化钾，用以纠正低胛、低氯血症。静滴氯化钾可按钾每日 40～80mg/kg 计，氯化钾浓度不超过 3g/L，其滴速不超过 1.0g/h（1g 氯化钾 ≈538mg 钾）。严重低氯血症者，还可给予氯化铵；或以盐酸精氨酸 10～20g 加于葡萄糖液 500mL 中静滴（20g 盐酸精氨酸可补充氯 96mmol/L）。合并低血钙者，可用氯化钙纠正，2～3g/d，稀释后静滴。

（3）弥散性血管内凝血（DIC）：肺心病常因感染、缺氧、红细胞增高及酸中毒而并发 DIC，发生率及死亡率均较高，治疗关键是及时发现，早期用药，及时消除诱发因素，尤其是控制感染，改善通气。对高凝期应抗凝治疗，早期足量应用肝素，按病情轻重及个体状况而异，一般用量为 50mg，每日 2 次静脉滴入，并每日观察凝血时间，保持在 15～30 分钟为宜，也可用低分子右旋糖酐、双嘧达莫、阿司匹林。DIC 晚期，低凝状态可用抗纤溶药物，如抑酞酶抑制纤溶酶原的激活。

（4）上消化道出血：无 DIC 可用酚磺乙胺、抗血纤溶芳酸、6－氨基己酸。插胃管抽出胃内容物后注入去甲肾上腺素 8mg 加冰水 200mL，4～6 小时 1 次，用药间歇注入牛奶。

（5）休克：应及时找出诱因，采取针对性较强的综合措施。首先补充血容量，如低分子右旋糖酐，必要时输血，正确使用血管活性药物及肾上腺皮质激素，纠正酸碱失衡，如为心源性休克，应控制心力衰竭和心律失常。

（6）肺心病伴发冠心病：基本同肺心病，不同点：一是心衰时用洋地黄剂量较单纯肺心病者酌情增加；二是心律失常时需及时用抗心律失常药物；三是如有心肌梗死或心绞痛时，可用哌替啶；四是心源性休克应以升压药及血管扩张剂同用，使血压保持在低水平；五是为改善微循环和抗凝，可用低分子右旋糖酐及肝素。

（四）中医专方选介

1. 万附葶方

万年青、附子（先煎）、葶苈子。沈氏用该方治疗心力衰竭为主症 60 例，各药用量大至 30～45g，并随症加减，有效率为 88.93%。［沈玉明. 大剂量万附葶方治疗充血性心力衰竭 60 例. 浙江中医杂志. 1990，25（5）：195］

2. 肺心饮

万年青、丹参、车前子、六神丸。治疗肺心病心力衰竭 12 例，治愈 10 例。该方具有强心利尿、抗菌消炎之力。［黄兆麟. 肺心饮为主治疗肺心病心衰. 浙江中医杂志. 1988，6（2）：78］

3. 桃红四物汤

桃仁、红花、当归、川芎、赤芍、生地黄。咳喘严重者加苏子、白芥子、莱菔子降气平喘；心慌、心悸甚者加党参、炙甘草补益心气；水肿甚者加泽泻、猪苓、车前子利尿消肿。服法：每日 1 剂，煎服 200mL，分 3 次口服，同时辅以西医常规治疗，疗效显著。［李建生. 常见老年呼吸系统疾病中医治疗. 北京：中国中医药出版社，1996：155］

4. 益肺化痰汤

黄芪、茯苓各 20g，党参、蒸百部、丹参各 15g，白术、制半夏、炙紫菀、款冬花、赤芍、麦冬各 10g，陈皮 5g。本方健脾益肺，化痰平喘，适用于肺心病急性发作期的肺脾两虚、痰浊壅盛型。若痰黄、气甚加葶苈子、浙贝母、瓜蒌皮；痰盛加杏仁、前胡；水肿甚、畏寒、肢冷加附子、桂枝、猪苓；唇甲发绀、面色晦暗加地龙、郁金、红花、桃仁；神昏加菖蒲、郁金、胆南星；身热、便秘加黄芩、制大黄、炒栀子。日 1 剂，水煎，分 3 次服。共治疗 39 例，对照组 34 例，均用氧疗及西医综合疗法。均 10 天为 1 疗程。用 1 疗程，结果两组分别显效 27、16 例，有效 9、14 例，无效 3、4 例，总有效率为 92.31%、88.24%（$P < 0.05$）。［董绍贵. 益肺化痰汤治疗肺心病急性发作期 39 例临床分析. 浙江中医学院学报. 1997，21（5）：25］

5. 肺心救急汤

黄芪、全瓜蒌、桔梗各 15g，生白术、百合、鱼腥草、地龙各 20g，西洋参（另炖）、杏仁、桃仁、威灵仙、黄精、淫羊藿、通草各 10g，蒲公英、丹参各 30g，川芎 9g，陈皮 12g，胆南星、炙甘草各 8g。本方益气养阴，清热化痰，通络，适用于老年肺心病急性发作期之气阴两虚型。喘脱改用参附龙牡汤合生脉饮。日1剂，水煎服。治疗组34例，对照组33例，均用西医常规综合治疗。均10天为1疗程。结果：两组分别显效20、10例，好转11、15例，无效3、8例（其中死亡1、3例），总有效率为91.2%、75.8%（$P<0.05$）。血液流变学、动脉血气分析前后比较均有显著性差异$P<0.01$或0.05。[朱立友. 老年肺心病急性发作期中西医结合治疗体会. 四川中医. 1999，17（10）：19]

6. 益气化瘀汤

黄芪、赤芍各30g，太子参、川芎、怀山药各15g，丹参20g，红花、地龙各10g，甘草5g。本方益气化瘀，通络，用于慢性肺心病急性发作期的治疗。若为气虚外感型，偏寒加炙麻黄、细辛、干姜；偏热加金银花、蒲公英、鱼腥草、黄芩；阳虚水泛，浮肿甚加制附子、葶苈子、猪苓；咳喘甚、咯痰多加陈皮、川贝母、法半夏、苏子；痰浊闭窍型加安宫牛黄丸（或苏合香丸）；元阳欲绝型急用参附汤（或独参汤）；热瘀伤络型加白及、地榆、三七粉。日1剂，水煎服。共治疗102例，对照组70例，均用氨茶碱0.25～0.5g；青霉素注射液640万U，联用0.25%氯霉素注射液400mL（或头孢唑啉钠4g），静滴，日1次。口服平喘药，纠正心力衰竭、呼吸衰竭及酸碱、电解质紊乱，吸氧。均20天为1疗程。结果：两组分别显效51、23例，好转43、34例，无效（含死亡）8、13例，总有效率为92.2%、81.4%（$P<0.05$）。PaO_2、$PaCO_2$治疗后均明显改善（$P<0.05$）。血液流变学（红细胞压积，血浆比黏度，全血高、低切黏度）指标本组治疗前后及对照组治疗前后比较均有显著性差异，$P<0.01$、0.05。[谢秋英. 自拟益气化瘀汤治疗慢性肺心病急性发作期102例疗效观察. 湖南中医学院学报. 1998，18（3）：52]

7. 泻肺强心煎

葶苈子、桑白皮、党参、茯苓、猪苓、泽兰、丹参各30g，制附子、五味子各10g。日1剂，水煎服。本方泻肺强心、化瘀利水，适用于肺心病急性发作期。共治疗60例，急症用强心苷等。对照组用毛花苷C0.4mg，加高糖液，静推。缓解后用卡托普利12.5mg，呋塞米20mg，日2次；地高辛0.25mg/d，日1次。口服。结果：两组分别显效17、8例（$P<0.05$），有效11、8例，无效2、4例，总有效率为93.33%、86.66%。[杨廷光. 泻肺强心煎治疗肺心病急性发作60例. 中国中医急症. 1999，8（2）：62]

8. 温利益活汤

附子、干姜、大黄（后下）、水蛭（焙末冲）各10g，黄芪、瓜蒌、蒲公英、鱼腥草、土苓苓、泽泻各20g，当归、百部、葶苈子、三棱、莪术各15g，野菊花29g，板蓝根18g，川芎12g。本方温阳益气，清热解毒，化瘀通络，适用于寒凝瘀热阻滞型肺心病，日1剂，水煎服，用10天，间隔1天，1个月为1疗程。用3个疗程，共治疗87例。结果：显效（心肺功能改善，症状、体征及实验室检查恢复至发病前）58例，好转20例，无效9例，总有效率为90%。[杜建华.温利益活汤治疗肺心病87例.中国中医药信息杂志.1999，6（4）：54]

9. 肺心保安汤

黄芪、茯苓、葶苈子各20g，人参、制附子各15g，益母草、丹参各30g，炒白术12g，水蛭10g，桂枝、炙甘草各6g，生姜3片，大枣5枚。本方益气健脾，温阳利水，适用于慢性肺心病。咳喘甚加杏仁、苏子、款冬花；痰黄去桂枝、黄芪，附子减量，加鱼腥草、黄芩、瓜蒌、贝母；心悸甚加远志、酸枣仁、阿胶、朱砂；神志恍惚，嗜睡加菖蒲、远志、郁金；下肢肿甚加木瓜、玉米须；食欲欠佳加生山药、鸡内金、紫苏；呕吐加生姜、半夏、黄连；舌光无苔加韦根、麦冬；瘀阻甚加桃仁、红花、赤芍。日2剂，水煎，300mL/6小时，口服；1周为1疗程。共治疗44例，显效（心功能进步2级，肝脏回缩＞2cm，肺啰音消失）19例，有效22例，无效3例，总有效率为93.18%。[王书香.肺心保安汤治疗慢性肺心病临床观察.北京中医.1998，17（6）：22]

10. 补肾益气活血汤

黄芪、白术、淫羊藿、黄芩、川芎各15g，桔梗10g，丹参30g。制成蜜丸，6g/d，分3次口服，本方补肾、益气、活血化瘀，适用用气虚瘀滞型肺心病，每年3～4月份开始用，1个月为1疗程，用6个疗程，共治疗70例，对照组急性发作期均用抗炎、解痉、平喘、止咳药等。随访6年，结果：两组分别显效10、5例，好转15、3例，无效5、15例，总有效率为71.43%、22.8%（P＜0.001），死亡5、12例（P＜0.05）。[李平.中药治疗慢性肺源性心脏病70例远期疗效观察.黑龙江中医药.1997（6）：12～13]

11. 纠衰汤

黄芪、赤芍、茯苓各30g，党参、丹参、葶苈子（包煎）各15g，麦冬、桃仁、桔梗各10g，甘草6g。本方益气泻肺，利水化瘀，适用于肺心病心力衰竭。气虚外感偏寒型加细辛、干姜、桂枝；偏热型加桑白皮、金银花、连翘、黄芩；阳虚水泛型加制附子、肉桂、车前子；热瘀伤络型加白及、地榆、三七粉。日 1 剂，水煎服；痰浊闭窍型用醒脑静注射液 20mL；元阳欲脱型用生脉注射液 40～60mL，均加 5% 葡萄糖液 250mL 静滴，日 1 次，治疗 2 周。共治疗 60 例，显效（症状、体征消失或明显改善，心率＜100 次/分，心电图示心肌损害图形消失，胸片示心影缩小，肺纹理减少，心力衰竭改善Ⅱ°）39 例，有效 18 例，无效 3 例，总有效率为 95%（$P < 0.05$）。［张瑞麟．纠衰汤治疗肺心病心衰 60 例的疗效观察．中国中医急症．1998，7（4）：157～158］

12. 活血定喘汤

白果、蜜麻黄、蜜款冬花、法半夏、杏仁、苏子、葶苈子、桃仁、川芎各 10g，桑白皮、丹参各 15g，甘草 6g。本方泻肺降逆，祛痰化瘀，适用于痰瘀阻滞、肺气上逆型慢性肺心病。日 1 剂，水煎服。气阴两虚型用生脉注射液 100mL，均加 10% 葡萄糖液 100mL 静滴。共治疗 56 例，显效（心功能进步 2 级）23 例，有效 28 例，无效 5 例，总有效率为 91.07%（$P < 0.05$）。［胡兴华．活血定喘汤治疗慢性肺心病心衰 100 例．湖南中医药导报．1997，3（5）：7～8］

第十二章　心脏肿瘤

心脏肿瘤是指由肿瘤细胞侵袭心脏引起的，以心脏表现为主的一类全身性疾病，为不常见的心脏疾患。

心脏肿瘤临床以心脏表现为主，常伴见发热、乏力、食欲减退、雷诺现象、关节疼痛、贫血等非特异性表现。中医学现存文献中虽没有关于心脏肿瘤的专门记载，但根据本病的临床主要表现，可归入"胸痹""胸痛"的范畴。

一、临床诊断

（一）辨病诊断

1. 症状与体征

由于心脏肿瘤临床表现不一，类似于各种心脏病，因而诊断比较困难。若临床上有难以解释的心脏病症状和体征，应考虑到心脏肿瘤的可能性。已知恶性肿瘤患者出现心脏病的症状和体征时，应警惕转移到心脏的可能性。近年来随着临床检查手段的开展，使心脏肿瘤的生前诊断有可能成为现实。

心脏肿瘤的临床表现主要有三个方面：

（1）全身表现：转移性与恶性肿瘤明显。常有发热、乏力、食欲减退、雷诺现象、关节疼痛、皮疹以及血沉加快、高 γ 球蛋白及白细胞增高、贫血或红细胞增多、血小板增多或减小等非特异性表现，晚期出现恶病质。心脏肿瘤的全身表现可能是机体对肿瘤分泌物质或肿瘤坏死部分的反应，肿瘤切除后即消失。

（2）栓塞：肿瘤裂出的碎块或附于肿瘤上的血栓可导致栓塞，以黏液瘤为常见。栓塞的分布取决于肿瘤的部位以及有无心内分流。左心腔肿瘤可引起体循环栓塞，到达脑、肾、腹内器官、四肢，甚至冠状动脉；右心室肿瘤和伴左向右分流的心腔肿瘤可引起肺栓塞，反复多次肺栓塞可造成肺高压和肺源性心脏病。

（3）心脏表现：心脏肿瘤的特异性症状和体征与肿瘤所在的解剖部位和大小密切相关。

①心肌肿瘤

A. 心律失常：依肿瘤部位的不同而产生各类心律失常，如心房纤颤、心房扑动、阵发性心动过速、心室颤动等。累及传导系统的肿瘤，可产生不同程度的束支、分支或房室传导阻滞，严重者发生阿－斯综合征，甚或猝死。以血管瘤和间皮瘤为多见。

B. 心肌功能受损：肿瘤侵犯心肌后，临床上可出现类似扩张性、限制性、肥厚型心肌病的表现，严重者可引起心力衰竭。心电图上有 ST－T 改变，可出现病理性 Q 波。

C. 心脏破裂：偶可见到由于心肌肿瘤浸润心肌导致心脏破裂的现象。

②左房肿瘤：常可活动，有瘤蒂。小的肿瘤可无症状，较大的可阻碍血流，或阻塞二尖瓣口，或充填整个心房，当肿瘤干扰瓣膜关闭或损伤瓣膜时，可产生二尖瓣关闭不全，其症状和体征与二尖瓣病变相似，特点为突然性、间歇性和体位性，常发生于坐位或立位，改为卧位时可以消除。随二尖瓣口的堵塞，出现心尖区雷鸣样舒张期杂音，可伴有吹风样收缩期杂音。左心房压力增高，容积增大伴心肺淤血时，二尖瓣关闭延迟，出现第四心音及增强的第一心音。左心室充盈时间缩短，主动脉瓣提前关闭，导致第二心音分裂增宽。有时在第二心音后听到低调的肿瘤扑落音，其出现时间晚于二尖瓣开瓣音，早于第三心音。一般认为由肿瘤撞击心壁或落入心室的肿瘤蒂突然拉紧所致。

③右心房肿瘤：通常产生进展较快的右侧心力衰竭，体检时发现颈静脉充盈、周围性水肿、上腔静脉综合征、肝肿大、腹水等。三尖瓣区可闻及新出现的舒张期和（或）收缩期杂音，且随呼吸和体位而变化，这是由于肿瘤堵塞三尖瓣口血流及影响瓣膜关闭所致。与左心房肿瘤相似，也可产生舒张期肿瘤扑落音，可发生肺栓塞和肺动脉高压。当右心房高压使卵圆窝开放时，产生右向左分流，出现缺氧、缩窄性心包炎、三尖瓣狭窄、上腔静脉综合征和心肌病等。

④右心室肿瘤：通常由于阻碍右室充盈和（或）射血导致右侧心力衰竭，临床表现为周围性水肿、气促、昏厥，甚至猝死。胸骨左缘可闻及收缩期喷射音、舒张期雷鸣音和第三心音，肺动脉瓣第二尖音延迟，可见肺栓塞和肺

动脉高压。当肿瘤累及肺动脉瓣时，出现肺动脉瓣关闭不全。右心室肿瘤需与肺动脉瓣狭窄、限制型心肌病及三尖瓣关闭不全鉴别。肺动脉瓣狭窄的症状隐匿，进展缓慢；而右心室肿瘤进展较快，常无狭窄后扩张及收缩期喷射音。

⑤左心室肿瘤：限于左室壁内的肿瘤可无症状，亦可出现心律失常及左室功能受损的表现。肿瘤可达左室腔内，阻塞左室流出道，导致昏厥及左室衰竭。胸痛可能由于左心室肿瘤侵入冠状动脉或肿瘤栓子栓塞冠状动脉。血压和心前区收缩期杂音常随体位而改变。左心室肿瘤的临床表现可与主动脉瓣狭窄、肥厚型心肌病、心内膜弹力纤维增生症和冠状动脉疾病相似。

⑥心包受侵表现：侵及心包的肿瘤主要为转移性肿瘤或原发性心脏恶性肿瘤。心包摩擦音很少听到，心包积液时心浊音界渐增大、心音降低，出现奇脉和颈静脉怒张，心电图示 ST－T 改变和低电压。积液量多时可有气急、端坐呼吸、咳嗽、胸痛、肺充血、肝大和下肢浮肿。积液越多，症状越明显。肿瘤破入心脏可造成急剧发生的心包填塞，致血压下降、昏厥和休克。心包穿刺时，从穿刺的心包液中可找到肿瘤细胞。抽液不久，积液又增多，被浸润的心包逐渐增厚。心包肿瘤逐渐增大，使心包腔闭塞，引起心包缩窄。常同时累及胸膜，合并胸水。肿瘤刺激心包和胸膜，引起心前区疼痛。

2. 实验室及影像学检查

（1）X 线检查：胸片上心脏外形改变无特征性，可以正常，轮廓可以不规则，也可以普遍增大或某一心腔增大，X 线心影改变是首见异常征象，应引起注意。心影不规则者常属心包或心肌肿瘤，透视下心影突出部分并不呈反常搏动，此有别于室壁瘤，心腔内钙化点在早年出现。左房黏液瘤 X 线表现颇似二尖瓣病变；转移性肿瘤常伴心包积液、胸腔积液、肺内阴影、纵隔增宽、肺门或纵隔旁淋巴结肿大。经心导管做心房或心室选择性心血管造影可显示心腔内肿瘤，但需要注意有并发栓塞的可能。此外，由于左房黏液瘤的蒂通常附着在卵圆窝上，因此，穿透房间隔的心导管检查不宜进行。

（2）心电图：为非特异性改变。可发现心房或心室肥大，各种心律失常。

（3）超声心动图：只要有可能，应对每一例疑有心脏肿瘤的患者进行心脏超声检查，不仅可以显示心包、心肌和心腔内肿瘤大小、形态、附着点、活动状况，而且多普勒频谱图和多普勒彩色血液显像技术可以显示肿瘤所致的血流受阻和（或）反流的存在与程度、心腔和大血管内的压力变化、心功能等。

（4）放射性核素显像：核素心腔造影有助于诊断心腔内肿瘤。

（二）辨证分型

1. 阳虚寒盛型

（1）临床表现：胸痛彻背，感寒痛甚，伴有胸闷，气短，心悸，动则喘息，不能平卧，面色苍白，四肢厥冷。舌紫暗，苔白，脉沉紧。

（2）辨证要点：感寒痛甚，四肢厥冷。脉沉紧。

2. 气滞血瘀型

（1）临床表现：胸胁胀痛，咳嗽气短，咳痰不爽。舌质暗，或有瘀斑、瘀点，苔薄腻，脉弦。

（2）辨证要点：闷胀作痛。舌质暗，或有瘀斑、瘀点，脉弦。

3. 痰湿阻滞型

（1）临床表现：胸骨后闷痛，痰多，喘促，形体肥胖，肢体沉重，头重如裹。舌暗，苔白厚腻，脉滑。

（2）辨证要点：肢体沉重，头重如裹。舌暗，苔白厚腻，脉滑。

4. 痰气凝结型

（1）临床表现：胸背作痛，胸闷胀痛，咳嗽气短，咳痰不畅，胃纳欠佳。舌苔腻，脉弦滑。

（2）辨证要点：胸闷胀痛，咳痰不畅。舌苔腻，脉弦滑。

5. 气虚血瘀型

（1）临床表现：面色微黄，心悸气短，咳声低怯，乏力自汗，胸闷胀痛。舌质淡暗，苔薄白，有瘀斑，脉沉细涩。

（2）辨证要点：气短乏力。苔薄白，有瘀斑，脉沉细涩。

6. 气血双亏型

（1）临床表现：面黄或苍白，身体瘦弱，神疲纳呆，声低气短，头晕自汗，贫血。舌淡，脉沉细。

（2）辨证要点：身体瘦弱，声低气短，头晕自汗。舌淡，脉沉细。

二、鉴别诊断

由于心脏肿瘤的临床表现不一，可类似各种心脏病，因而诊断较困难。临床上有难以解释的心脏病症状和体征者，应考虑到心脏肿瘤的可能性。已知恶性肿瘤患者出现心脏病症状和体征时，应警惕转移到心脏的可能性。临床上主要是对常见的心脏肿瘤与心脏病进行鉴别。

（一）左房黏液瘤与风湿性二尖瓣狭窄的鉴别

左房黏液瘤无风湿热史，症状和体征随体位而变动，且为间歇性，无开瓣音，常为窦性心律，有昏厥史。

（二）黏液瘤患者全身发热症状明显者与感染性心内膜炎的鉴别

主要鉴别点为黏液瘤患者多次血培养阴性，用抗生素治疗无效。

三、治疗

（一）提高临床疗效的思路提示

1. 扶正培本

心脏肿瘤是机体全身性疾病的局部表现，中医学对肿瘤的认识更重视整体性。癌症的发生与发展，是一个正邪相争的过程，患者整体多表现为正虚，病灶局部则多表现为邪实。各种外因多在人体正虚的情况下侵袭机体而引起发病，运用扶正培本法治疗肿瘤是中医学的一大特色。是用扶持正气、培植本元的方法来调节人体阴阳气血、脏腑经络的生理功能，提高病人的抗病能力，增强免疫力。近几年来，通过对扶正培本法进行大量的临床研究，发现其临床效果主要有：

（1）提高生存率。

（2）减轻放化疗的毒副作用。

（3）提高手术效果。

（4）预防肿瘤和治疗癌前病变。

故扶正培本法是临床上的重要治则。

2. 清热解毒

毒热是恶性肿瘤的主要病因病理之一，恶性肿瘤患者常有邪热瘀毒蕴结体内，临床上表现为邪热壅盛。中、晚期患者在病情不断发展时，常见发热、疼痛、肿块增大、局部灼热疼痛、口渴、便秘、苔黄、舌质红绛、脉数等热性症候，治疗当以解毒为法则。炎症和感染往往是促使肿瘤发展和病情恶化的因素之一，清热解毒药能控制和消除肿瘤周围的炎症和感染，所以能减轻症状，在一定程度上控制肿瘤发展。同时，大量经筛选出来的有效抗肿瘤中药的作用大多属于清热解毒药，所以清热解毒法是心脏肿瘤最常用的治疗法则之一。经现代药理研究证实，许多清热解毒的抗肿瘤药物对机体免疫功能有较大影响，能增强机体非特异性免疫功能、细胞免疫功能、体液免疫功能等，并对造血干细胞的造血功能、干扰素的诱生等具有促进作用。因此，临床灵活、正确地使用清热解毒药物，能更好地发挥其抑菌、抗肿瘤作用，有利于患者的康复。

3. 活血化瘀

活血化瘀法是中医学应用活血化瘀药物治疗瘀血证的一种方法，中医学对肿瘤病理、病因的认识，瘀血为其中之一，因此，活血化瘀法是治疗心脏肿瘤的重要法则之一。目前，经药理学研究证实，多种活血化瘀药物均具有抗肿瘤作用。另经临床血液流变学证明，癌症患者血液高黏状态是比较严重的，用活血化瘀药物治疗后疗效是肯定的。活血化瘀药具有改善结缔组织代谢的作用，在临床上，活血化瘀药物合并放射疗法，除可增强放疗的敏感性，对肺部肿瘤放疗后的并发症——放射性肺炎及肺纤维化亦有一定疗效。活血化瘀法在肿瘤临床上的应用，应根据中医理论及辨证施治，有瘀血症或有一些瘀血症的客观指标异常（如血液流变学异常、舌及甲皱微循环的改变、结缔组织纤维化改变等）时就可以应用。没有瘀血症的患者如任意滥用活血化瘀药可伤正气，对患者极为不利，有促进癌细胞转移的危险。

4. 化痰祛湿

痰湿均为人体内的病理产物，又可作为病因作用于人体。中医学认为，许多肿瘤是由痰湿凝聚所致，通过化痰祛湿法，不但可以减轻症状，某些肿瘤亦可得到有效控制。通过现代实验研究及药物筛选，更进一步证明某些化痰、祛痰药物本身就有抗肿瘤作用，所以结合中医的辨证施治原则，合理地运用化痰祛湿法，将有助于提高心脏肿瘤患者的治疗效果。

（二）中医治疗

1. 内治法

基本方：白花蛇舌草30g，紫河车30g，南星30g，海藻30g，土茯苓30g。

（1）阳虚寒盛型

治法：温通胸阳，散寒止痛。

方药：瓜蒌薤白白酒汤化裁。

桂枝、附片、薤白各10g，瓜蒌皮、茯苓、丹参、赤芍各15g，枳实、延胡索、檀香、杏仁各10g，炙甘草5g合基本方。

（2）气滞血瘀型

治法：宽胸理气，活血化瘀。

方药：基本方合血府逐瘀汤加减。

当归 12g，桃仁 10g，红花 12g，赤芍 15g，枳实 12g，川芎 15g，香附 15g，夏枯草 20g，白花蛇舌草 30g，海藻 15g，甘草 6g。

（3）痰湿阻滞型

治法：化痰祛湿，散结止痛。

方药：基本方合瓜蒌薤白半夏汤化裁。

瓜蒌、茯苓、夏枯草各 20g，海藻、昆布、丹参各 15g，法半夏、土贝母、薤白、陈皮、延胡索、杏仁、桔梗、葶苈子各 10g，炙甘草 5g。

（4）痰气凝结型

治法：理气化痰，软坚散结。

方药：基本方合涤痰汤加减。

半夏、胆星各 15g，橘红 10g，枳实 12g，茯苓 20g，菖蒲 12g，海藻 15g，昆布 20g，白花蛇舌草 30g，夏枯草 20g，甘草 6g。

（5）气虚血瘀型

治法：益气活血。

方药：基本方合补阳还五汤加减。

黄芪 30g，党参 15g，当归 12g，赤芍 15g，桃仁 10g，川芎 15g，红花 12g，夏枯草 20g，白花蛇舌草、海藻、制南星各 30g，甘草 6g。

（6）气血双亏型

治法：补益气血。

方药：基本方合八珍汤加减。

党参 20g，白术 15g，茯苓 30g，熟地黄 20g，当归 12g，川芎 10g，白芍 15g，阿胶 12g，白花蛇舌草 30g，紫河车 20g，海藻 30g，炙甘草 10g。

2. 外治法

（1）外贴法：蟾酥膏：主要药物为蟾酥、生川乌、两面针、公丁香、肉桂、细辛、七叶一枝花、红花等 18 种中药，制成中药橡皮膏，外贴于癌性疼痛区，每 24 小时换药 1 次，7 天为 1 个疗程。

（2）针灸法：作为肿瘤治疗的一种手段已逐步开展，针灸可以平衡阴阳和调整脏腑功能，还可增加抗病能力，提高机体免疫功能。据大量临床研究，针灸可使血清中丙种球蛋白明显升高，白细胞计数增多，其吞噬功能亦有增强。在心脏肿瘤的综合治疗中，针灸对减轻症状，防止放、化疗毒副作用，缓解病情等有着不可忽视的作用。例如，临床中经常遇到放、化疗患者白细胞计数减少，不能顺利进行放化疗时，常用地塞米松针 5mg、维生素 B_6 50mg 或维生素 B_{12} 500μg 或山莨菪碱针 10mg，封闭双侧足三里，并行平补平泻法，一般 3~5 天后白细胞计数即有明显上升。

（3）气功疗法：是中医学的重要组成部分，气功是强调内因的整体疗法，通过自我的身心锻炼以疏通气血、通经活络、调节脏腑，能提高机体的自身免疫功能，促进机体的修复。目前临床常用的功法有静功、动功、静动功。静功包括内养功、放松功等；动功有太极导引保健功、易筋功、八段锦、五禽戏、太极拳等；静动功是内养功法和动功相结合的锻炼法。

（三）西医治疗

1. 化学药物治疗

常见的心脏肿瘤中黏液瘤和乳头状纤维瘤以手术切除为主，肉瘤与转移性肿瘤以放射治疗和化学治疗为主。

临床上，心脏肿瘤的化疗方法有以下内容。

（1）单药化疗：对常见的心脏恶性肿瘤的化疗药物有：环磷酰胺、氮芥、长春新碱、长春碱、阿霉素、达卡巴嗪、顺铂、依托泊苷、丙卡巴肼、甲氨蝶呤、洛莫司汀、司莫司汀、泼尼松。

（2）联合化疗：根据心脏恶性肿瘤类型的不同，其化疗方案也不同。主要方案有：

①神经母细胞瘤

CA 方案：环磷酰胺 $150mg/m^2$，静注，第 1~7 天；阿霉素 $35mg/m^2$，静注，第 8 天；3 周为 1 个疗程，共 2 个疗程（疗效 CR50%，PR18%）。

VC 方案：长春新碱 $1.5mg/m^2$，静注，2 周 1 次；环磷酰胺 $300mg/m^2$，静注，2 周 1 次。两药交替使用，共 2~15 个月（疗效 CR2/3，PR1/3）。

②恶性畸胎瘤

A. POMB/ACE 交替疗法

POMB 方案：长春新碱 $1mg/m^2$，静注，第 1 天；甲氨蝶呤 $100mg/m^2$，静滴，第 1 天（持续 12 小时）；亚叶酸钙 15mg，口服，12 小时 1 次，第 2、3 天；博来霉素 15mg，静注（持续 14 小时），第 3 天。顺铂 120mg，静滴，第 4 天（注意水化及利尿）。2 周为 1 个疗程。

ACE 方案：足叶乙苷 $100mg/m^2$，静注，第 1~5 天；放线菌素 D0.5mg，静注，第 3~5 天；环磷酰胺 $500mg/m^2$，静注，第 5 天。2 周为 1 个疗程。与 POMB 方案交替使用，CR84%。

B. DAB 方案：顺铂 $20mg/m^2$，静注，第 1~5 天；长春碱 $0.15~0.2mg/kg$，静注，第 1、2 天；博来霉素为 30 单位，静注，第 1、8、15 天，总量为 360 单位。3 周为 1 个疗程，4 周期后手术。

C. CA 方案：环磷酰胺 $500mg/m^2$，静注，第 1 天；阿霉素 $50mg/m^2$，静注，第 1 天。有肿瘤残存者，10 次/3 周；无肿瘤残存者，5 次/3 周（CR7%，PR8%）；术后用药（CR67%，MTS40 个月）。

③恶性胸腺瘤

A. CAVP 方案：环磷酰胺 500mg，静注，第 1 天；阿霉素 20mg，静注，第 1 天；长春新碱 1~2mg，静注，第 1 天；尿激酶 6000~24000U，静注，第 1 天；泼尼松 10mg/d，口服。每 1 周为 1 个疗程，共 10 个疗程（疗效：PR80%）。

B. CVCP 方案：环磷酰胺 $1000mg/m^2$，静注，第 1 天；长春新碱 $1.3mg/m^2$，静注，第 1 天；洛莫司汀 $70mg/m^2$，静注，第 1 天；泼尼松 $40mg/m^2$，口服，第 1~7 天。每 4 周为 1 个疗程（疗效 CR4/9，RP1/9）。

C. ADOC 方案：阿霉素 $40mg/m^2$，静注，第 1 天；长春新碱 $0.6mg/m^2$，第 3 天；环磷酰胺 $700mg/m^2$，静注，第 4 天；顺铂 $50mg/m^2$，肌注，第 1 天（注意水化和利尿）。每 3 周重复 1 次。

D. COPP 方案：环磷酰胺 $650mg/m^2$，静注，第 1~8 天；长春新碱 2mg，静注，第 1~8 天；丙卡巴肼 $100mg/m^2$，口服，第 1~14 天；泼尼松 $40mg/m^2$，口服，第 1~14 天。每 4 周为 1 个疗程，共 4~6 个周期（疗效 PR80%）。

2. 手术治疗

手术治疗在心脏肿瘤中占据一定的位置。原发性心脏肿瘤不论是良性或恶性，一旦发现，如无手术禁忌都应争取及早手术切除。因为：

（1）原发性心脏肿瘤有一定的恶变率。

（2）心脏肿瘤良性与恶性在临床上有时难以鉴别，所以不管是良性或恶性，若能及早切除，可防恶变。

（3）心脏肿瘤不断增大，可堵塞心腔血流而引起严重的心、肺、神经、血管等生理功能紊乱。

（4）心脏肿瘤合并感染或自发性溃破常发生不良的并发症。

3. 放射治疗

放射治疗在心脏肿瘤的治疗中也常被采用，它主要适用于：

（1）对放疗敏感的心脏恶性肿瘤。

（2）多用于手术后或无手术指征的心脏恶性肿瘤。

（四）中医专方选介

1. 心脏肿瘤方1

夏枯草30g，昆布12g，煅牡蛎、川贝母、苦桔梗各15g，橘叶9g，丹参15g，赤芍9g，生地黄12g。并冲服龙华丸2g。上方每天服2次，共服130天，用药过程中可出现血尿，但无血块及炎症现象。

附：龙华丸：壁虎15g，地龙9g，僵蚕6g，研末为丸。

2. 心脏肿瘤方2

土茯苓30g，紫河车30g，紫藤瘤9g，诃子9g，菱角9g，薏苡仁60g。水煎，早、中、晚各服1次。

3. 心脏肿瘤方3

干漆6g，干蟾蜍20个，鳖甲60g，黄精30g，丹参30g，三棱150g，莪术150g，白花蛇舌草300g，僵蚕300g，青蒿300g。共为细末，以代赭石为衣，每次服30~60g，日3次。

4. 心脏肿瘤方4

黄药子、半枝莲、白花蛇舌草、蟾蜍、薏苡仁、全瓜蒌、猕猴桃根、野葡萄根、白茅根各等量，研末为丸，每丸9g，每日3次，每次1丸。

5. 神农丸

马钱子6g，甘草15g，川芎3g，雄黄3g，穿山甲30g，当归9g，犀角6g，全蝎6g，蜈蚣6g。马钱子油炸黄，与上药共为末，炼蜜为丸，每丸1~2g，每日2次，每次1丸。

6. 西黄丸

牛黄、麝香、乳香、没药各等份，炼蜜为丸，每丸3g。每日服2次，每次1丸。

第十三章 主动脉夹层动脉瘤

主动脉夹层动脉瘤是指主动脉腔内的血液通过内膜的破口进入主动脉壁中层而形成的血肿，又称壁间动脉瘤或剥离性血肿。

主动脉夹层动脉瘤最常见的症状是突感胸部疼痛，向胸前和背部放射，可以延至腹部、下肢、臂及颈部，疼痛剧烈难忍，起病后即达高峰，呈刀割样或撕裂样。还常伴见血管迷走神经的表现，如大汗淋漓、焦虑不安、恶心、呕吐和晕厥。中医学虽无主动脉夹层动脉瘤的病名，但按其主要临床表现，可分别归入"胸痛""厥逆"等证的范畴。

一、临床诊断

（一）辨病诊断

1. 临床诊断

根据血管造影术、超声心动图、CT扫描、磁共振等检查结果，结合起病急及相应的临床症状、体征，诊断主动脉夹层动脉瘤并不困难。

其临床表现如下。

（1）疼痛：夹层分裂突然发生时，多数患者突感胸部疼痛，向胸前及背部放射，随夹层波及范围而可以延至腹部、下肢、臂及颈部。疼痛剧烈，难以忍受，起病后即达高峰，呈刀割样或撕裂样。少数起病缓慢者疼痛可以不显著。

（2）高血压：患者因剧痛而有休克外貌，焦虑不安，大汗淋漓，面色苍白，心率加快，但血压常不低或增高，如外膜破裂出血则血压降低。不少患者原有高血压，起病后剧痛，使血压更增高。

（3）心血管症状：①主动脉瓣关闭不全。夹层血肿涉及主动脉瓣环或影响心瓣一叶的支撑时发生，故可突然在主动脉瓣区出现舒张期吹风样杂音，脉压增宽，急性主动脉瓣反流可以引起心力衰竭。②脉搏改变，一般见于颈动脉、肱动脉或股动脉，一侧脉搏减弱或消失，反映主动脉的分支受压迫或内膜裂片堵塞其起源。③胸锁关节处出现搏动，或在胸骨上窝可触到搏动性肿块。④可有心包摩擦音，夹层破裂入心包腔可引起心包填塞。⑤胸腔积液，夹层破裂入胸腔内引起胸腔积液。

（4）神经症状：主动脉夹层延伸至主动脉分支颈动脉或肋间动脉，可造成脑或脊髓缺血，引起偏瘫、昏迷、神志模糊、截瘫、肢体麻木，反射异常、视力与大小便障碍。

（5）压迫症状：主动脉夹层压迫腹腔动脉、肠系膜动脉时可引起恶心、呕吐、腹胀、腹泻、黑便等症状；压迫颈交感神经节引起霍纳综合征；压迫喉返神经致声嘶；压迫上腔静脉致上腔静脉综合征；累及肾动脉可有血尿、尿闭及肾缺血后血压增高。

2. 实验室及影像学检查

（1）心电图：示左心室肥大，非特异性 ST - T 改变。

（2）X 线：胸部平片见上纵隔或主动脉弓影增宽并在短期内增大，如见主动脉内膜钙化影，则主动脉影外缘间距大于正常的 2~3mm；有时见主动脉有双重阴影。主动脉造影可以显示夹层所在范围、裂口部位及涉及瓣膜或动脉分支。X 线计算机断层（CT）在注射造影剂后，可以准确地显示夹层部位及范围。

（3）超声心动图：可见到主动脉前后壁增宽，间隙加大，分裂为内外两层，形成四条平行的搏动曲线，主动脉壁的回波宽度明显增加。有时可见到内膜裂口的垂片。波及主动脉瓣时呈主动脉瓣反流，用彩色多普勒法较易发现。

（4）磁共振：可检测夹层分裂口及夹层的范围。

（5）血和尿检查：白细胞计数示多形核白细胞增高，常达 $15000/mm^3$。可出现溶血性贫血，血清胆红素、血清尿素、血清淀粉酶和血清 SGOT 可以全都不正常。尿中可有红细胞，甚至有肉眼血尿。

（二）辨证分型

胸痛急性发作时症见：突然心区疼痛，迁延他处，虽卧不能缓解，心中不安，大汗淋漓，时有恶心呕吐，甚或晕厥，脉疾数或消失。

慢性期的主要分型有：

1. 痰浊闭塞型

（1）临床表现：心区痞闷，胸痛彻背，如物之塞，恶心，兼见脘腹胀满，纳呆，烦闷，头晕。舌体胖大，有齿痕，舌质淡，苔白腻，脉弦滑，或沉濡而滑，或减弱，甚或无脉。

（2）辨证要点：心区痞闷胀痛。舌胖，有齿痕，苔白腻，脉滑或无脉。

2. 气滞血瘀型

（1）临床表现：心区刺痛，气促，口唇爪甲青暗，兼见心悸，胸闷，胁胀，易怒。舌质紫暗或有瘀点，苔少，脉沉涩，或结、促、代。

（2）辨证要点：心区刺痛。舌质紫暗，或有瘀斑，脉沉涩，或促、结、代。

3. 阴血亏虚型

（1）临床表现：心区烦闷灼痛，头晕，兼见口干，五心烦热。舌质深红，少苔或无苔，脉细数或促、代。

（2）辨证要点：心区烦闷灼痛，头晕。舌红少苔，脉细数或促、代。

4. 阳气亏虚型

（1）临床表现：心前区闷痛或绞痛，动则尤甚，畏寒肢冷，兼疲乏，气短，自汗。舌淡胖，苔白，脉沉细而迟或结代。

（2）辨证要点：心前区闷痛或绞痛，畏寒肢冷。舌淡胖，苔白，脉沉细而迟，或结代。

二、鉴别诊断

根据临床表现和实验室检验结果，诊断为主动脉夹层动脉瘤并不困难，但应与以下疾病相鉴别：

（一）与急性心肌梗死的鉴别

急性心肌梗死是冠状动脉急性阻塞引起的心肌急性坏死，其急性期主要症状是胸痛的部位与主动脉夹层分离相仿，但疼痛高峰的出现时间较主动脉壁夹层动脉瘤为晚，疼痛逐渐增强；而主动脉壁夹层分离疼痛高峰出现早，一开始即为撕裂样，部位广泛。二者都可伴有休克的表现，主动脉夹层动脉瘤有休克的临床表现时，血压不一定降低，急性心肌梗死时，常有心律失常及心肌坏死的表现。

（二）与急性心包炎的鉴别

急性心包炎是心肌脏层与壁层心包膜的急性炎症。当心包膜出现急性纤维蛋白渗出时，往往有剧烈的胸痛，常于体位改变，如深呼吸、咳嗽、吞咽，尤其左侧卧位时加剧，疼痛常局限于胸骨下端或心前区，X线胸片早期心影呈正常大小，当渗液超过250mL以上，可见心影增大、心膈角变钝。超声心动图是诊断急性渗出性心包炎简便而又可靠的方法。渗液少时仅仅在左心室后壁的心外膜与肺之间看到暗区，当渗液多时可见脏层与壁层间有液性暗区。

（三）与大面积急性肺梗死的鉴别

急性肺梗死主要由右心或周围静脉内血栓脱落阻塞肺动脉引起肺组织的坏死。较大的肺梗死可引起剧烈胸痛，疼痛可放射至左肩或右肩，系因膈肌受到刺激之故。常伴有发热、呼吸困难、发绀、剧烈咳嗽和咯血，X线检查肺动脉总干扩大，肺野见片状阴影，肺动脉造影可见肺梗死部位和范围。

（四）与自发性气胸的鉴别

自发性气胸最早出现的症状为突然发作的胸痛，呈刀割样锐痛，位于气胸同侧，随呼吸加重，随后出现呼吸困难，体检示患侧胸廓膨隆，呼吸运动减弱，叩诊呈鼓音。X线检查示气胸部位透亮度增加，无肺纹理，肺脏明显萎缩，呈团状。

（五）与主动脉窦动脉瘤破裂的鉴别

本病是一种少见的先天性心血管病，是在主动脉窦包括左右或后主动脉窦处形成动脉瘤，瘤壁逐渐变薄而破裂，在心前区出现难以忍受的剧烈疼痛，大汗淋漓，呼吸困难和休克，严重者病情常迅速恶化，并出现顽固性心衰伴进行性加剧，胸痛和体征在动脉瘤穿破时同时出现。X线检查示肺充血，左右心室扩大，超声心动图可显示主动脉窦扩大，局部有囊状物突出，主动脉窦壁波形中断。

（六）与急腹症的鉴别

主动脉夹层动脉瘤主要与急性坏死性胰腺炎、急性胆囊炎和胆石症、肠系膜动脉栓塞相鉴别，虽有时疼痛症状相似，但根据病史及检查易区分，一般X线检查为鉴别提供了可靠指征。

（七）其他

如肠梗阻、消化性溃疡穿孔等也应与主动脉壁夹层动脉瘤相鉴别。

三、治疗

（一）提高临床疗效的思路提示

1. 提高急症期的确诊率

该病发生较急，由于较少见，常易出现误诊。凡病人面色苍白，出现发绀、呼吸困难及生命体征异常，不论其为何种病因，均属危急状态，需立即给氧、心电监护及开放静脉。若病人起病后持续性胸痛速达高峰，往往提示胸腔脏器破裂，特别多见于主动脉夹层动脉瘤，应立即抢救，该病误诊率在60%左右，若及时确诊并抢救，大多数病人可痊愈或生命得到延续。

2. 见微知著，巩固防变

有时见周围动脉阻塞表现，注意有无两侧动脉搏动不等或消失、呼吸困难、剧烈腹痛等心血管、呼吸、消化系统的症状。对此类病人应密切观察，一旦出现症状应及时治疗，以防止瘤体破裂引起死亡。

3. 积极消除诱因

本病的发生，多由劳累过度、情绪激动、饱餐及寒冷刺激而诱发。此病多因元气不足，加之劳累过度则耗气伤阴，冬季寒气过盛亦伤阳气，致使元阳更虚，命门火衰，病邪反盛而发病，情绪刺激以郁怒、忧思为常见。怒为肝志，肝气郁滞，则血行不畅，阻塞心脉而病。忧思伤脾，气结痰凝，亦可触发本病。因此，患者应保持积极健康的生活态度，不要情绪过于激烈。同时活动应适度，以体力适度畅快为宜。积极配合医生治疗，做到不怕、不馁，保持不过度紧张的生活及处世态度，来消除和避免诱因，以期治愈疾病或延长生命。据资料报道，如果能有效地避免诱因，常能为手术治疗该病奠定好基础，90%的患者能治愈。

（二）中医治疗

1. 急则治标

（1）病人进 ICU 病房，立即吸氧。

（2）立即服用速效救心丹 5 粒以缓急止痛。

（3）同时静脉点滴丹参注射液 20mL，加入 5% 葡萄糖 250mL，每日 1 次。

（4）经上述处理，30 分钟后疼痛仍不缓解者，考虑加用西药，并做好手术的准备。

2. 缓则治本

（1）痰浊闭塞型

治法：温阳涤痰，活络止痛。

方药：瓜蒌薤白半夏汤合苓桂术甘汤。

瓜蒌 12g，薤白 9g，半夏 12g，茯苓 30g，桂枝 6g，甘草 3g。

血瘀明显者加川芎 10g，红花 10g；胸痛者加延胡索 10g，降香 6g。

（2）气滞血瘀型

治法：活血化瘀，行气止痛。

方药：血府逐瘀汤。

桃仁 12g，红花 9g，当归 12g，生地黄 10g，川芎 6g，赤芍 12g，川牛膝 10g，桔梗 5g，柴胡 3g，枳壳 12g，甘草 3g。

（3）阴血亏虚型

治则：滋阴补血，活络止痛。

方药：桃红四物汤送服六味地黄丸。

熟地黄 15g，川芎 8g，白芍 10g，当归 12g，桃仁 6g，红花 10g。

（4）阳气亏虚型

治则：补阳益气，活络止痛。

方药：金匮肾气丸加味或四味建中汤化裁。

黄芪 15g，人参 10g，白术 15g，茯苓 15g，炙甘草 10g，半夏 10g，当归 15g，白芍 15g，熟地黄 15g，川芎 15g，麦冬 15g，肉苁蓉 15g，制附子 15g，肉桂 15g。

3. 外治法

（1）针刺治疗：①针刺内关、膻中，每 15 分钟捻转 1 次，至痛止为止。②耳针疗法，取耳穴的心、肾、小肠、交感、神门、皮质下和内分泌等穴位，每次取 3~4 个穴，留针 20 分钟。

（2）外贴法：用通心膏敷贴于心俞、膻中等穴以止痛。

（3）推拿按摩疗法：用一指禅法或揉法作用于心俞、神门、通里、内关、劳宫、膻中等穴，以疏通经络止痛。

（4）气功疗法：每日做 2~4 次内养功（坐功或卧功）以调达气机、疏通经络、强健五脏而祛病。

（三）西医治疗

一旦疑及或诊为本病，即应住院监护治疗。治疗的目的是缓解疼痛、预防夹层瘤的扩大和避免因破裂或急性主动脉瓣膜功能不全而导致死亡。治疗分为紧急治疗与巩固治疗两个阶段。

1. 紧急治疗

（1）止痛：用吗啡与镇静剂。

（2）补充血容量：有出血入心包、胸腔，或主动脉破裂者输血。

（3）静脉注射普萘洛尔：在 1~5 分钟内增加 0.5mg，直至观察到脉率降低。假定病人不能耐受普萘洛尔，在治疗时可用利舍平或甲基多巴。利舍平 0.5~2mg，每 4~6 小时肌注 1 次，需同时口服或静脉注射西咪替丁以减少胃溃疡发生的可能。静脉注射甲基多巴 250~500mg 或每 4~6 小时口服。

（4）降压：目的是减小血压上下波动的幅度与降低过高的血压，为此可用硝普钠点滴（50mg 硝普钠溶于 250mL5% 葡萄糖液内）。若收缩压已降至 13.3kPa（100mmHg），仍继续有疼痛，需继续将收缩压降至 70~80mmHg，并保证病人的持续尿量每小时不少于 25mL。对血压正常者可用 β 阻滞剂或钙拮抗剂，目的在于减少血压波动。

2. 巩固治疗

对近端主动脉夹层已破裂或濒临破裂的主动脉夹层动脉瘤，伴主动脉瓣关闭不全的患者应进行手术治疗，对缓慢发展的远端主动脉夹层动脉瘤，可以继续内科治疗。保持收缩压维持在 13.5~16.0kPa（100~120mmHg），如用上述药物不满意，可加用卡托普利 25~50mg，每日 3 次，口服。

第十四章　心脏神经官能症

心脏神经官能症是神经官能症的一种特殊类型，以心血管系统功能失常为主要表现，可兼有神经官能症的其他症状。

心脏神经官能症临床症状多种多样，时好时坏，影响劳动力，常与器质性心脏病的症状相混淆，造成鉴别诊断上的困难，因而有一定的重要性。中医学虽无心脏神经官能症的病名，但按其临床表现，属"惊悸""怔忡""不寐""郁证"等范畴。

一、临床诊断

（一）辨病诊断

1. 症状

心脏神经官能症常在受惊、情绪激动或久病后首次出现。入睡前、欲醒和刚醒时，以及情绪波动状态下最易发作，过度劳累或情绪改变可使之加重。常见心悸、心前区痛、气短或过度换气。此外，尚有乏力、头晕、多汗、失眠、焦虑等一般神经系统的症状。

2. 体征

体征多见表情焦虑或紧张，手掌汗多，两手颤抖，体温有时略升高，血压轻微升高且易波动，心率增快，心搏强有力和心音增强，可能伴有心前区1~2级柔和的收缩期杂音，或胸骨左缘第二、三肋间2级左右的收缩期杂音，偶有期前收缩。

3. 影像学检查

心电图（ECG）检查常有窦性心动过速，部分患者可见 ST – T 改变，大多表现为 ST – T 压低或水平下移，和（或）T 波低平、双相或倒置。ST – T 波改变主要局限于Ⅱ、Ⅲ、aVF 或 V_4 ~ V_6 导联，且较易改变，时而消失，时而加重。心率增快常使 ST – T 异常加重，而心率减慢时，ST – T 可完全恢复正常。ECG

分级运动试验（二级梯、运动平板、踏车）阳性者亦不少见。普萘洛尔等 β 受体阻滞剂大多能使心率减慢，症状减轻或消失，心电图 ST – T 改变可恢复正常，并使运动负荷试验转为阴性。

（二）辨证分型

1. 肝气郁结型

（1）临床表现：情感脆弱，时作叹息，胸闷不舒，或失眠，纳呆，便秘。舌苔薄腻，脉弦。

（2）辨证要点：时作叹息，胸闷不舒。舌苔薄腻，脉弦。

2. 心虚胆怯型

（1）临床表现：心悸，善惊易恐，坐卧不安，多梦易醒，食少纳呆，恶闻声响。舌象多正常，脉细略数，或弦细。

（2）辨证要点：心悸，善惊易恐。脉弦细。

3. 心脾两虚型

（1）临床表现：多思善虑，心悸胆怯，健忘失眠，面色无华，倦怠无力，食欲不振，或有便溏。舌苔薄白，脉虚细。

（2）辨证要点：多思善虑，心悸胆怯，健忘失眠。舌苔薄白，脉虚细。

4. 阴虚火旺型

（1）临床表现：心悸失眠，五心烦热，眩晕耳鸣，急躁易怒，腰痛遗精。舌红少津，脉细数。

（2）辨证要点：心悸失眠，眩晕耳鸣。舌红少津，脉细数。

5. 脾肾阳虚型

（1）临床表现：情绪低沉，嗜睡少动，心悸倦怠，少气懒言，大便溏薄，腹胀纳呆，腰痛阴冷，畏寒肢凉，小便不利。舌淡胖，苔白滑，脉沉细迟，或结代。

（2）辨证要点：心悸倦怠，畏寒肢冷。舌淡胖，苔白滑，脉沉细迟或结代。

6. 痰浊阻滞型

（1）临床表现：心悸短气，心胸痞闷胀满，痰多，食少腹胀，或有恶心。舌苔白腻或滑腻，脉弦滑。

（2）辨证要点：心悸短气，心胸痞闷，痰多。舌苔白腻或滑腻，脉弦滑。

7. 心脉瘀阻型

（1）临床表现：心悸怔忡，短气喘息，胸闷不舒，心痛时作，或形寒肢冷。舌质暗，或有瘀点、瘀斑，脉沉涩或结代。

（2）辨证要点：心悸怔忡，心痛时作。舌质暗或有瘀点、瘀斑，脉沉涩或结代。

二、鉴别诊断

心脏神经官能症需与以下疾病进行鉴别。

（一）内分泌代谢疾病

甲状腺功能亢进、嗜铬细胞瘤等亦可有心率增快、心搏增强、多汗、手抖、易激动和紧张等类似心脏神经官能症的表现，部分患者心电图尚有 $ST-T$ 改变。甲状腺功能亢进大多伴有甲状腺肿大，且甲状腺上有杂音及震颤，少数患者即使甲状腺肿大不太明显，亦有血清 T_3、T_4 和甲状腺吸 ^{131} 碘率增高，可资鉴别。嗜铬细胞瘤心悸发作时除心率增快外，大多伴有血压显著增高，尿中儿茶酚胺及其代谢产物增高，组织胺激发试验或酚妥拉明试验阳性等。

（二）器质性心脏病

以心前区痛为主要表现的心脏神经官能症患者，应与冠心病或主动脉瓣狭窄引起的心绞痛及二尖瓣脱垂引起的心前区不适鉴别。典型心绞痛多在体力活动时发作，部位大多固定，以胸骨后最常见，可放射至左肩和左臂，发作时有胸部紧束感，一般仅持续 2～3 分钟，常需停止活动或舌下含硝酸甘油片才能中断发作，与心脏神经官能症的一过性刺痛或持续性隐痛不同。不少冠心病无典型心绞痛发作，诊断有赖于心电图上心肌缺血的改变（ST 段下斜或水平样压低或 T 波倒置），此时鉴别诊断有一定困难，尤其是更年期女性伴有高血压或高脂血症时。心脏神经官能症患者 $ST-T$ 改变较多，于心率增快、立位或过度换气（30 秒）后发生或加重，普萘洛尔口服（20mg）或静脉缓慢推注（2.5mg 以 25% 葡萄糖稀释）后，分别在 30 分钟和 60 分钟时检查，可见大多数心脏神经官能症患者 $ST-T$ 异常消失，而冠心病患者的 $ST-T$ 改变大多不受影响。上述方法对运动负荷试验有同样的结果，即可使大多数心脏神经官能症患者的运动试验转为阴性，而冠心病患者的改变不大。目前虽有人对上述普萘洛尔试验的鉴别诊断价值持怀疑态度，但多数人认为此试验有鉴别诊断的意义。心肌炎引起的非特异性 ST－T 改变，能否依靠普萘洛尔试验与心脏神经官能症进行鉴别，尚有待进一步探讨。有心悸、心尖区第一心音增强和收缩期杂音，应与风湿性二尖瓣病和二尖瓣脱垂相鉴别。二尖瓣脱垂有典型的超声心动图改变，二尖瓣收缩期 CD 段镰刀形向后移或二尖瓣后叶或（和）前叶收缩期脱入左房，据此不难鉴别。

（三）其他

伴有 ST－T 改变的心脏神经官能症尚需与低血钾、洋地黄或其他药物反应等引起的 ST－T 改变以及"幼年型 T 波"改变相鉴别。

三、治疗

（一）提高临床疗效的思路提示

1. 谨守病机，辨证论治

本病涉及的症状很多，因而给辨证论治带来一些困难。临床要抓主症和脏腑辨证侧重点，辨病机，脏腑多涉及心、肝、胆、脾、肾；同时须分清标本、虚实和脏腑之间的相互关系，本病虚多实少，一般多从虚的方面考虑，故养心安神是本病治疗上不可缺少的措施。

2. 综合治疗

本病宜采取综合治疗，除药物治疗外，其他疗法如心理治疗、药物治疗、针灸治疗、音乐治疗等亦应综合采用。其中心理疗法尤应充分重视。

3. 医患配合

本病病程迁延，初期症状不重，但早期治疗显得很重要。医患需共同配合，要有耐心加信心，方可取得满意的治疗效果。

（二）中医治疗

1. 内治法

（1）肝气郁结型

治法：疏肝理气。

方药：逍遥散合越鞠丸加减。

柴胡 6g，枳壳 10g，香附 10g，川芎 6～10g，茯苓 10g，神曲 10～12g，栀子 3～4.5g，合欢花 6～10g。

理气药多辛香之品，易耗损阴液和元气，因此，在治疗好转以后，要注意适当加入养阴益气之品，如人参、麦冬、五味子。另外对阴虚、气虚病人用药剂量宜少，以防克伐太过。

（2）心虚胆怯型

治法：益气养心，镇惊安神。

方药：平补镇心丹加减。

人参 6g，五味子 10g，山药 15g，天冬 12g，生地黄 12g，熟地黄 12g，肉桂 10g，远志 12g，茯神 15g，酸枣仁 12g，朱砂 6g，龙齿 12g。

心虚胆怯而夹痰者，以十味温胆汤加减。此外，龙齿镇心丹、琥珀养心丹、定心丹等方剂，临床亦可酌情选用。

（3）心脾两虚型

治法：健脾养心，补益气血。

方药：归脾汤加减。

黄芪 20g，人参 12g，白术 12g，茯神 15g，当归 12g，木香 10g，远志 12g，龙眼肉 12g，酸枣仁 12g，炙甘草 6g。

临床见失眠较重者，加五味子、夜交藤、合欢花；惊悸不安者，加珍珠母、牡蛎；胸脘闷滞、舌苔腻者，加二陈汤。

（4）阴虚火旺型

治则：滋阴降火，养心安神。

方药：天王补心丹加减。

生地黄 18g，人参 5g，丹参 20g，玄参 10g，茯苓 15g，五味子 6g，远志 6g，当归 10g，天门冬 10g，麦冬 10g，柏子仁 10g，酸枣仁 12g。

天王补心丹重在滋阴养血，对阴虚甚而火不旺的神经官能症病人最为适宜。若心火亢盛而阴虚不明显者，可配服成药朱砂安神丸；若便秘可加瓜蒌仁，并重用生地黄；口渴者，加石斛、玉竹；肝肾阴虚、虚火内炽以致心肝火旺，而见心烦、急躁易怒、舌质红者，可加用黄连、栀子清心泻火。

（5）脾肾阳虚型

治则：温补脾肾，利水宁心。

方药：理中汤合真武汤加减。

人参 6g，干姜 8g，白术 9g，茯苓 15g，熟附子 6g，白芍 12g，甘草 6g。

由于温阳药有兴奋作用，故常配龙骨、牡蛎、酸枣仁、远志等药以宁心安神；若水湿内停中焦，致使胃气失于和降，而兼恶心、呕吐、脘闷不舒者，可加半夏、陈皮理气降逆。

（6）痰浊阻滞型

治则：理气化痰，宁心安神。

方药：导痰汤加减。

半夏 10g，陈皮 12g，茯苓 15g，枳实 10g，胆南星 10g，酸枣仁 12g，柏子仁 12g，远志 10g，甘草 6g。

痰浊蕴久化热，痰热内扰而见心悸失眠，胸闷烦躁，口干苦，舌苔黄腻，脉象滑数者，则宜清热豁痰，宁心安神，可用黄连温胆汤加味；若气虚夹痰而致心悸，治以益气豁痰，养心安神，可用定志丸加半夏、橘红。

（7）心脉瘀阻型

治则：活血化瘀。

方药：血府逐瘀汤加减。

桃仁 10g，红花 10g，当归 12g，川芎 15g，赤芍 15g，生地黄 12g，柴胡 10g，枳壳 10g，桔梗 10g，牛膝 12g，甘草 6g。

兼气虚者去柴胡、枳壳、桔梗，加黄芪、党参补气益气；兼血虚者加熟地黄、枸杞子、制首乌补血养血；兼阴虚者去柴胡、枳壳、桔梗、川芎，加麦冬、玉竹、女贞子、旱莲草等养阴生津；兼阳虚者去柴胡、桔梗，酌加附子、肉桂、淫羊藿、巴戟天等温经助阳。

2. 外治法

（1）针刺治疗

①选内关穴。针法：取穴内关，向间使斜刺 1～1.2 寸，中强刺激，不留针，出现针感后即拔针，左右穴位交替进行。

②选下都穴（自然握拳，手背四五指缝尖上方约 0.5cm 处）。针法：避开可见的浅静脉，用毫针顺掌骨间隙刺 0.5～1 寸，左右捻转十余次，以得气为度。一般先刺左侧即效，15 分钟后效差者加刺对侧，留针 20～60 分钟，中间每 15 分钟运针 1 次，出针后压迫针眼片刻。

③主穴选人迎、内关穴，均取双侧。人迎穴：平甲状软骨体上缘水平、胸锁乳突肌内侧、颈动脉内缘，斜向内侧针刺，深度 1～1.5 寸，以针体随动脉搏动而抖动为度，不做手法。内关穴：仰掌，腕横纹上 2 寸，前壁内侧两筋间，垂直进针 0.5 寸，用雀啄手法，使针感向中指及肘部放射为度。加减穴：属虚证，因惊吓、劳累而发者加神门、三阴交穴，神门进针 0.3 寸，三阴交进针 0.5 寸，施捻转补泻手法的补法；属于实证，因情志波动、烦闷而发者加太冲穴，进针 0.5 寸，用提插补泻手法的泻法。

（2）按摩法

选穴：手掌反应点。在手掌部位用手指尖按压找出 4 个点（痛点或反应区），即心脏 1 区，心脏 2 区，肾与肾上腺区，前列腺区。其中心脏 1 区在第五掌骨之间，相当于掌横纹下 0.5cm 处；心脏 2 区约在大鱼际正中；肾与肾上腺区在第四掌骨外侧缘相距指第一横纹下 1cm 处；前列腺区约在第二、三掌骨间靠近指第一横纹的缝隙处。按摩时，令患者坐正，注意力集中，双手掌心向上，五指自然收回；医者站立于患者对面，先用大拇指分别按压患者左手心脏的 1 区和心脏 2 区，再用双手其余 4 指握住手背，双拇指同时适度用力，在按压区行点、按、揉相结合的按摩手法 3 ~ 5 分钟，并连续依法对肾和肾上腺区、前列腺区按摩 3 ~ 5 分钟；中间休息 1 分钟后，重复上法，对患者右手部的反应点（区）按摩 6 ~ 10 分钟。日 1 次，10 天为 1 疗程。按摩期间停用药物治疗。

注意事项：治疗前先让患者调整呼吸，保持平静，按摩过程中要求患者意念配合，精力集中在心前区。按摩结束后，让患者在较安静的环境中休息30 分钟左右。

（三）西医治疗

1. 药物治疗

（1）镇静安眠：①硝西泮 10 ~ 20mg，睡前服；②格鲁米特 0.25 ~ 0.5g，睡前服；③可可巴比妥 0.1 ~ 0.2g，睡前服。

（2）抗焦虑药：①安定 2.5 ~ 5mg；②艾司唑仑 2mg；③安宁 0.2 ~ 0.4g；④氯氮 10 ~ 20mg。上述药物，均为日 3 次，口服。

（3）神经营养药：维生素 B_1 10 ~ 20mg，日 3 次。

（4）促进脑代谢药：谷氨酸 1 ~ 2g，日 3 次。

（5）调节自主神经药：谷维素 10 ~ 30mg，日 3 次。

（6）止痛药：索米痛片 1 ~ 2 片，必要时服用。

（7）抗抑郁药：丙咪嗪 25mg，日 3 次。

（8）β 受体阻滞药物：如普萘洛尔 20mg，日 3 ~ 4 次。

2. 精神治疗

可采取集体精神治疗与个体精神治疗相结合的方式进行。具体方法可依据患者病情的不同而选用解释心理治疗、催眠暗示治疗、行为疗法或生物反馈疗法、生理 - 心理疗法、社会 - 心理疗法等。

3. 快速综合治疗

快速综合治疗可在病人集中比较多的单位内展开，以神经衰弱和焦虑性心脏神经官能症的疗效较好。治疗方法：上午进行药物治疗，常用药物有弱安定剂、各种溴合剂、谷氨酸葡萄糖液静脉注射；下午进行集体精神治疗，方法有讲座、小组讨论、经验交流。另可配合个别精神治疗、打太极拳、气功、心理咨询。治疗时间为 7 ~ 14 天。

（四）中医专方选介

1. 加味桂枝甘草汤

桂枝 15g，炙甘草 15g，酸枣仁 30g。本方温阳、敛阴、安神，适用于汗后所致的心脏神经官能症。药物经水泡 1 小时后再煎，煎沸后煮 30 分钟即可，滤取药汁后加水再煎，2 次共取汁约 300mL，每日 2 ~ 3 次服完。［崔应珉.中华名医名方新传. 郑州：河南医科大学出版社. 1997：282］

2. 栀子豉汤

栀子 10 ~ 15g，淡豆豉 12 ~ 18g。治疗神经官能症 106 例，痊愈 55 例，显效 33 例，好转 15 例，无效 3 例。总有效率为 97.2%。 ［任义. 河北中医. 1985（2）：14］

3. 补中二陈汤

黄芪 30g，党参 15g，白术 12g，柴胡 10g，升麻 6g，陈皮 10g，半夏 12g，茯苓 15g，当归 12g，砂仁 10g，甘草 6g。本方补中益气，健脾化痰，适用于心脏神经官能症之气虚下陷、脾虚痰阻者。日 1 剂，水煎服，每日分 2 ~ 3 次服。［崔应珉. 中华名医名方新传. 郑州：河南医科大学出版社. 1997：283］

第十五章　高原性心脏病

　　高原性心脏病是指正常人从平原移居到高原后，在低氧等自然环境的影响下，由于机体慢性缺氧所造成的肺小动脉痉挛而导致的肺循环阻力增加，产生肺动脉高压，以及心肌缺氧，最后引起右心肥大和心力衰竭的一类心脏疾病。

　　高原性心脏病是海拔 3000 米以上高原地区的一种常见症。一般由平原移居高原或由高原移居到更高原地区的居民发病率高，偶尔也可见于高原世居居民中，小儿患病者几乎均为移居高原的小儿或由移居父母所生育的小儿。从平原移居高原的人群中个体对高原的适应能力有所不同，显然这与个体素质有关，也与耐氧因子有一定关系。本病一年四季均可发病，但以冬春季患病较多。

　　本病患者的主要临床表现为心悸不宁、气短而喘、疲乏无力、下肢浮肿，甚则唇甲发绀、小便短少等。本病属于中医的"心悸""喘证""水肿"等范畴。

一、临床诊断

（一）辨病诊断

1. 临床诊断

　　（1）急性高原心脏病：多发生于移居高原或在高原出生的小儿（其父母为移居者），3 岁以内的婴幼儿发病率最高。发病时间最常见于进入高原后 10 天到 1 年内者，呼吸道感染及腹泻常为其诱因。

　　①临床症状：小儿及成人的表现有所不同。小儿发病年龄较早，多数在婴幼儿时期发病，病情进展快，早期表现为烦躁不安、夜啼不眠、食欲不振、声音嘶哑、咳嗽、腹泻、多汗等。出现声音嘶哑症状之患儿，有可能被误诊为喉炎，但其原因往往是由右心增大而压迫喉返神经所致，继而精神萎靡，颜面苍黄，常有憋气，呼吸困难，口唇发绀，消化道功能紊乱（呕吐、稀便、

腹胀）。有的出现发作性昏厥，最终发展为右心衰竭、尿少、水肿、肝大。5岁以上的患儿病程往往较长，症状与成人相似。成人起病缓慢，常发生于初入高原的过程中或到达高原后短期内发病，尤多见于突然从平原到高原者，常因呼吸道感染或体力活动后诱发。症状逐渐加重，主要出现劳力性呼吸困难、心悸、胸闷、气促、咳嗽，少数患者有咯血、声音嘶哑、呼吸困难，最终出现心力衰竭症状。与小儿相比，左心衰竭症状较为明显，严重者因急性左心衰竭可突然死亡。

②体征：小儿患者常见呼吸急促，鼻翼扇动，口唇、指端、鼻尖处发绀明显，体格发育一般较差，心界扩大，心率增快，平均为 140 次/分钟。大多数患者于心尖区或三尖瓣区可闻及轻柔的收缩期吹风样杂音，肺动脉第二音亢进或分裂。肺部可有干、湿性啰音，多与肺部感染有关，肺部感染严重的患儿常合并有肺水肿。

（2）慢性高原心脏病：多见于移居高原多年的成人，常合并有红细胞增多症或高原高血压。其病理基础主要为慢性长期缺氧，常分为以下两个阶段：

①心功能代偿期：患者可以长期耐受，无任何自觉症状和体征，也可在某些诱因作用下出现心力衰竭。如过度疲劳、精神紧张、感染，或由高原转往更高的海拔地区，或由平原重返高原等。多数病人心脏轻度扩大，心尖部可闻及Ⅱ级收缩期吹风样杂音，肺动脉瓣区第二音亢进，肺部有少许湿啰音，平时可无明显症状，间或出现头痛、胸闷、心前区不适、心悸、气促、疲乏无力等症状，或无明显症状。

②心功能失代偿期：病情逐渐加重，出现心悸、呼吸困难、气喘、发绀，继而出现颈静脉怒张，心界向两侧扩大，心尖区可闻及Ⅱ～Ⅲ级吹风样收缩期杂音，个别病人还可出现舒张期杂音，肺动脉瓣区第二音亢进，或伴分裂。肺部可有干、湿性啰音。当右心衰竭明显时，肝脏肿大，肝颈静脉反流征明显，下肢浮肿，严重者出现腹水，部分患者可并发上消化道出血、血栓或栓塞。

2. 实验室及影像学检查

（1）实验室检查

①血常规：红细胞增多，一般多在 $6 \times 10^{12}/L$，血红蛋白超过 20g/L，红细胞压积多在 0.6 以上，白细胞基本正常。网织红细胞也增高，>1.5%，其增高的规律，据有关统计调查表明，与红细胞、血红蛋白，红细胞压积等一致，且男性高于女性，工人高于干部，移居者高于世居者。

②尿常规：可出现少量蛋白，也可见红细胞。

③肝功能：可出现轻度异常，谷丙转氨酶升高，因长期缺氧可导致肝细胞损害。

④动脉血氧饱和度：均有不同程度的降低，因海拔高度不同而有显著差异，如在海拔 3658m 处测定正常人为 90.27%，成人患者为 84.26%。

（2）X 线检查：主要表现为动脉段突出，圆锥膨隆，有的甚至呈动脉瘤样隆突，突出之肺动脉段搏动增强，右肺下动脉干扩张，也有中心肺动脉扩张而外围分支细小，呈现截断现象或残根状改变。肺门影扩大，肺纹理增多、增粗或呈网状。心脏扩大者占 66.3% ~ 95%，主要以右心增大为主，心尖上翘成圆突，也有以右心为主的全心扩大，单纯表现为右心增大者甚少。小儿常呈球形增大，搏动减弱。

（3）心电图：高原性心脏病心电图主要特征为电轴右偏，极度顺钟向转位（$V_5R/S \leqslant 1$），肺型 P 波或呈尖峰形，可有右心室肥厚，或伴心肌劳损，或完全性或不完全性右束支传导阻滞，仅少数病例呈双侧心室肥厚。也可出现下述变化：①呈 S_I、S_{II}、S_{III} 型，一般反映右心室肥厚；②"假性"电轴左偏，实际上也是 QRS 电轴极度右偏；③$V_1 \sim V_8$ 呈 QS 型，待病情好转或转往海拔较低地区后可为 Rs 或 rS；④II、III、aVF 及右胸前导联可出现 T 波倒置、低平及双向，颇似"冠状 T"；⑤少数有期前收缩，PR 间期、QT 间期延长，低电压等。

（4）超声心动图：主要为肺动脉高压及右心受累的改变。肺动脉高压常用指标为肺动脉瓣 α 波小于 2mm；B－C 斜率增大，有报道高原性心脏病组为 289.10 + 45.93mm/s，而其对照组为 228.76 ± 49.32mm/s；RPEP（右室射血前期）延长及 RPEP/RVET（右室射血时间）比值增加，这些指标较有意义，可支持高原性心脏病的诊断。

（二）辨证分型

1. 心气虚弱型

（1）临床表现：疲乏无力，气短懒言，心中空虚，悸动不安，面色㿠白，自汗。舌淡，苔薄白，脉大无力。

（2）辨证要点：心中空虚，悸动不安，气短乏力。脉大无力。

2. 心血不足型

（1）临床表现：心悸不安，头晕目眩，面色不华，食少纳呆，肢体困乏。

舌质淡红，脉象细弱，血虚甚者脉结代。

（2）辨证要点：心悸，头晕，面色不华。脉细弱。

3. 心阳不振型

（1）临床表现：心悸头晕，胸满气短，神疲乏力，形寒肢冷，小便短少，肢体浮肿，甚则气短而喘，唇甲青紫。舌淡，苔白滑，脉沉细。

（2）辨证要点：心悸，神疲，形寒肢冷，小便短少，肢体浮肿。

4. 气滞血瘀型

（1）临床表现：心悸不安，胸闷不适，心痛阵作，面唇青紫，气虚血瘀者，多兼有疲乏气短等。舌质紫暗，有瘀点或瘀斑，苔薄白，脉弦细或结代。

（2）辨证要点：心悸，心痛，面唇青紫。舌质紫暗，有瘀点或瘀斑，脉弦细或结代。

5. 气阴两虚型

（1）临床表现：心悸气短，肢体困乏，汗出口干，舌质淡红，苔薄白而干，脉沉细或弦细。若阴虚火旺，则烦躁易怒，头晕失眠，耳鸣，小便短赤，舌质红，脉细数。

（2）辨证要点：心悸，气短汗出，肢乏口干，脉沉细或弦数；或烦躁，失眠，耳鸣，小便短赤，脉细数。

二、鉴别诊断

（一）小儿高原性心脏病的鉴别

1. 肺炎合并心力衰竭

本病有时与高原性心脏病很难区别，尤其当高原性心脏病并发肺部感染时。肺炎合并心力衰竭，往往先有明显的全身毒血症状和肺部感染的体征及相应的 X 线改变和血象变化，继而可突然出现心率加快、心音低钝、脉搏细弱、呼吸急促、肝脏肿大及下肢水肿等心力衰竭的表现，但 X 线、心电图及超声心动图等检查无右心肥大及肺动脉高压的表现。一旦炎症和心力衰竭得到控制、纠正后，其临床表现则消失；而高原性心脏病在心力衰竭得以纠正后，右心增大及肺动脉高压的表现依然存在。

2. 动脉导管未闭

高原性心脏病是高原地区最常见的先天性心脏病，其杂音在肺动脉压力过高或出现心力衰竭时可不典型，有时只发生在收缩期，或无明显的杂音，此时以下几点有助于鉴别：

（1）高原性心脏病表现为右心室增大、肺动脉压明显升高及右心功能不全，而动脉导管未闭主要以左心室增大为主。

（2）动脉导管未闭的临床表现主要是体力活动能力下降，易疲劳、喜蹲踞及运动后发绀，而高原性心脏病主要是右心功能不全的表现。

（3）动脉导管未闭的杂音位置高，在胸骨左缘第二肋间或锁骨下最为响亮，性质粗糙，伴有心力衰竭者在心力衰竭纠正后杂音增强；高原性心脏病的杂音主要在心尖区，性质柔和，心力衰竭纠正后杂音减弱或消失。对个别鉴别诊断困难的患儿应尽早转至低海拔处治疗，这对诊断和治疗十分有益。

3. 心内膜弹力纤维增生症

本病有三分之二病儿的发病年龄都在一岁之内，这与小儿高原性心脏病发病年龄相似，但本病很少见，病变以左心增大为主，表现为顽固的左心衰竭。X线、心电图及超声心动图可见左心房、右心室扩大，特别在透视下左前斜位观察时，左心室搏动消失而右心室搏动正常。这与小儿高原性心脏病不同，小儿高原性心脏病主要表现为右心室扩大，肺动脉高压。对个别鉴别困难者，如以右心室肥大为主的缩窄型患者，应尽早转至低海拔处治疗，这对诊断和治疗都很有益。

4. 脚气病性心脏病

本病临床表现与高原性心脏病十分相似，临床鉴别有一定困难，但本病较为罕见。

（1）本病是由于营养不良造成维生素 B_1 缺乏所致。

（2）脚气病可引起对称性周围神经炎，而高原性心脏病无此表现。

（3）体检可有脉压增大、水冲脉、枪击音及毛细血管搏动。

（4）本病用大剂量的维生素 B_1 治疗可以纠正心力衰竭。

（5）转至低海拔处治疗，脚气性心脏病症状不会改善。

5. 克山病

本病是一种原因不明的心肌病，在高原地区时有发生，可通过以下几点对本病及高原性心脏病加以鉴别：

（1）本病有十分明显的流行病学特征，几乎都发生在自给自足的农业人群中，且常呈局部地区的小流行；而高原性心脏病患儿多为移居高原者或移居高原的父母所生。

（2）儿童克山病大多呈亚急性起病，年龄偏大，以 2～5 岁多见，高原性心脏病患儿则为急性起病，发病年龄大多在1岁以内。

（3）本病病变常累及全心，左、右心室均扩大，但无明显的肺动脉圆锥突出。

（4）本病转至低海拔处治疗，病情无明显变化。

（二）成人高原性心脏病的鉴别

1. 生理性肺动脉高压

进入高原的居民都会因高原低氧环境产生肺动脉高压，这是机体的生理反应，以下几点有助于诊断：

（1）肺动脉压多轻度升高，平均肺动脉压一般小于4kPa。

（2）X线示右肺下动脉直径多小于17mm，其与气管横径的比值多小于1。

（3）心电图电轴右偏多小于120度，$RV_1 + SV_5 < 12mV$

（4）超声心动图示右心室流出道内径多小于17mm，或右心室流出道内径与左心房内径比值小于1.6。超过上述指标时先考虑为病理性肺动脉高压，若同时伴有明显的低氧血症、红细胞增多，并有相应的临床表现则支持高原性心脏病的诊断。

2. 慢性肺源性心脏病

世界卫生组织已将高原性心脏病归属于肺心病中，可见两病极为相似，很难区别。但肺心病病因、临床表现、预后和治疗等方面都与高原性心脏病不同，故有必要对二者进行鉴别：

（1）肺心病大多数有慢性肺部疾病史，红细胞增多者较高原性心脏病少见，即使有红细胞增多，其程度也较高原性心脏病轻。

（2）肺心病多为中、老人患者；高原性心脏病一般不受年龄限制，其发病与移居高原的时间长短呈正比。

（3）肺心病有长期呼吸道感染史，临床上以咳嗽、咳痰为主；高原性心脏病起病隐匿，除心脏症状及体征，常伴有高原适应不全的一系列临床表现。

（4）肺心病X线检查可见明显的肺气肿及弥漫性肺实质病变的征象及右肺下动脉横径增宽；高原性心脏病则无或仅有轻度的肺实质变化，肺动脉圆锥的突出较右肺动脉的增宽明显，且有心影的明显增大。

（5）转至低海拔处治疗，高原性心脏病的临床表现及体征大多可以消失，而肺心病患者虽临床表现有所改善，但固有的征象仍然存在。

3. 冠心病

冠心病与高原性心脏病均可出现心前区疼痛、心脏扩大，尤其是高原性心脏病左心受累的患者，可出现急性左心功能不全，此时二者的鉴别较为困难。但冠心病患者常有易患因素（高血脂、高血压及糖尿病等）及典型的心绞痛发病史，心电图有心肌缺血的表现，且很少有右心肥大、肺动脉高压等表现。

4. 病毒性心肌炎

病毒性心肌炎常有心前区不适、胸闷、隐痛及心悸等症状，心电图有ST－T改变。可参考下列为依据：

（1）近期有病毒感染的前驱病。

（2）上述感染后1～3周内可发病，同时出现各种心律失常。

（3）近期有明确的心肌损害证据。

（4）有阳性病毒学实验室证据。

（5）除外其他原因所致的心肌损害。

三、治疗

（一）提高临床疗效的思路提示

1. 中医辨证准确。本病辨证以标实本虚为纲，标实辨证有两个要点，一是辨寒饮还是痰热；二是辨血瘀、水停，还是痰蒙神窍。本虚辨证，一辨脏腑，即肺、脾、肾、心诸脏之虚；二辨阴阳，是气阳虚衰还是气阴两虚。分清主次，综合判断，确定主攻方向。

2. 急性加重期的治疗关键是通过细菌培养、药物实验，选择有效抗生素，迅速而有效地控制呼吸道感染，畅通呼吸道，纠正缺氧和二氧化碳潴留，控制心力衰竭，以及处理好酸碱平衡失调和电解质紊乱。

（二）中医治疗

1. 内治法

（1）心气虚弱型

治法：益气养心。

方药：补中益气汤加减。

炙黄芪15g，白术10g，广陈皮6g，党参10g，当归10g，柴胡3g，炙远志、石菖蒲、茯苓各10g，炙甘草5g。

汗出甚者，加龙骨、牡蛎；心悸失眠者，加珍珠母、酸枣仁、五味子；心阳不足者，加桂枝。

（2）心血不足型

治法：健脾补血，养心安神。

方药：归脾汤加减。

白术 30g，茯神 30g，炙黄芪 30g，龙眼肉 30g，酸枣仁 30g，党参 15g，当归 3g，广木香 15g，紫丹参 10g，生姜 10g，大枣 3~5 枚。

夜眠不安者，加珍珠母、夜交藤；脉结代者，加炙甘草、桂枝、阿胶。

（3）心阳不振型

治法：振奋心阳，益气行水。

方药：苓桂术甘汤加减。

茯苓 15g，桂枝 10g，白术、炙甘草各 6g，制附子 10g，龙骨、牡蛎各 5g，黄芪 10g。

唇甲青紫者，加吉林参、红花；水气上逆、咳嗽气喘、痰多者，去龙骨、牡蛎，加葶苈子、白芥子；浮肿、腹胀、尿少者，去龙骨、牡蛎，加马鞭草、车前子、泽泻、木防己。

（4）气滞血瘀型

治法：理气活血，化瘀通络。

方药：枳实薤白桂枝汤合失笑散加减。

枳实 12g，薤白 9g，川桂枝 6g，瓜蒌 12g，五灵脂、生蒲黄各等份。

气虚者，重用黄芪；阳虚，苔白腻者，加半夏、橘红；气滞重者，加广郁金；血瘀重者，加紫丹参、赤芍、桃仁、红花。

（5）气阴两虚型

治法：补气益阴，活血通络。

方药：生脉散加减。

人参 10g，麦冬 10g，五味子 6g，黄芪 10g，何首乌 5g，紫丹参、川芎各 10g。

阴虚火旺者，加生地黄、玄参、龟甲、地骨皮；烦躁失眠者，送服朱砂安神丸。

2. 外治法

针刺治疗：根据不同的证型，采用不同手法，选取相应穴位。

（1）心气（阳）虚：取心俞、巨阙、内关、神门、脾俞、气海俞等穴。

心俞穴斜刺 0.5 ~ 0.8 寸，行捻转补法；巨阙穴向下斜刺 0.5 ~ 1 寸，行捻转补法；内关穴直刺 0.5 ~ 1 寸，针感以麻胀感沿手臂向上行走为好；神门穴直刺 0.3 ~ 0.5 寸，手法同内关穴；脾俞穴直刺 0.5 ~ 0.8 寸；气海穴直刺 0.8 ~ 1 寸，均行提插捻转补法。

（2）心血（阴）虚：取神门、三阴交、心俞、脾俞、太溪穴。神门穴直刺 0.3 ~ 0.5 寸，三阴交穴直刺 1 ~ 1.5 寸，行捻转提插补法，使酸麻胀感略重；心俞穴直刺 0.5 ~ 0.8 寸，脾俞穴向里针刺 0.5 ~ 0.8 寸；太溪穴直刺 0.5 ~ 0.8 寸，向足或脚趾传导为佳。

（3）心脾两虚：取脾俞、心俞、中脘、内关、足三里、三阴交穴。脾俞穴直刺 0.5 ~ 0.8 寸；心俞穴斜刺 0.5 ~ 1 寸，均行捻转补法；中脘穴直刺 0.5 ~ 1 寸，行提插补法；内关穴直刺 0.5 ~ 1 寸；足三里穴直刺 0.5 ~ 2 寸，行提插补法，使针感向上沿大腿传至腹部为佳；三阴交直刺 1 ~ 1.5 寸。

（三）西医治疗

凡确诊为高原性心脏病者，原则上应先在高原就地积极治疗，待病情稳定后转往低海拔处。

1. 一般治疗

安排合理的生活制度，减少体力活动，重者需卧床休息，积极预防控制呼吸道感染，以去除诱发因素，帮助病人建立康复的信念。

2. 吸氧

因高原性心脏病的致病因素是缺氧，故纠正缺氧、提高血氧分压是抢救高原性心脏病心力衰竭的关键和首要措施，并要求早期、及时、充分。

（1）给氧方法：①无控制性氧疗法，多应用于肺水肿发生时；②控制性氧疗法，即高原性心脏病常用的低流量持续给氧，使血氧分压大于 6.7kPa 或血氧饱和度大于 85%。

（2）给氧原则：一般采用鼻导管持续吸氧，症状好转后仍应再继续供氧一个时期，如过早停氧，病情易再度恶化。无合并呼吸道感染而发绀较轻者，可在白天间断吸氧，夜间最好持续吸氧。有呼吸道并发症的以持续给氧为佳。

3. 心力衰竭的治疗

（1）利尿剂：减轻心脏前负荷是至关重要的环节，高原性心脏病大多伴有红细胞增大、血容量增加，用利尿剂可迅速减少血容量，但当注意须以缓慢或中速利尿剂为首选，以避免因利尿过快，血液浓缩，血液黏滞度增加而导致血栓及栓塞等并发症的发生。在应用过程中，要注意保持电解质平衡及维持适当的左室充盈压。利尿剂的选用一般以心功能分级为根据：①轻度心力衰竭，一般选用氢氯噻嗪 25mg，日 2 次；②中度心力衰竭，选用氢氯噻嗪 25～50mg，日 2 次，或口服呋塞米 10～20mg，日 1～2 次；③重度心力衰竭，选用呋塞米 20～40mg，日 2～3 次。通常仅在口服利尿剂效果不显著或急性左心衰竭时，方可考虑强效快速利尿剂肌注或静脉注射。

（2）强心剂：高原性心脏病患者，对洋地黄类强心剂的敏感性增高，易发生中毒，因而应选用作用快、积蓄少的制剂，一般选用毛花苷 C 或地高辛。对于心力衰竭严重，用洋地黄类药物疗效不佳者，可采用氨力农，每日 0.25～0.3mg/kg，静脉注射，注射后 2 分钟见效。

（3）降低肺动脉压力，降低右心后负荷：①硝苯地平：一种钙拮抗剂，可减少心肌耗氧量，对周围血管作用强而持久，有报道称本药可减轻右心室肥厚。常用剂量为口服 10～20 毫克/次，日 3～4 次。②氨茶碱：具有降低肺动脉压力的作用，常用量为 0.125～0.25g 加于 10% 葡萄糖液 50～100mL 中，静脉滴注。③前列腺素 E_1：可抑制血管平滑肌的游离钙，使血管平滑肌舒张，外周阻力降低。此外，抑制血小板聚集，防止血栓形成。本药对肺动脉高压有良好效应，但有一定的副作用，如注射后局部皮红、疼痛、恶心、呕吐等。④血管紧张素转换酶抑制剂（ACEL），目前 ACEL 已列入各种病因引起心力衰竭的常规治疗药物，可缓解心力衰竭的症状，改善预后及提高生存率。常用制剂有卡托普利、依那普利。此外，ACEL 能潴留体内钾离子，降低血浆儿茶酚胺浓度，以防止室性心律失常，故本药可适用于高原性心脏病的治疗。

4. 心肌能量代谢药物

高原性心脏病由于心肌慢性缺氧，能量代谢障碍，可影响心泵功能。1,6 - 二磷酸果糖能促进细胞内高能基因的重建，还能促进葡萄糖代谢，近年已广泛使用。

5. 激素

机体在缺氧的情况下，应激反应增加。对于缺氧较重，心力衰竭顽固，并发肺水肿或并发感染中毒症状较重者，均可应用肾上腺皮质激素。

6. 控制呼吸道的感染

高原地区在冬春两季气候寒冷、干燥、风沙大、日温差变化大时，易引发呼吸道感染，使缺氧增剧，肺动脉压更为增高，促进并加重右心衰竭。一般应酌情选用广谱抗生素积极控制感染。

7. 支持疗法

补充各种维生素，特别是补充维生素 B_1 和 C，这在高原上是很必要的。维生素 B_1 缺乏，可使丙酮酸羧化不足，氧化发生障碍，均可引起心肌能量释放减少、心肌收缩力减弱而发生心力衰竭。

8. 转地治疗

高原性心脏病是高原地区的特发病，对于病程长，且反复发作，在高原缺氧地区治疗后疗效不佳者，宜转至海拔较低的地区治疗。

（四）中医专方选介

保健丸

黄芪、黄精、肉桂各 240g，丹参、当归各 120g。本方主要针对慢性高原病（包括高原性心脏病）常表现为"血瘀证"的特点而设。高原性血瘀证，其血液流变学的突出表现为：浓（红细胞压积增高）、黏（全血比黏度增高）、聚（红细胞电泳时间延长）。而方中黄芪、黄精、肉桂具有补气升阳、健脾温肾、增强心脏收缩功能、改善微循环、提高机体免疫力等作用；丹参、当归可活血化瘀，有扩张周围血管、增加红细胞携氧能力等作用。诸药合用，可调整气血阴阳的平衡，保持内环境的稳定，达到防治疾病的目的。仲氏在观测中发现，治疗组血红蛋白和红细胞压积均低于对照组，全血比黏度也低于对照组，说明"保健丸"有提高红细胞携氧能力的作用，可相应地减轻血液"浓、黏、聚"的程度，可减慢或阻断机体在高原缺氧条件下，由代偿向病理改变转化的过程。[仲世祥. 保健丸防治慢性高原病机理初探. 河北医学. 1996（2）：124]

第十六章 低血压病

血压受多种因素影响而有一定生理范围的波动。一般而言，健康人收缩压变化不超过 2.67kPa（20mmHg），舒张压变化不超过 0.67kPa（5mmHg）。若收缩压≤12.0kPa（90mmHg），舒张压≤8.0kPa（60mmHg），即为低血压。低血压根据其产生的原因不同，大致上可分为生理性低血压状态和病理性的低血压病。

生理性低血压状态是指在部分健康人群中，其血压测值已达到低血压标准，但无任何自觉症状，经长期随访，除血压偏低外，人体各系统器官无缺血和缺氧等异常表现，也不影响寿命。生理性低血压状态一般不需特殊治疗，但应定期随访，因为某些所谓生理性低血压状态在一定条件下，有可能转变为低血压病，也可能原属病理性低血压病，只是早期未能发现有关病理改变，而被误认为只是生理性低血压状态。

低血压病是指病理性低血压，除血压降低外，常伴有不同程度的症状以及某些疾病。低血压病可分为原发性低血压病、继发性低血压病和体位性低血压病三大类。前两者在体位变化时无明显的血压变化，后者则因体位改变而发生低血压。患者常以头晕、目眩、乏力、气短为主诉，故本症多属中医"眩晕""虚劳"的范畴。

一、临床诊断

（一）辨病诊断

详细了解病史、患者使用药物的情况，尤其是利尿剂、降压药物、镇静剂的服用时间与剂量，血压与体位改变的关系，全面了解可以引起低血压的病因。本病的诊断要点可归纳如下。

1. 临床诊断

（1）凡血压低于 12.0/8.0kPa（90/60mmHg），老年人血压低于 13.33/

8.0kPa（100/60mmHg），特别是脉压在 2.67kPa（20mmHg）以下者。

（2）有头昏乏力、视物模糊，甚或晕厥等脑缺血症状，常伴有体位性动脉血压收缩压或舒张压下降超过 4/2.67kPa（30/20mmHg）者。

（3）除（2）之外，伴有自主神经系统或（和）中枢神经系统的体征者。

三条中，具有其中一条者，即可诊为低血压病，有（3）一条者可诊断为原发性体位性低血压。

2. 实验室检查及影像学检查

低血压往往为一些原发疾病的并发症。当了解了原发疾病的病史、临床表现、病情时，低血压的病因也就清楚了。用现代仪器诊断低血压的目的是为了明确其发病原因。

（1）血、尿常规及生化检查：查血、尿常规、血糖、血清、电解质、尿酮体等，可为低血压的病因提供线索，如贫血可引起低血压，低血糖也可引起低血压。巨幼红细胞性贫血伴神经功能紊乱者，血及脑脊液的华氏反应阳性提示中枢神经系统梅毒者，都可引起体位性低血压。血清钠减少，钾升高，尿 17 酮类固醇水平低下者，提示肾上腺功能不全，可产生体位性低血压。低血容量、低血钾及其他电解质紊乱者，亦可产生低血压。此外，血浆中去甲肾上腺素水平的测定，有助于原发性体位性低血压中枢型与周围型的鉴别。

（2）X 线检查：胸部 X 片常有助于确定或排除低血压的心脏因素，如主动脉瓣钙化提示钙化性主动脉瓣狭窄，可产生体位性低血压。

（3）超声心动图、心血管造影：当心房内有血栓或带蒂的肿瘤造成二尖瓣机械阻塞时，患者往往在改换体位时发生体位性低血压，甚至晕厥。超声心动图、心血管造影有助于确诊。

（4）Holter 心电图：有助于排除或确定各种类型的心律失常，如传导阻滞、心脏停搏及无症状型心肌梗死引起的低血压。

（5）脑电图、脑 CT、ECT、MRI：脑血管疾病及其他原因导致的局灶性癫痫可引起低血压；脑卒中等亦可引起低血压，故脑电图、脑 CT、ECT、MRI 等检查对明确或排除引起低血压的有关脑部疾患是必要的。

（二）辨证分型

1. 心阳不足型

（1）临床表现：起立时头昏眼花，胸闷心慌，手指发凉，平时或有畏寒、短气、乏力、怔忡等症。舌质淡嫩，苔白嫩润，脉沉缓无力。

（2）辨证要点：胸闷心慌，头昏眼花，畏寒短气，乏力怔忡。舌淡嫩，脉沉缓。

2. 清阳不升型

（1）临床表现：头目晕眩，视物昏花，四肢无力，食少便溏。舌淡苔白，脉沉弱。

（2）辨证要点：头目晕眩，乏力，食少便溏。

3. 气血亏虚型

（1）临床表现：面色苍白或萎黄，心悸怔忡，少气懒言，神疲乏力，头晕目眩，动则加剧，劳累即发，纳差，失眠。舌质淡而胖嫩，苔少或厚，脉细或虚大。

（2）辨证要点：面色苍白或萎黄，少气懒言，神疲乏力，头目晕眩。

4. 气阴两虚型

（1）临床表现：头晕心悸，神疲乏力，心烦失眠，健忘多梦，胸闷气短，口干，尿黄。舌红少苔，脉细数。

（2）辨证要点：头晕心悸，神疲乏力，心烦失眠，口干。舌红少苔。

5. 肾气亏虚型

（1）临床表现：头晕目眩，脑转耳鸣，腰膝酸软，夜尿增多，性欲减退。舌淡苔白，脉沉细。

（2）辨证要点：脑转耳鸣，腰膝酸软，夜尿增多。舌淡苔白，脉沉细。

6. 心肾阳虚型

（1）临床表现：头晕心悸，气短胸闷，神疲乏力，畏寒肢冷，腰膝酸软，小便清长，大便不实。舌淡，苔薄白，脉沉。

（2）辨证要点：头晕心悸，畏寒肢冷，腰膝酸软。舌淡，脉沉。

7. 心阳暴脱型

（1）临床表现：起立时突然昏倒，不省人事，面色苍白，口唇青紫，气短息微，四肢厥冷，大汗淋漓，二便失禁。脉微欲绝。

（2）辨证要点：起立时突然昏倒，面色苍白，气短息微，四肢厥冷，大汗淋漓。脉微欲绝。

二、鉴别诊断

（一）心血管疾病

冠状动脉堵塞、心肌梗死、心律失常、心脏传导阻滞、充血性心力衰竭、瓣膜性心脏病、心包炎、心房黏液瘤等心血管病都可引起低血压。可根据病史、临床体征、心肌酶谱、ECG、心脏 B 超、心导管造影，心脏三位片进行鉴别。

（二）中枢神经系统疾病

脑血管疾病、帕金森病、慢性酒精中毒等均可表现为低血压，可根据病史、临床表现、血液生化检查、脑 CT 等鉴别。

（三）内分泌疾患

甲状腺功能减退、甲状腺功能亢进、糖尿病、艾迪生病、嗜铬细胞瘤等皆可引起低血压，可根据病史、临床表现、血尿及有关检查进行鉴别，如 T_3、T_4、血糖、尿 17 酮类固醇等的检查进行鉴别。

（四）其他

直立性低血压尚应与试验迷走功能时血管减压反应引起的昏厥、癫痫发作、颈动脉高敏症、基底 – 椎动脉供血不足、严重低血糖、排尿昏厥等进行鉴别。

三、治疗

（一）提高临床疗效的思路提示

1. 知常达变，活用补法

如前所述，低血压的病因、病机在于病后失调，脏腑亏损，或禀赋不足，气血本虚，再加上劳损内伤，久虚不复，造成元气虚弱，心阳虚衰，肾精不足，脾阳不升，导致血压不升。因而在治疗时应根据病情，灵活选用补法，如温阳补心、益肾填髓、补中升阳。

2. 谨守病机，注意先后天

肾为先天之本，主骨生髓，充于脑，肾精不足，不能上充于脑，则发生眩晕。脾为后天之本，为营血生化之源，人体生命的维持必须依靠后天水谷之精微来滋养，血本源于先天之精，但其再生来源于饮食的精华，只有脾胃功能健全，维持血压的物质基础方有保证，因而治疗低血压的重点应在补益脾胃方面。

3. 中西合璧，以中医治疗为主

目前，西医对原发性低血压尚无良好的治疗措施，而中医药却有着独特的优势。据研究表明，桂枝、黄芪、肉桂、甘草等药物可增加心肌收缩力和心搏量，提高机体免疫力，改善血液循环和全身情况，且副作用远低于同类西药。

（二）中医治疗

1. 内治法

（1）心阳不足型

治法：温补心阳。

方药：桂枝甘草汤加减。

桂枝、炙甘草、党参、炙黄芪、全当归。

肢冷畏寒较甚者，加肉桂以增强温扶心阳之力；气短、乏力显著者，以红参易党参以增加补气之功。

（2）清阳不升型

治法：补中升阳。

方药：补中益气汤加减。

党参、炙黄芪、生白术、炙甘草、全当归、升麻、北柴胡、广陈皮。

脘腹疼痛者，加干姜温中散寒；胸脘痞闷、痰多苔腻者，去当归，加半夏、石菖蒲燥湿化痰；食欲不振、食后脘腹胀满者，改用香砂六君子汤理气醒胃，益气健脾；兼心悸健忘、少寐多梦者，改用归脾汤补益心脾。

（3）气血亏虚型

治法：益气养血。

方药：八珍汤加减。

党参、白术、茯苓、炙甘草、熟地黄、全当归、白芍、川芎、大枣、生姜。

形寒肢冷者，加肉桂温补阳气；气阴两虚、咽干口燥、舌红少津者，去当归、川芎，加麦冬、北沙参、五味子滋养气阴。

（4）气阴两虚型

治法：益气滋阴。

方药：生脉饮合炙甘草汤加减。

党参、阿胶（烊化）、白芍、制首乌、生地黄、麦冬、当归、枳壳、炙甘草、夜交藤、茯苓、黄芪、五味子。

若兼血瘀，症见胸闷疼痛、口唇紫暗者加丹参、桂枝、檀香以活血通络；气虚及阳、形寒肢冷者加制附片、肉桂以温补心阳；心阴不足、虚火内盛、口干咽燥者加玄参、知母滋阴降火。

（5）肾气亏虚型

治法：益肾填精。

方药：左归丸加减。

熟地黄、山药、枸杞子、山茱萸、川牛膝、菟丝子、鹿胶、龟胶。

偏阳虚而畏寒肢冷、阳痿、早泄者，加附子、肉桂、淫羊藿温扶肾阳；兼脾虚气弱、食少便溏者，加党参、黄芪、白术、炙甘草健脾益气；偏阴虚而五心烦热、遗精、盗汗者，去菟丝子，加生地黄、丹皮、女贞子、旱莲草滋阴清热。

（6）心肾阳虚型

治法：温补心肾。

方药：养心汤合肾气丸加减。

党参、当归、远志、制附片、山茱萸、枸杞子、山药、炙甘草、茯苓、酸枣仁、黄芪、肉桂、干地黄。

若夜尿多者，加益智仁、菟丝子以固摄下元；下肢浮肿、小便不利者加泽泻、车前子利水退肿；唇绀、舌紫暗，属心血瘀阻者加丹参、红花活血祛瘀。

（7）心阳暴脱型

治法：回阳救脱。

方药：参附汤加减。

人参、制附子、炙甘草。每味药剂量均需用至 10～12g 以上，昏迷不醒者可煎汤鼻饲。

该型多在低血压日久失治，又遇疲劳、紧张时出现，治疗时应立即让病人头低足高位平卧，急刺人中、内关，灸关元、气海；除服用中药汤剂之外，尚可用参附针 10～20mL 加 10% 葡萄糖注射液 20～40mL，静脉推注 1～2 次后，用参附针 40～80mL 加入 10% 葡萄糖注射液 250～500mL 静滴，每日 2 次。平时应服参茸蜂王浆一类的中成药，以养心温肾。

2. 外治法

（1）针刺治疗

①体针：针刺足三里、内关、素髎穴，用补法。灸百会、神阙、关元、足三里、涌泉。

②耳针：常用穴有皮质下、神门、交感、肾上腺、内分泌、心、肾、脾，每次取穴 1～3 个，用皮肤针针刺或取穴位埋针或取王不留行籽用胶布固定穴位上。

③穴位注射：取当归液 1mL，在双侧内关穴进针，深度为 0.8～1cm，每侧 0.5mL，抽吸无回血后缓慢推入药液，每日 1 次。

（2）拔罐法：火罐疗法沿督脉、膀胱经在背、腰、骶部全部穴位，以走、摇、闪、烫罐等手法，上下行走 10～30 次。每日或隔日 1 次。

（3）气功疗法：做强壮功。气功打通小周天有利于低血压的防治。

（三）西医治疗

1. 原发性低血压

原发性低血压病的治疗包括以下几点：

（1）饮食营养方面应给予高营养、易消化和富含维生素的饮食，适当补充维生素 C、B 族等；适当饮用咖啡、可可和浓茶，有助于提高中枢神经系统的兴奋性；改善调节血管舒缩的中枢功能，有利于提升血压和改善临床症状。此外，饮用蜂蜜或蜂王浆也有裨益。

（2）适当参加运动和医疗体育，如医疗体操、保健操、太极拳、气功、按摩以及理疗等有助于改善心肺功能，提升血压。

（3）对于上述治疗无效，且临床症状严重者，可酌用小剂量激素，如 9-α氟氢可的松，以 0.1mg/d 开始，根据治疗后的反应逐渐增加剂量，本药具有水钠潴留作用，通过增加血容量来提高血压。必要时可辅以咖啡因、麻黄碱（麻黄素）（15～30mg，每日 1～3 次）和盐酸士的宁肌注。此外，根据临床症状可予以对症治疗。

2. 继发性低血压

应积极寻找病因，针对原发病因对继发性低血压进行治疗。

3. 体位性低血压

治疗体位性低血压，开始时必须矫正任何循环血容量的急性改变（如失水等），并停止使用所有治疗精神病的药物、抗高血压的药物，以及其他能引起体位性低血压的药物。

先用机械性支持疗法：轻症患者可捆扎缚腿绷带，更有效的可用针织的弹力尼龙紧身长裤或长裤，以减少下肢静脉血停滞。长期不活动的病人应逐渐加强散步、太极拳、气功等体育疗法。必要时可采用下述的药物治疗。

（1）氟氢可的松和食盐：矫正并扩充血浆容量和体钠的储存量是治疗的基础。饮食中摄取的钠每日应超过 150mmoL，或给予高食盐饮食，达到患者能耐受的最高水平。如果高盐饮食无效，必须给予氟氢可的松，剂量每天为 0.2～0.5mg，分 2～3 次服。因它可引起低血钾，故同时应摄入含高钾盐的食物。

（2）吲哚美辛：可抑制前列腺素的合成，降低前列腺素介导的血管扩张作用。

（3）拟交感胺类：可用麻黄碱治疗，每日口服 150～400mg，麻黄碱既能直接兴奋肾上腺素受体，又能促使肾上腺素能神经末梢释放去甲肾上腺素以激动肾上腺素受体而发挥间接作用。应间断使用为宜。

（4）普萘洛尔：对于外周交感神经严重变性的患者，普萘洛尔可使卧位及立位时的血压上升，一般只需小剂量治疗（每日 30～120mg，分 3～4 次服），故患者多能耐受。反复应用后升压作用逐渐减弱，但仍可作为长期治疗。

（5）麦角胺：能收缩静脉与动脉而使血压升高，每次 1～4mg，每日 1～2 次，维持 4～8 小时。长期给药时每日剂量限于 6mg 以内，下午 6 时后不宜再给药物，以免引起卧位时血压过高。

（6）赖氨酸加压素：患者外周交感神经有严重功能障碍者，用加压素治疗有价值。

（四）中医专方选介

1. 黄精升压汤

黄精 30g，党参 30g，炮附子 10g，甘草 15g。随症加减：血虚加熟地黄、当归；阴虚加麦冬、龟甲；失眠加制首乌、炒枣仁。水煎，每日 1 剂，早晚分服。治疗 56 例，结果：临床治愈 35 例，占 62.5%；有效 19 例，占 33.9%；无效 2 例，占 3.6%。舒张压平均上升 2.36±0.64kPa，收缩压平均上升 3.72±0.843kPa。舒张压、收缩压治疗前后对比均为 $P < 0.01$。［孙成茂，等. 黄精升压汤治疗原发性低血压 56 例. 山东中医学院学报. 1995（2）：122］

2. 升压煎

黄芪 60g，麦冬，葛根各 20g，党参 30g，五味子、桂枝、阿胶（烊化）、炙甘草各 10g，当归 6g，附子 3g，玉竹 40g。水煎服，每日 1 剂。结果：痊愈 50 例，显效 25 例，有效 8 例，无效 2 例，总有效率为 97.6%。[牛振华，等．升压煎治原发性低血压症 85 例小结．新中医．1993（3）：28~29]

3. 参芪双桂汤

党参、黄芪各 30g，肉桂 3g，桂枝、五味子、麦冬、炙甘草 10g，炙麻黄 6g。每日 1 剂，水煎，分早晚服，服后卧床休息 30 分钟。服药 10 剂为 1 个疗程。治疗原发性低血压症 60 例，其中男 38 例，女 22 例；年龄最小 19 岁，最大 75 岁；病程最长 25 年，最短 3 个月；血压均在 8~14/4~8kPa 范围内。结果：治愈 12 例，显效 38 例，有效 10 例，治愈率为 20%。[杨会坤．"参芪双桂汤"治疗原发性低血压症 60 例．江苏中医．1994（9）：394]

4. 升压汤方

人参、当归、首乌、鹿角胶（烊化）、茯苓、附子、甘草各 10g，黄芪 30g。本方益气温阳，养血健脾，适用于低血压。水煎，日 1 剂，早晚分服，7 天为 1 疗程，用 1~3 个疗程。治疗 320 例，痊愈 118 例，显效 128 例，有效 64 例，无效 10 例，总有效率为 96.9%。[张志发．升压汤治疗低血压 320 例．山东中医杂志．1998，17（1）：15]

5. 益肾升压汤方

枸杞子、熟地黄、山茱萸、鹿角霜、山药、女贞子、制首乌、黄芪各 20g，菟丝子 15g，升麻 10g。本方温阳益气，滋补肝肾，适用于肝肾两虚型低血压。气虚甚加党参、白术；血虚甚加黄精、白芍；阳虚者加熟附子。日 1 剂，水煎服，15 天为 1 疗程。共治疗 180 例，显效（症状消失，血压升至 14.7/10.5kPa，脉压增加 4~5.26kPa）98 例，有效 70 例，无效 12 例，总有效率为 93.3%。血压明显改善（$P < 0.05$）。[陈元和．益肾升压汤治疗原发性低血压病 180 例观察．实用中医药杂志．1989，15（7）：8]

第十七章　雷诺综合征

雷诺综合征，又称为雷诺病或雷诺现象，属于血管神经功能紊乱所引起的肢端小动脉痉挛性疾病。临床上以阵发性四肢肢端（主要是手指）对称的间歇发白、发绀和潮红为主要表现，常因情绪波动、精神紧张或遭受寒冷、疲劳所诱发。

本病属于中医的"痹证""肢厥""寒厥"等范畴。

一、临床诊断

（一）辨病诊断

1. 临床诊断

（1）临床表现：两侧肢端对称间歇性发作。发作时肢端皮肤先发白，继而发绀，常先从指尖开始，以后波及整个手指，甚至手掌。伴有局部冷麻、针刺样疼痛或其他异常感觉，而腕部脉搏正常。发作持续数分钟后自行缓解，皮肤转为潮红而伴有烧灼、刺痛感，然后转为正常色泽。发作间歇期除手足有寒冷感外无其他症状。

（2）诱因：本病多由寒冷或情绪波动所诱发。

2. 理化检查

（1）激发试验：①握拳试验：两手握拳 1 分钟后，在弯曲状态下松开手指，可诱发发作。②冷水试验：将手指或脚趾浸于 4℃ 左右的冷水中 1 分钟，也可诱发典型发作。

（2）指动脉压力测定：用光电容积描记法测定，如指动脉压低于肱动脉压 >5.33kPa（40mmHg），则提示为梗阻型。

（3）指温与指动脉压关系测定：正常时，随着温度降低，指动脉压仅有轻度下降；痉挛型是指当温度降到触发温度时，指动脉压突然下降；梗阻型是指动脉压随指温下降而逐渐降低，但正常指温时指动脉压明显低于正常。

（4）指温恢复时间测定：用光电容积描记法测定。手指浸于冷水 20 秒后，指温恢复正常的时间为 5～10 分钟，而本病患者常延至 20 分钟以上。

（5）指动脉造影和低温（浸冰水后）指动脉造影：此法除能明确诊断外，还能鉴别肢端动脉是否存在器质性改变，但此法不宜作为常规检查。

（6）其他：血液抗核抗体、类风湿因子、免疫球蛋白电泳、补体、抗DNA 抗体、冷球蛋白检查、手指 X 线检查有助于发现类风湿性关节炎和手指钙化症。

（二）辨证分型

1. 阳虚寒阻型

（1）临床表现：患者肢体麻木胀痛，发凉，喜温恶寒，遇冷时皮肤苍白，青紫，温暖后，皮肤颜色逐渐转为正常，形寒肢冷，倦怠乏力。舌质淡，苔薄白，脉沉迟。

（2）辨证要点：患肢发凉，遇冷皮肤苍白。舌淡，苔白，脉沉迟。

2. 瘀血阻滞型

（1）临床表现：四肢持续青紫，发凉，麻木胀痛，麻木多在肢末，固定不移，其痛多为刺痛，入夜尤其，受寒后症状加重。舌质紫暗，或有瘀点，苔薄白，脉沉细或涩。

（2）辨证要点：四肢痛麻，受寒后症状加重。舌质紫暗或有瘀点，脉沉细或涩。

3. 湿热交阻型

（1）临床表现：患者肢端肿胀发红，灼热疼痛，并可发生溃疡、坏疽。舌质红，苔黄腻，脉滑数。

（2）辨证要点：肢端肿胀，灼热疼痛。舌红，苔黄腻，脉滑数。

二、鉴别诊断

（一）原发性红斑性肢痛症

本病以下肢多见。发作时两足呈对称性、阵发性剧烈烧灼样疼痛，偶呈刺痛或胀痛，皮肤潮红、充血，皮温增高，伴见汗出，足背及胫后动脉搏动增强，冷敷、抬高患肢或将其暴露于外，使局部皮温低于临界温度后发作终止。每次发作持续几分钟，甚至几小时，偶尔伴有局部水肿，发作间歇期，肢端常遗留有轻度麻木或疼痛感，但不伴有溃疡或坏疽等神经营养障碍。与雷诺氏病遇寒则发作，发作时伴有手指（或脚趾）冰凉怕冷，或局部加温，活动肢体可使发作停止有显著区别。

（二）手足发绀症

本病以青年女性多见，其症状以四肢末端，特别是手和前臂有持续均匀的青紫，不能完全消失为特征。局部加压后可产生白色斑点，消退缓慢；皮肤温度降低，而患肢脉搏正常，不发生溃疡或坏疽等组织营养改变。与雷诺氏病肢端呈阵发性苍白、发绀、潮红有显著不同。

（三）血栓闭塞性脉管炎

本病患者多有患肢受凉史，以患肢持续发凉，间歇跛行，剧烈疼痛，皮肤颜色持续潮红或苍白，足背及胫后动脉搏动减弱或消失为特征，伴有游走性血栓性浅表静脉炎，严重者有肢端溃疡或坏死。

（四）网状青斑

本病表现为四肢，主要是下肢皮肤呈持续、对称的网状或斑片状青紫，有时累及臀部或躯干。青紫在寒冷中加重，抬高患肢或在温热环境中则减轻，但并不能完全消失，有时可伴有多汗症，患肢发凉、麻木，足和腿的感觉异常或钝痛。

（五）闭塞性动脉硬化

本病以老年男性患者多见，高血压、糖尿病患者更易患此病。表现为四肢发凉，麻木疼痛，抬高患肢时疼痛加重，足苍白，下垂患肢时疼痛减轻，足潮红发紫，患肢动脉搏动减弱或消失，血压降低或测不出，可闻及血管收缩期吹风样杂音。动脉造影可见患肢动脉狭窄和阻塞。

三、治疗

（一）提高临床疗效的思路提示

1. 内外结合，双管齐下

雷诺氏病的治疗，现代医学至目前为止尚无特效方药，按中医学辨证论治，可取得一定疗效。内服药物可提高人体的抗病力，起到扶正祛邪的作用；外治法可直达病所，恰到好处地发挥作用。因此，在注重内服药物治疗的同时，还应注意使用外治法，把二者有机地结合起来，协同发挥治疗作用。

2. 识标本，辨早晚

本病患者禀赋阳气虚弱，卫外不固，复感外邪（寒邪），致使气血阻滞，运行不利，故为本虚标实之证。本病在早期为阳虚感受寒邪，致阴寒内盛，故见肢体发凉、遇冷则甚、舌淡、脉沉迟等。晚期因血瘀日久化热，湿热内生，血肉腐败，故见手指或足趾溃疡坏死，红肿疼痛，舌红，苔黄腻，脉滑数等。

（二）中医治疗

1. 内治法

（1）阳虚寒阻型

治法：温阳散寒，活血通络。

方药：黄芪桂枝五物汤加减。

黄芪30g，丹参30g，桂枝15g，川芎10g，炮附子10g，鹿角霜10g，肉桂6g，干姜6g，赤芍10g，炙甘草6g。

（2）瘀血阻滞型

治法：活血化瘀，温经通脉。

方药：丹参通脉汤加减。

丹参30g，赤芍15g，当归30g，鸡血藤30g，川芎10g，桂枝15g，片姜黄10g，三棱10g，莪术10g，肉桂6g。

（3）湿热交阻型

治法：清热利湿，活血化瘀。

方药：四妙勇安汤加减。

金银花60g，玄参30g，当归15g，丹参30g，赤芍12g，蒲公英15g，黄柏15g，苍术10g，益母草20g，生薏苡仁30g，王不留行10g，甘草6g。

2. 外治法

（1）针刺疗法：病发于双手指者取缺盆为主穴，配十宣穴：中指严重者加内关，无名指严重者加少海，缺盆穴用雀啄法，不留针，十宣穴单刺放血。其他配穴针刺得气后留针20分钟，针刺时要求出现强烈的触电感，放射至指尖或趾尖，每天1次，18次为1疗程，休息1周，再行第2疗程。

（2）药物穴位注射疗法：上肢取曲池、尺泽、外关、内关等穴；下肢取足三里、三阴交、绝骨、血海等穴。用丹参注射液2毫升，取患肢2个穴位，轮流注射，每天1次，30次为1疗程。

（3）熏洗疗法

①防风合剂：防风、艾叶各 50g，青石 1 块（2kg 左右），清水 400mL。将水同上药装入盆中，再将石块放火上烧红，趁热投入水中，把盆盖严，焖 5 分钟，洗泡患处，早晚各 1 次。

②活血止痛散（山东中医学院附属医院经验方）：透骨草、威灵仙、五加皮、延胡索、川牛膝、红花、当归尾、乳香、没药、土茯苓、姜黄、羌活、川椒、白芷、海桐皮、苏木各 10g，煎水，外用熏洗。适用于气虚血滞或气血瘀阻型。

③回阳止痛洗药：透骨草 30g，当归、赤芍、川椒、苏木各 15g，生南星、生半夏、生川乌、生草乌、川牛膝、白芷、海桐皮各 10g，煎水，外用熏洗。适用于阳虚寒盛型。

（三）西医治疗

1. 药物治疗

用交感神经阻滞剂及其他血管扩张剂以解除血管痉挛，降低肢端小动脉对寒冷刺激的反应。

（1）妥拉唑啉：口服，每次 25mg，4～6 次/天。对局部疼痛和溃疡形成患者，在能够耐受的前提下，每次剂量可增至 50～100mg。

（2）烟酸：口服，每次 50～200mg，3～4 次/天。肌注或静注，每次 10～50mg，1～2 次/天。

（3）硝苯地平：口服，每次 10～20mg，3～4 次/天，服用 2～13 周。能明显改善中、重度患者的症状。

（4）利舍平：①口服：0.25mg，3～4 次/天。②肱动脉内注射：0.25～0.5mg 溶于 2～5mL 生理盐水内，每 2～3 周 1 次。可用于重症患者，能使肢端溃疡愈合，但作用时间较短（10～14 天），且反复穿刺可损伤动脉血管。③静脉阻滞注射法：在肘关节上方置压脉带，穿刺远端静脉后注气，使压脉带压力维持在 33.3kPa（250mmHg），然后将 0.5mg 利舍平溶于 50mL 生理盐水内缓慢静注，使药物渗到肢端，其疗效与动脉内注射相似，可起到药物性局部交感神经切除术的作用。疗效一般维持 7～14 天。

（5）鱼油：口服 4 粒，3 次/天，共服 12 周，可减轻血管痉挛和松弛动脉。

（6）哌唑嗪：口服 1～5mg，3 次/天。

（7）地尔硫䓬：口服 60mg，3~4 次/天。

（8）甲基多巴：口服 250mg，3 次/天。

（9）三碘甲状腺原氨酸：口服 25μg，3 次/天。此药可使基础代谢率增高，通过体温调节代谢使皮肤血管扩张。此药与利舍平合用疗效更佳。

（10）司坦唑醇：具有激活纤维蛋白溶酶作用的同化类固醇激素。口服 5mg，2 次/天，3 个月为 1 疗程。

2. 血浆交换疗法

用人造羧甲淀粉 2~2.5L，每周 1 次，共 5 次，可降低血浆黏稠度，疗效至少可维持 6 周。

3. 肢体负压治疗

患者取坐位，将患肢置于负压舱内。上肢 −8.6~−13.3kPa，一般为 −10.6kPa；下肢 −10.6~−17.3kPa，一般为 −13.3kPa。每日 1 次，每次 10~15 小时，10~20 次为 1 个疗程，平均治疗 14 次。治疗原理为负压下肢体血管扩张，克服了血管平滑肌的收缩，动脉出现持续扩张。

4. 手术治疗

（1）手术指标：①病程大于 3 年；②症状严重，影响生活和工作；③用足量疗程的药物治疗无效；④免疫学检查无异常发现。

（2）手术方法：①交感神经切除术。上肢病变可考虑施行胸交感神经切除术；下肢病变可施行腰交感神经切除术。疗效可维持 2~5 年。②动脉周围微交感神经切除术。③显微血管技术使小动脉再腔化。

5. 诱导血管扩张疗法

患者全身暴露在 0℃ 的寒冷环境中，双手浸泡在 43℃ 的热水中，每次治疗 10 分钟。冷试验结果表明，治疗后肢端温度平均升高 2.2℃。

（四）中医专方选介

1. 通脉解痉散

麻黄、羌活各 20g，当归、柴胡、桂枝各 30g，白芍 40g，细辛、木通各 15g，丹参 50g，土鳖虫 10g，透骨草 25g。本方温经散寒，活血化瘀，除湿通络。适用于雷诺氏综合征。将上药研为细末，装入 0 号胶囊，每粒含生药 0.6g，每次服 5 粒（含生药 3g），用温开水 150mL 兑入 50% 的高粱酒 5mL 送服，每日 3 次，15 天为 1 疗程。共治疗 42 例，治愈 27 例，好转 14 例，无效 1 例。总有效率为 97.6%。［吴勇，等．自拟通脉解痉散治疗 42 例雷诺氏综

合征．新中医．1995（3）：25]

2. 黄芪当归四逆汤

当归、桂枝、白芍各10g，通草、炙甘草各6g，细辛3g，大枣12g，黄芪20g，葱白7茎。本方益气通阳，养血和营，适用于雷诺氏综合征。水煎服，日1剂，早晚分服，4周为1疗程。少数病例加服2周，连续治疗2个冬季。治疗50例，治愈25例，有效18例，无效7例。总有效率为86%。[庆球钦．加味当归四逆汤治疗雷诺氏病50例．陕西中医．1995，16（11）：488.]

3. 温阳益气活血汤

黄芪30g，白芍25g，丹参20g，鸡血藤15g，路路通15g，炮山甲15g，附子10g，桂枝10g，全蝎10g，甘草10g，细辛5g，蜈蚣3条。本方温阳益气，养血活血。适用于雷诺氏病。水煎服，日1剂，2周为1疗程。若肝郁加柴胡、郁金；肾虚加桑寄生、川续断；心神不宁加炒酸枣仁，夜交藤。治疗30例，治愈13例，占43.3%；好转15例，占50%。总有效率为93.3%。治疗时间为1~2个疗程。[中国中西医结合活血化瘀研究会．血瘀证与活血化瘀研究．北京：学苑出版社，1990：139.]

4. 苏龙活血饮

苏木、广地龙、全当归各30g，黄芪60g，桂枝20g，炮穿山甲、鸡血藤、乳香、没药、甘草各10g，细辛3g。本方益气温阳，活血通络。适用于雷诺氏综合征。每日1剂，水煎服。[金学仁，等．苏龙活血饮治疗雷诺氏综合征及微循环观察．全国首届专科专病学术会论文集，1994：82]

5. 温经活血汤1

炮附子12g，细辛3g，熟地黄15g，肉苁蓉10g，巴戟天10g，白芍24g，玄参15g，桂枝6g，麻黄3g，川牛膝10g，炮甲珠10g，地龙10g，丹参30g，鸡血藤30g，甘草15g。本方温阳散寒，活血通脉。适用于雷诺氏综合征。每日1剂，水煎服。[赵尚华．活血化瘀法外科应用举隅．光明中医．1992（3）：10]

6. 温阳祛瘀通闭汤

制附子、地龙各10g，桂枝10~20g，细辛3g，生姜12g，丹参、黄芪各30g，当归10~15g，伸筋草20g，乳香、没药各6g。本方温阳通络，活血化瘀，适用于雷诺氏病。日1剂，水煎服。并用生川乌、生草乌、艾叶、桂枝各10g，威灵仙、伸筋草各20g，路路通15g。日1剂，水煎，取液1.5L，药温约为55℃，泡洗肢端10~15分钟，日数次。30天为1疗程。共治疗21例，结果：临床控制3例，显效12例，有效4例，无效2例。主症积分、激发试验阳性率在治疗后本组均明显降低（$P < 0.01$）。[柏正平．中药内外结合治疗雷诺氏病21例．湖南中医学院学报．1999，19（1）：44]

7. 温经活血汤2

当归50g，黄芪60g，丹参、白芍、熟地黄、鸡血藤各30g，麻黄、桂枝、炮姜、熟附子、川芎、甘草各10g。本方温经通络，益气养血活血，适用于雷诺氏病。上肢痛加片姜黄；下肢痛加川牛膝；瘀重加乳香、没药、全蝎。水煎服。用金蚣丸口服，并用活血止痛散：透骨草30g，片姜黄10g，川牛膝、海桐皮、威灵仙、延胡索、当归、乳香、没药、羌活、白芷、苏木、红花各15g。水煎，熏洗患肢，每次30～60分钟，日2次。用≤10周，共观察30例，结果：治愈12例，显效9例，有效5例，无效4例。[宋爱武．温通活血法治疗雷诺氏病30例．中国中西医结合外科杂志．1998，4（6）：346]

8. 雷诺汤

黄芪、桂枝、地龙各8g，当归，桃仁、红花、川芎、赤芍、地黄、生姜、大枣、甘草各6g。本方益气和血，祛瘀通络，适用于雷诺氏病。阴寒型炮姜易生姜，加鹿角霜；血瘀型川芎加量；湿热型桂枝、黄芪减量，加苍术、金银花、玄参。日1剂，水煎服，10剂为1疗程。并用利舍平0.25～0.5mg的等渗盐水数毫升，肱动脉穿刺注入；亦可用胍乙啶，或与苯氧苄胺合用，各5～10mg/d，日3次，口服。用2%硝酸甘油软膏涂擦患处，每次20分钟，日4～6次；指端溃疡用3%硼酸浸泡患处，日3～4次。可用阳和解凝膏外敷，伴溃疡用生肌玉红膏。观察12例，结果：治愈4例，好转6例，无效2例。[翟棕青．安徽中医学院学报．1998，17（3）：32]

第十八章　多发性大动脉炎

多发性大动脉炎为主动脉及其分支的慢性、进行性、非特异性闭塞性炎症，亦称缩窄性大动脉炎、主动脉炎综合征、主动脉弓综合征、无脉症、高安病等。由于受累的动脉不同而产生不同的临床类型，其中以头部和臂部动脉受累引起的上肢无脉症最多，其次是降主动脉、腹主动脉受累引起的下肢无脉症和肾动脉受累引起的肾动脉狭窄高血压，也可见有肺动脉和冠状动脉受累。通常所称的"无脉症""主动脉弓综合征""慢性锁骨下动脉－颈动脉梗阻综合征"以及"主动脉弓分支血栓闭塞性动脉炎"等，大多是本病的头部和臂部动脉受累的类型。

多发性大动脉炎属中医学"脉痹""血痹"等病的范畴。

一、临床诊断

（一）辨病诊断

1. 临床诊断

根据其临床表现，本病可分为两个阶级，即初始的活动期和后期的血管闭塞期，分述如下。

（1）活动期：约 3/4 的患者于青少年时期发病。起病大多缓慢，有全身症状，如全身不适、发热、食欲不振、体重下降、夜间盗汗、关节痛和疲乏等，病变动脉处可有局限性疼痛和压痛。活动期症状可自行隐退，经过长短不等的隐匿期后，出现大动脉及分支闭塞的症状和体征，并随病变部位的不同而表现各异。

（2）血管闭塞期：狭窄病变血管处可有血管杂音和震颤，远端的动脉搏动减弱或消失，血压降低或测不出。临床上根据血管受累部位的不同可分为以下三种类型：

①头臂动脉型（主动脉弓综合征）：病变主要位于主动脉弓和头臂血管。

颈动脉和椎动脉狭窄阻塞时，可有不同程度的脑缺血，表现为头昏、头痛、视觉障碍等，严重者可有晕厥。颈动脉搏动减弱和消失，可听到血管杂音，少数伴有震颤。眼底视网膜贫血，当锁骨下动脉受累时，可出现患肢无力、麻木和冷感，活动后间歇性肢体疼痛。患侧桡动脉搏动减弱或消失，血压降低或测不着，即无脉症。

②主肾动脉型：病变主要累及胸腹主动脉及其分支，特别是肾动脉。由于下肢缺血可出现乏力、麻木、冷感和间歇性跛行等症状，下肢的脉搏减弱或消失，血压降低，上肢的血压可升高。有的患者还可有肠缺血性绞痛、肠功能紊乱等。合并有肾动脉狭窄的患者，高血压是其主要表现，体格检查在肾区和腹部可听到血管杂音。

③广泛（混合）型：具有上述两型的特征，病变呈多发性，多数病情较重，其中肾动脉受累较常见，因此常有明显高血压。其他症状和体征则视受累血管而异。

上述三型均可合并肺动脉受累，晚期可出现肺动脉高压。此外，冠状动脉开口处和近端亦可累及，故可出现心绞痛，甚至发生心肌梗死。

2. 辅助检查

（1）血液检查：在活动期，可见细胞沉降率增快，抗链球菌溶血素"O"滴度增高，"C"反应蛋白阳性，白细胞计数增多。部分患者有红细胞计数和血红蛋白降低；人血白蛋白降低而 α 和 γ 球蛋白增高，免疫球蛋白 M、G 增高，类风湿因子、抗主动脉抗体和 Coombs 试验阳性。

（2）X 线检查

①常规 X 线检查：在胸腹主动脉型和肾动脉型的胸片中可见左心室增大，前者肋骨下缘还可因扩张的肋间动脉侵蚀而出现凹陷缺损。肺动脉型可见肺野外周纹理减少、肺动脉圆锥突出和右心室增大。

②选择性动脉造影：胸腹主动脉型可显示降主动脉或腹主动脉局部狭窄或阻塞。肾动脉型显示肾动脉狭窄或阻塞，狭窄段前后血管可扩张，其附近可见粗大、扭曲的侧支循环血管。头臂动脉型可显示主动脉弓和（或）其分支有狭窄或阻塞。累及升主动脉者，可见升主动脉扩张和主动脉反流。而肺动脉型可显示肺动脉或其分支的局部狭窄。

③排泄性尿路造影：肾动脉型静脉肾盂造影可见两肾大小有差异，患侧肾缩小，两侧肾盂显影时间和浓度有差异，由侧支循环所致的输尿管压迹。

④磁共振显像（MRI）：本法可观察到动脉壁异常增厚，受累的胸腹主动

脉狭窄，但此检测方法对本病的敏感性较低，仅为38%。

（3）心电图检查：胸腹主动脉型和肾动脉型可见左心室肥大或伴有劳损，偶尔出现心肌梗死。肺动脉型可见右心室肥厚或伴劳损。

（4）节段性肢体血压测定和脉波描记：采用应变容积描记仪（SPG），光电容积描记仪（PPG），可测定同侧肢体相邻段血压或两侧肢体对称部位的血压差。如果大于2.67kPa（20mmHg）时，提示压力降低的近端动脉狭窄或阻塞。

（5）眼底检查：在头臂动脉型中可见视盘苍白，视神经萎缩，视网膜动静脉不同程度的扩张和相互吻合，末梢血管闭塞。在胸腹主动脉型和肾动脉型中可见高血压的眼底改变。

（6）红外线热像图：适用于小儿或不能做创伤性血管造影者。检查时臀部做15℃冷水负荷1分钟，然后用红外线热像仪探测肢体体表辐射的红外线，并绘成热像图，患肢缺血部位显示光度较暗。

（7）同位素检查：放射性核素肾图显示患侧肾脏有缺血性改变。

（8）脑血流检查：颈动脉受累者可显示脑血流量减少。

（9）肾素活性测定：可用于预测手术的效果。周围血肾素活性高，两侧肾静脉肾素活性差大于2倍，手术疗效好；如果周围血肾素活性正常或对侧肾静脉肾素/周围血肾素小于1.3，两侧肾静脉肾素活性差大于1.4倍，术后血压能恢复正常或明显降低；若两侧肾静脉肾素活性差小于1.4倍，手术效果差。静脉予呋塞米0.33～0.36mg/kg，可刺激肾素分泌，肾动脉型可使原肾静脉肾素活性差更为显著，此可用于同肾实质性病变的鉴别。

（二）辨证分型

1. 风热痹阻，血脉瘀滞型

（1）临床表现：头痛，头晕，关节酸痛，四肢酸胀。舌红，苔黄，脉数。

（2）辨证要点：关节酸、痛、胀。舌红，脉数。

2. 阳虚寒凝型

（1）临床表现：畏寒，手足发凉，怕冷，神疲乏力，面部浮肿，头晕，气短，腰膝酸软，劳累后诸症加重。舌质淡，或有瘀点、瘀斑，苔薄白，脉细或微迟。

（2）辨证要点：畏寒，手足发凉，劳累后加重。舌质淡，脉沉细，或微迟。

3. 气血两虚型

（1）临床表现：神疲，气短懒言，肢倦乏力，面色淡白或萎黄，心悸，肢麻或发凉。舌淡暗，苔薄白，脉弱，甚或无脉。

（2）辨证要点：神疲乏力，肢体倦怠乏力，麻木。舌淡暗，苔薄白，脉弱或无脉。

4. 阴虚内热型

（1）临床表现：肢体酸痛，关节痛，午后潮热，低热，盗汗，口干咽燥，头晕。舌质红，苔少而薄黄，脉细数而弱，或无。

（2）辨证要点：肢体关节疼痛，午后低热，盗汗，口干咽燥。舌红，苔少，脉细数。

二、鉴别诊断

本病应与下列疾病进行鉴别。

（一）血栓闭塞性脉管炎

血栓闭塞性脉管炎多见于年轻男性，有吸烟史，主要累及中、小动脉，好发于双下肢。

（二）先天性主动脉缩窄

先天性主动脉缩窄多见于男性，主动脉呈孤立性、节段性缩窄，多位于主动脉弓及其上下，很少累及头臂颈动脉、锁骨下动脉和肾动脉等主要分支。血管杂音部位较高，位于心前区和背部，腹部听不到。

（三）闭塞性动脉粥样硬化

闭塞性动脉粥样硬化常于50岁以后发病，有动脉粥样硬化的其他临床表现和危险因素。

（四）肾动脉纤维肌性发育不良

肾动脉纤维肌性发育不良常见于年轻女性，但无多发性大动脉炎的表现，肾动脉病变位于远端2/3处，伴分支狭窄，可与大动脉炎的开口及近端处病变相鉴别。

三、治疗

（一）提高临床疗效的思路提示

主要根据病情发展，分期进行中医或西医或中西医结合的治疗。

1. 急性期（活动期、无脉前期）

多发性大动脉炎活动期，其病理特点是动脉周围炎及动脉外膜炎，以后向血管中层及内膜发展。由于大血管还处于炎症反应阶段，尚未出现明显的狭窄或闭塞。因此，体检时仅发现肌肉、关节压痛，大血管区疼痛等，而没有明显的供血不足的体征。治疗时，西药以应用激素和抗生素为主，以期减轻血管内膜的渗出、水肿。中医认为此期属于邪闭脉络，治疗重在祛邪通络。

2. 慢性期（稳定期、阻塞期）

此期又称无脉期，其病理特点是内膜增生、水肿，滋养血管增生、肉芽肿形成，以及血管腔变细。到后期则发展成全层血管壁均被破坏，管腔内可有血栓形成，导致血管全部闭塞，是为无脉症。治疗主要是扩血管、抗凝血，内科治疗无效者应手术治疗。中医辨证属脉络瘀滞，不通则痛。治以扶正固本与活血化瘀。临床实践证明，在中医药扶正、活血化瘀通络治疗的基础上，配合西药抗凝剂及免疫抑制剂进行中西医结合治疗，往往能收到较为满意的疗效，不但副作用少，而且疗效较为巩固。

（二）中医治疗

1. 内治法

（1）风热痹阻，血脉瘀滞型

治法：疏风清热，活血通络。

方药：羌活胜湿汤加减。

羌活12g，独活12g，当归12g，秦艽15g，防风12g，金银花12g，连翘12g，丹参30g，桂枝12g，红花12g。

若关节痛甚，加络石藤、海风藤、鸡血藤以祛风通络；热甚者加板蓝根、蒲公英、大青叶以清热解毒。

（2）阳虚寒凝型

治法：温阳散寒，活血通脉。

方药：阳和汤加减。

熟地黄20g，肉桂15g，当归12g，川芎15g，麻黄6g，桂枝12g，丹参30g，干姜12g。

若气虚者，加黄芪以补中益气；寒盛者，加熟附子以温阳散寒；肾阳虚甚者，加补骨脂、巴戟天、仙灵脾以补肾阳；腰膝酸软痛甚者，加桑寄生、杜仲、牛膝以补肝肾，强筋骨，止痛。

（3）气血两虚型

治法：益气养血，化瘀通络。

方药：黄芪桂枝五物汤加减。

黄芪 30g，桂枝 12g，赤芍、白芍各 15g，当归 12g，红花 12g，熟地黄 15g，鸡血藤 30g，炙甘草 10g。

若气虚甚、肢体乏力明显者，加党参或人参以益气补虚；肢体麻木者，加伸筋草、桑枝以舒经活血；若经脉阻滞，出现半身不遂，可合补阳还五汤以益气活血通络。

（4）阴虚内热型

治法：滋阴清热，活血化瘀。

方药：养阴活血汤加减。

生地黄 20g，玄参 15g，赤芍 15g，石斛 12g，鸡血藤 30g，当归 12g，青蒿 15g，白薇 15g，牛膝 20g，川芎 15g，黄芩 12g，甘草 6g。

若阴虚热不退者，加地骨皮、胡黄连滋阴清热；阴虚口渴甚者，加天冬、麦冬、天花粉生津止渴；若阴虚阳亢，症见头晕目眩、失眠多梦、腰膝酸软、心烦易怒者，加生龙骨、生牡蛎、龟甲、代赭石以平肝潜阳。

2. 外治法

（1）敷贴疗法：选取关元、足三里、三阴交、中脘、膻中及颈动脉、股动脉血管杂音区，每次选穴 2 个，交替配血管杂音区 1 处。用丁桂散置于穴位上，然后用伤湿止痛膏固定，再用艾条灸 30 分钟，24 小时后去伤湿止痛膏及丁桂散，隔日 1 次。在每年冬季三九天前后和夏季三伏天施用，连续贴 2 年。

（2）电针：上肢取肩髃透极泉、外关透内关、合谷；下肢取髀关、足三里、血海、阳陵泉。用低频、疏密微波，每次 20～30 分钟，每日 1 次，1 个月为 1 疗程。

（3）体针：上肢发病取侠白、极泉、手三里、内关、合谷、太渊、曲池或肩髃透极泉、曲池透小海、合谷透后溪，用泻法；下肢发病，取血海、髀关、足三里、三阴交、太冲、丰隆，或阳陵泉透阴陵泉、足三里透承筋、丰隆透承山、绝骨透三阴交，用泻法，留针 30～60 分钟，每 10 分钟行针 1 次。

（4）穴位注射：选取手三里、膈俞、血海、三阴交等穴，用 10% 当归注射液 10mL，左右交替穴位注射，每次每穴 2mL，每日 1 次；或选取手三里、足三里、血海，用 10% 红花注射液 6mL，每穴 1mL，每日 1 次。

（三）西医治疗

1. 活动期治疗

多发性大动脉炎活动期全身症状明显时，可用糖皮质激素进行治疗，有助于缓解症状和阻止病情发展，反映病情活动的指标——血沉亦可恢复正常。常用药物为：波尼松 20～30mg/d，或地塞米松 0.75～1.5mg，3～4 次/天。待全身症状缓解，血沉正常后逐渐减量至停药。当全身症状持续或病情有明显进展时，可加用免疫抑制剂，如环磷酰胺，有助于改善症状，并可减少糖皮质激素的用量。环磷酰胺用量一般为 2mg/（kg·d），服药时查外周血白细胞数不能低于 3000 个/微升。

2. 稳定期治疗

（1）血管扩张药物

①烟酸 50～100mg，每日 3 次。

②盐酸妥拉唑啉，25～50mg，每日 3 次。

③盐酸酚苄明，10～20mg，每日 2～3 次。

④地巴唑，10mg，每日 3 次。

⑤卡托普利，25～50mg，每日 3 次。

⑥低分子右旋糖酐，500mL 静滴，每日 1～2 次，10～15 天为 1 个疗程。也可用低分子右旋糖酐 500mL，加入复方丹参注射液 8～10 支静滴，每日 1～2 次，14 天为 1 个疗程。

（2）抗血小板聚集药物

①双嘧达莫 25～50mg，每日 3 次。

②阿司匹林 0.75mg，每日 1 次。

3. 经皮腔内血管成形术（PTA）

经皮球囊导管扩张病变后，动脉内膜断裂，并与血管深层分离，弹力纤维拉长，平滑肌细胞核呈螺旋形畸形，进一步导致内膜及中层破裂，使血管扩张。此后新内膜及疤痕形成，致动脉愈合，产生类似动脉内膜剥脱术的效果，此方法主要适用于短段主动脉狭窄和肾动脉起始部狭窄者。其并发症有穿刺部位血肿、假性动脉瘤、远端动脉继发性血栓形成和血管破裂等。

4. 手术治疗

（1）手术方法：①血管重建、旁路移植术，包括锁骨下动脉 - 颈动脉旁路术，升主动脉 - 无名动脉（或颈动脉）- 锁骨下动脉旁路术、降主动脉 -

腹主动脉旁路术。②动脉内膜剥脱加自体静脉片修补术。③经皮穿刺肾动脉扩张术、自体肾移植术和肾切除术等。

（2）手术指征：慢性期，病情稳定半年至一年而病变局限者；有严重顽固性高血压，药物治疗无效者；有严重脑、肾、肢体缺血，影响功能但脏器功能尚未消失者。

（四）中医专方选介

有主张急性期重用清热解毒药，佐以活血化瘀药；慢性炎症中期，重用活血化瘀药，佐以清热解毒药；慢性炎症疤痕期，重用活血化瘀药以软坚通脉。根据血瘀情况，将药物大致分为三类：第一类，轻剂，有丹参、当归、鸡血藤、赤芍、川芎、红花、益母草、苏木等；第二类，中剂，有生蒲黄、五灵脂、乳香、没药、桃仁等；第三类，重剂，有水蛭、三棱、莪术、穿山甲、虻虫等。临床用药多是辨病与辨证相结合，用中、西医结合的方法进行治疗，并配合针灸等外治法。经治疗，患者常自觉症状有改善，脉搏搏动增强，血压好转，甚至恢复正常，血沉恢复正常，心电图好转。［中医杂志.1993（12）：62］

下　篇

诊疗参考

❖　开拓建科思路

❖　把握中药新药用药原则

第十九章　开办心血管病专科基本思路与建科指南

第一节　了解病人来源，决定专科取舍

一、流行与发病情况

在传染病得到满意控制的国家或地区，心血管疾病已成为危害人类健康导致死亡的主要原因。世界卫生组织（WHO）统计，每年约有 1200 万人死于心脏病，占全世界每年死亡总人数的 1/4，仅美国死于心脏病者每年就约有 60 万人，中国已呈上升趋势。由于人们生活水平的不断提高，肉、蛋、禽类食品越来越多地摆在餐桌上；同时，随着科学技术的发展，很多过去需人力完成的工作逐步被先进的机器所替代，这就为体力活动的减少提供了条件。所以，随之而来的是动脉粥样硬化的危险性增加。心血管病已占大城市死因的第一位或第二位，心肌梗死死亡率增加了 2~3 倍，在北京，1973 年死亡率为 2.17%，1980 年升至 6.2%；在上海，死亡率已从 2.57% 升至 3.75%。

MONICA 计划是通过世界卫生组织开展的国际性计划，用来监测全世界从 1984~1993 年心血管病的发展趋势，全世界有 26 个国家和 40 个协作中心参加。中国的加入始于 1982 年，据统计，与脑卒中有关的死亡率中国位于 26 国之首。

风湿热是一种易反复发作的全身性疾病，近 20~30 年来，我国风湿热的发病率呈明显下降趋势，但不少资料表明轻型或不典型以及亚临床型风湿热的发病率并无明显降低。因此，做好这类风湿热的流行病学调查，并对其演变规律做出评价，对指导今后的防治工作具有重要的现实意义。

病毒性心肌炎的发病率有逐年增高的趋势，以上海医科大学两个综合性附属医院为例，1986 年病例数为 1979 年的 6 倍。发病季节一般以秋冬季多

见，可发生于任何年龄，但40岁以下的占75%～80%，男性较女性多见，其比例为1.30～1.62：1。

心肌病的发病情况，各国都缺乏可靠的统计资料。一般而言，发达国家心肌病的年发病率为0.7～7.5/10万人口。据报道，在英国，每10万人中的患病人数为8317例。在美国，心肌病病死率白种人为20%，黑种人为5%。在日本，1958～1964年通过尸检证实特发性心脏扩大占心脏病病例的3.3%。瑞典的Malmo市调查报告表明，心肌病的年发病率为5～10个/10万人口。我国根据上海、广东心肌病住院患者的调查结果，上海1969～1979年心肌病占心脏病住院总数的2.5%，广东1975～1979年心肌病占心脏病住院总数的1.6%。临床类型最常见的是扩张型心肌病，其次为肥厚型心肌病，限制性心肌病极为少见。

高血压是最常见的心血管疾病之一，据世界卫生组织报告和西方国家大规模的人群调查结果，成人确诊高血压患病率在8%～18%，在美国，成人高血压患病率为17.5%，而日本高达17%～22%。我国于1979～1980年对全国29个省、市、自治区的90个城市400万余人按WHO标准进行了高血压抽样普查，结果15岁以上确诊为高血压的患病率为4.67%，若包括临界高血压在内，则总患病率为7.73%；而20岁以上确诊为高血压的患病率为5.85%，临界高血压为3.3%，合计20岁以上成人高血压患病率高达9.15%。以此推算，目前，我国高血压患病率高达6000万以上，且有逐步增多的趋势。高血压不仅使冠心病的发病率成倍增加，而且是造成脑血管意外和心、肾功能损害的重要原因。因此，高血压的防治工作具有重大的现实意义。上海市高血压病研究所在1960～1967年对4939例高血压患者的病因进行了研究分析，结果原发性高血压占88.9%，其余11.1%为症状性（继发性）高血压。症状性高血压中，慢性肾炎占5.3%，肾血管病占4.4%，主动脉缩窄占0.6%，原发性醛固酮增多症占0.4%，库欣综合征占0.3%，嗜铬细胞瘤占0.1%。对北京首钢工人的高血压调查显示，绝大多数属于原发性高血压，症状性高血压占1%左右。中国高血压联盟常务理事、北京安贞医院副院长洪昭光教授指出，高血压及其治疗在我国有"三高""三低""三个误区"。"三高"指患病率高，据推算，到1997年底，有1.1亿病人，每3个家庭就有一个高血压患者；死亡率高，居心血管病死亡的首位；致残率高，每年新发150万脑卒中，现幸存的600万脑卒中患者中，有75%不同程度地丧失了劳动能力。高血压的"三低"现象也令人不安，即知晓率低（了解自己患病的不到1/2）、服药率低（不到 1/4）、控制率低（不到 5%）。而在治疗中，病人往往存在三个误区：不愿服药，或不难受时不服药，或不按病情科学服药。

动脉粥样硬化的发生与年龄、性别有关。一般动脉粥样硬化的临床表现常发生在中年以后。有资料表明，实质上动脉粥样硬化发生于青少年，随年龄增长而加重。至于性别，男性患缺血性心脏病者较女性为多，妇女在绝经前因心肌梗死而死亡的病例很少。在 35 ~ 55 岁的男性人群中，因缺血性心脏病而死亡的病例比女性高出 5 倍，到 70 岁以后，男女发病比例大致相同。这一差别表明动脉粥样硬化可能与雌激素的分泌有关。此外，高脂血症、高血压、吸烟、糖尿病，其他如肥胖、碳水化合物摄入过多、口服避孕药、高尿酸血症、体育活动过少、精神过度紧张，也往往与动脉粥样硬化的发病有一定关系。

冠心病的发病随着人口平均寿命的提高及人民生活质量的改善，患病人数也逐渐增多，在一些城市或地区已成为导致人口死亡的主要原因。冠心病已成为当今世界威胁人类健康的主要疾病之一，1980 年，一些国家的冠心病死亡率统计显示：联合王国的发病率最高，男性为 630 个/10 万，女性为 191 个/10 万；美国属于中等偏高国家，男性为 398 个/10 万，女性为 130 个/10 万。

WHO 组织有 26 个国家和 40 个协作中心参加了 MONICA 研究的中国部分，在国内 19 个单位的协作下，按 WHO 统一的研究方案和国际标准化的方法，对我国 16 个省、市、自治区的 19 个监测区，共计 500 万自然人群的心血管病发病、死亡登记、危险因素等方面进行监测，进一步明确了我国北方省、市、自治区的心血管发病率和死亡率均高于南方各省、市、自治区。根据上海市和北京市的人口死亡统计资料，提示冠心病死亡率自 20 世纪 70 年代以来都有显著上升。据统计，1974 年上海市冠心病死亡率为 15.7%，1984 年为 37.4%。10 年中上升了 1 倍多。这些都说明冠心病的患病人数在逐年增加，在一些城市或地区已成为常见疾病。

冠心病主要是中老年人的疾病，与年龄有密切关系。从上海市心肌梗死科研协作组的统计资料分析，急性心肌梗死的发病年龄有逐渐增加的趋势。1985 ~ 1989 年期间，急性心肌梗死病人中 60 岁以上者所占比例已由 1970 ~ 1979 年的 66.95% 上升到 77.76%。

慢性肺源性心脏病在我国是常见病、多发病。全国各地抽样调查的 2000 多万人群中，平均患病率为 0.4%。在住院的心脏病病例中，肺心病占心脏病的比重，在气候寒冷的北方（东北、华北、西北）及潮湿的西南地区均为首位；在较温暖的华北、中南地区占第二位，仅次于风湿性心脏病。其病死率居各类心血管病死因的首位或次位，目前，肺心病的住院死亡率为15.5% ~ 43.0%，多数医院在30%以下。

1970年，据美国注册婴儿统计，排除先天性非狭窄性主动脉瓣双瓣畸形和二尖瓣脱垂、早产儿动脉导管未闭和流产中的心血管畸形，先天性心血管畸形的患病率为0.8%。根据上海市两个区的先天性心脏病流行病学调查显示，活产婴儿的先天性心脏病发病率为0.7%。婴幼儿最常见的心血管畸形是室间隔缺损，其次是房间隔缺损的动脉导管未闭，再其次是肺动脉狭窄、主动脉缩窄、主动脉狭窄、法洛四联症、完全性大动脉转位等。成人先天性心脏病的发病率为0.24% ~ 0.28%，先天性心脏病的种类以房间隔缺损为最多，约占30%。

总之，据流行病学的发病情况表明，心血管疾病是世界性的头号杀手。由于其发病率较高，地方性发病差别不大，所以各地均有必要开设心血管病专科。

二、当地专科开设情况

据全国卫生事业发展的调查统计：1997年，全国医疗机构中，有医院16376个，其中县和县级以上医院有15219个。根据心血管疾病的发展情况，其发病率具有逐年增高的趋势，的确成为常见病、多发病，对人类已构成了很大的危害。所以开设心血管病专科是十分必要的，对保障人类的健康具有重大的现实意义。

要开设心血管病专科，首先要根据当地的开设情况及已开设的专科专病医院情况进行安排，既要考虑区域布局，又要按照区域规划统筹安排，以符合当地医疗服务的需要和控制疾病的总体需要，并最大限度地发挥人力和物力资源。必须认真进行调查和科学论证，制订出心血管病专科建设的可行性规划，避免在当地出现重复建设、重复投资，以免造成资源浪费，影响专科的健康发展。

心血管病专科的设置要根据一定区域内人群的实际医疗服务需求，充分发挥现有的医疗资源，建立适应当地人群的医疗服务体系。

总之，心脏内科学已从范围广泛的内科学中分出，成为独立的学科。毫无疑问，根据心血管病的发病情况，各地设置心血管病专科是非常必要的，甚至建设心血管病医院都是十分有益的。

第二节 分析论证，扬长避短，发挥优势

一、了解国内外诊疗动态，找出开设专科的优势

近20年来，由于医疗基础研究的重大进展，从基因和分子水平研究心脏疾病的发生和发展已成为现实，并且在技术上突飞猛进地走向成熟。对不少心脏疾病有了新的分类和认识，使医学模式发生了根本性的变革，心脏病的诊疗水平亦有了很大提高。例如，高新技术的不断引入，CT、磁共振、遥控、微电子学、激光、超声心动图、光纤、多普勒血流彩色显像、核医学和电脑技术等在心血管疾病中得到了广泛应用；医学生物工程学的迅速发展，介入性诊疗技术的兴起，使不少心血管疾病的病因和发病机制得以进一步阐明等。这些国内外的诊疗成就，都说明了心血管病学无论在基础研究方向，还是诊断、治疗方面都进行了深入细致的研究，在现代医学、中医学、中西医结合方面都取得了新的进展。这些成就，不仅为心血管病学打下了良好的学术基础，使这一学科成为目前医学领域中比较活跃、令人瞩目的学科。而且，从目前的医学模式来看，已从传统的"生物医学模式"转向"生物-心理-社会医学模式"。新的医学模式强调了卫生服务目标的整体观，即从局部到整体，从医病到医人，从个体到群众，从原有的生物医学范畴扩展，进入社会医学和心理医学这个广阔的领域。所有这些，都在促使心血管病学必须从广泛的内科学中分出。这也是时代的召唤，人们的渴望，必须建立一个专门的心血管病学科，以适应和满足心血管病患者的诊断需要，也可推动心血管病学科的进一步发展和壮大。

二、同周围已设专科比较，明确自身专科优势

要想建立心血管病专科，必须了解本区域内有多少家医院，其心血管病专科有多少，医院规模有多大，技术水平有多高，有无专业特长，内外环境条件如何等。既要了解别人，又要正确对待自己，明确自身建立心血管病专科的优势，从实际出发，扬长避短，稳步发展，在激烈的市场竞争中求生存、求发展。

建立心血管病专科，自身必须具有技术水平的领先地位，它是专科生存和发展的基础。只有掌握了具有现代医学技术的医学人才和专科人才，才能

使专科有发展方向，立于不败之地。要想搞好专科专病建设，必须尽快造就一批既掌握独特医疗技术，又掌握中医药基础理论、专科专病理论和临床技能的高技术人才，这是心血管病专科建设的重点。既要有掌握独特医疗技术的专业队伍，又要有高、中、初级比例配置合理的人才梯队。同时，他们应有自我奉献精神。要做到这一点，就需要一方面积极地引进人才，另一方面培养和接纳本科生、研究生。还要做到：

（1）尊重他们的意见和建议，营造宽松的环境，使他们能放手工作。

（2）尽力支持他们提高业务水平，安排外出进修或短期学习。

（3）在福利待遇上适当倾斜，还可颁发专项奖，使他们的奖金水平高于全科甚至全院，以体现多劳多得的政策，激励本人也鼓励他人。

（4）在评定技术职称、评选先进工作者中，要特别重视其在专科专病建设中所做的贡献。

医疗设备是专科生存和发展的必要条件。具有良好的配套仪器设施，为明确诊断、观察临床效果、提高疗效、提高服务质量提供了基本的物质保证；是提高在医疗市场中竞争能力的有力措施之一，也是专科专病发展得以提高的先决条件。除了医疗设备外，还需要有一个舒适的治疗环境，这也是专科能够生存发展，具备市场竞争力的必要条件。一般说来，若医疗设备陈旧老化、房室破旧落后，则不适应当今病人的需求，也难以提高医疗质量，且会直接影响专科的生存和发展。

特色优势是专科专病立于不败之地的根本。专科专病要突出中医特色和中西医结合特色，要以优势占领市场，做到"人无我有，人有我精，人弱我强，人强我实"，只有这样，才能使专科立于不败之地，满足专科全面发展。对此，可采用特殊方剂（秘方、验方等）或特殊药物（如待开发的药物、新药、民间用药等），或特殊的给药途径，取得优于现代治疗方法的突出疗效，这是专科专病建设的命脉。若没有特色，没有优势，专科的生存和发展就难以得到保证。

具有完善服务体系的优势也是专科建设的重要措施。专科专病的服务不仅包括独特的医疗技术服务，还应包括相应的护理服务、多层次的病房设施供给服务、营养饮食服务、后勤保障服务、接待服务、社会各界的咨询服务等。要形成系统的规范化服务体系，要保证高质量、高效率、低消耗、程序化的自动服务。

管理是提高专科效益和促进专科发展的保证。管理决定发展，管理出效益。依靠科室人员，充分发挥各类人才的工作积极性，重视专家和技术人才的作用是专科管理者的重要责任；建立健全的、以责任制为中心的各项规章制度和技术标准，坚持以质量为保证，围绕质量制定目标、措施，开展落实检查等各项工作，重视科技进步和人才培养，按经济规律办事，正确处理两个效益的关系，不断扩大服务项目。建立健全的奖惩措施和监督机制，这样才能以最佳的服务取得信誉，赢得市场竞争的胜利，使专科的效益和发展得到保证。反之，若管理落后，经营缺乏活力，工作缺乏效率，职工缺乏竞争意识和上进心，则必会影响到专科的效益和发展。

要使患者全面地了解自己，就必须不失时机地利用一切可以利用的机会宣传自己，比如在报纸、电台宣传自己的优势，印发宣传资料，节假日上街宣传咨询，通过这些方式提高专科专病医院的社会知名度，保证连续充足的病人来源，这是专科专病医院存在的前提条件。

总之，要善于同周围已设专科比较，明确专科自身的优势，又不失时机地利用并发挥这些优势，使专科事业得以生存和发展。

第三节　正确评估医院现有条件，做好开设专科的专门投资

集医疗、教学、科研三位一体的医院是综合性的医疗服务机构，其发展建设的重点应是专科建设。专科建设是医院发展的重要基础，是由高质量医疗服务、高素质科技人员组成，是高层次科技成果的阵地，是提高医院知名度的重要保障，而要抓好专科建设，就要正确评估医院的现有条件，做好开展专科建设的专门投资。

一、人、财、物的投入

要提高医院的知名度，就必须提高医院的整体技术水平，从而取得显著的社会效益和经济效益。专科建设的人、财、物等资源的合理配置，有机结合，以及作用的充分发挥是基本保证。

人才是一个医院兴衰存亡的决定因素。医院竞争和发展的战略措施是人才的投入，21 世纪，科技竞争日趋激烈，而竞争的焦点是人才。一个有战略眼光的决策者、领导者，首先应把人才的竞争当作一项头等重要的战略任务。如何搞好人才投入，关键是选拔人才、培养人才和使用人才。选拔人才要选

拔事业心强、掌握一定独特或高水平医疗技术的学术带头人；有能够承担其医疗技术的、适合医院发展需要的后继人才；有坚韧不拔、百折不挠的事业心和进取心，孜孜不倦的科研态度。要有这样一批又一批的人才，才能使专科建立并发展起来。当然，这些人才不可能同时具备，需要在工作中不断发展、补充和培养，使专科尽快地发展壮大。此外，对于人才，不仅要眼睛向内，还要向外，制订吸纳外来人才的特殊政策，广泛吸纳外院、外地适合自己需要的人才，形成一种人才优势。

培养人才要多渠道、多层次、多形式，不仅立足本院，靠"传帮带"和学术活动，而且要把握医学专科发展的脉搏，有重点、有计划地选送中青年科技骨干到国外或国内的有关单位学习、进修，尽力支持他们提高业务，克服困难，帮助他们参加具有较高学术水平的学术活动，使其业务素质不断提高。培养人才不仅要定专科，而且要定专病。对于人才济济的大型医院，培养人才应注重"专、精、深"，中小型医院由于规模、人员编制、经济等多种因素，选拔人才宜遵行通晓一科，兼顾其他的原则，但更重要的应是精于一科，或精于专病，这样较易提高其知名度，使社会效益和经济效益不断增长。否则，没有专科专病的特色，只是"小而全、通而松"的普通医院，要使自己发展壮大确非易事。所以，对于一个中小型医院来讲，更应向专科专病方向发展，建立起自己的特色，比如你可通晓心血管疾病，但在某个疾病方面更为见长。

使用人才，要建立和完善人才激励机制，坚持能者上，庸者下，唯才是举，大胆使用。坚持重奖有功人员，让技术尖子能够充分发挥自己的才能。不搞"大锅饭"，为人才脱颖而出创造有利条件。要抓好稳定人才的工作，尊重人才，信任人才，爱护人才。特别要注意保护人才的积极性和创造性，为他们施展才能、开拓创新提供必要的物质条件。做到人尽其才，充分发挥其主观能动性，提高工作效率。

医院在为人类提供医疗、预防服务的过程中，必须凭借一定的物质基础，运用医学科学技术及知识，所以，必须提供一定的人才、物力和财力。专科建设也同样离不开一定的资金投入，譬如人才培养、学术交流、科学研究等，而充足的资金也是建设专科、提高科技水平的重要保证。为此，要挖掘医院内部潜力，多渠道、多方位地筹集资金，甚至向银行贷款，确保专科建设。在财力使用上要合理计划，充分论证，精打细算，做到财尽其用，成功地开办一个专科专病医院。

在专科的物资投入方面既不能贪大，又不能过于简单，一定要符合卫生医疗标准要求，其内容包括房舍和建筑物附属设备、专有设备、办公业务设备、通信设备、被服床具、劳保用品、机械设备、低值量耗品、药品、卫生材料等。医院的每一项业务活动都需要物资作为基础，若物资得不到供应，不仅会影响工作，而且还可能给病人造成严重后果。所以，专科开展业务活动，不仅要投入物资，还要满足医疗需要，这是因为物资是专科开展业务活动的重要基础，医院必须做好开设专科的物资投入，还要通过科学管理，使物尽其用。

二、先进诊疗技术与设备的引进

现代科学技术在医学方面的成就，推动了医学的长远进展，不断出现的多种多样的新的诊疗技术和医学设备为人类认识生命、防病、治病打下了基础，开拓了新领域，丰富了医学内涵。现代医疗服务不但依赖于医务人员的知识、经验和思维判断，还要凭借实施手段和医学设备条件。所以引进先进诊疗技术和医学设备是提高医疗质量的基础和先决条件。

（一）先进诊疗技术的引进

要发展和保护心血管病在本院、本地区，甚至更大范围内处于领先地位并取得突破性进展，就应重视吸收和利用先进的诊疗技术，这是心血管病专科提高自己技术水平的重要保证，也是提高医疗质量的关键。例如用介入方法直接治疗多种心脏病，其范围已从儿科发绀型先天性心脏病做经皮人工房间隔缺损成形术到成人血管及瓣膜阻塞做经皮球囊扩张术，从消融治疗心动过速到导入假体装置，应用自动埋藏式心脏复律除颤器（AICD）与服用抗心律失常药物及手术消融的预后相同。AICD 几乎可用于所有的恶性心律失常，对其他治疗无效的病人应用 AICD 常有效。经皮球囊瓣膜成形术现已成为肺动脉瓣及二尖瓣狭窄治疗上的另一种选择。大量资料表明，中西医结合治疗休克较单纯用西药治疗休克病死率、发生率都低，说明中医药有治疗休克的作用。常用的中药和方药应及时引进，例如益气复脉用生脉散（现制成生脉散注射液），选用人参、麦冬、五味子。研究表明，其药物作用主要有：①对心脏具有正性肌力作用；②增加冠状动脉流量，改善心肌缺血；③调整心肌代谢，提高耐缺氧能力；④调节血压，改善微循环。回阳救逆和益气回阳用四逆汤（附子、干姜、炙甘草）、回阳救急汤（熟附子、干姜、肉桂、人参、白术、茯苓、陈皮、甘草、五味子、半夏）、参附汤（人参、熟附片）等，其适应证是寒厥、阳脱，适用于心源性休克等。若是热厥，或由热厥所致脱者，如感染性休克，则应根据中医辨证，将回阳救逆与其他治则，如清热、通腑等结合起来。益气活血用独参汤或升压汤（党参 33g，黄精 33g，甘草 17g）合血府逐瘀汤加减并与其他中西医综合措施同用（但不影响凝血机制），实践证实，此法对预防和治疗休克合并 DIC 具有良好的作用。据报道，用益气活血方（丹参、当归、黄芪、益母草、川芎）进行实验，结果表明对小鼠内毒素中毒有明显保护作用，对溶酶体酶无明显影响，显然对休克及 DIC 的治疗是有益的。清热解毒、通腑泄热用板蓝根、蒲公英、穿心莲、玄参等清热解毒药以增强机体的非特异性免疫功能，减少由内毒素血症引起的内脏损害及不同程度拮抗内毒素的作用，从而阻止热由毒生，症因毒变。菌毒并治肺热实证选用清肺汤，气血两燔选用清瘟败毒饮，热入营血选用犀角地黄汤等随症加减。若为阳明腑实证见大便燥结者，用中医的攻下法以通泻里热，与清热解毒药联用，常用凉膈散或大承气汤加减。枳实注射液有升压作用。

阜外医院中医科报道，中医辨证治疗心力衰竭气阴两虚型以黄芪、玉竹、太子参、麦冬、五味子、丹参、炙甘草治疗；阳虚水泛以熟附子、白术、茯苓、桂枝、炙甘草、大腹皮、木香治疗；肺肾两虚以熟附片、葶苈子、茯苓、熟地黄、肉桂治疗；气阴两虚以熟附子、桂枝、党参、生地黄、仙灵脾、肉苁蓉、丹参治疗；气虚型以黄芪、党参、太子参、玉竹、丹参治疗。周次青等报道，在心力衰竭的辨证治疗中，心肾阳虚与心力衰竭的病理状态一致。心力衰竭在中医临床上可分为三型：心肺气虚型，即早期心力衰竭，选用保元汤、养心汤、补肺汤、生脉散等治疗；心肾阳虚型，左侧心力衰竭时用参蛤散、大补元煎、右归饮等治疗；右侧心力衰竭时用真武汤合五苓散、济生肾气丸治疗；心源性休克用参附汤、六味回阳饮治疗；心肝血瘀型一般用桃仁四物汤治疗，兼气虚用补阳还五汤，兼气滞用血府逐瘀汤；肝瘀日久者用大黄蟅虫丸。沈阳市第三人民医院内科医生周德魁报道中药抗心力衰竭方治疗心力衰竭效果满意，用赤芍 15g，川芎 15g，丹参 15g，鸡血藤 15g，党参 25g，益母草 25g，附子 10～15g，五加皮 10～15g，泽兰 15g。气阴两虚时重用党参、麦冬或沙参；脾虚时加白术；肾虚时加附子，或加肉桂。北京市中医院报道用心力衰竭合剂治疗充血性心力衰竭 30 例，治疗结果：对 21 例原已用强心利尿剂等西药而心力衰竭不能控制者，加服心力衰竭合剂后全部有效；9 例未用西药者，单纯服用心力衰竭合剂 7 例有效，2 例无效。心力衰竭合剂的组成：葶苈子 30g，太子参 30g，车前子 30g，泽泻 15g，生黄芪 30g，五味子 10g，麦冬 15g，丹参 30g，全当归 10g。重症日服 2 剂，分 4 次服，一般用药后 1~3 天取效，病情缓解后改为日服 1 剂。心力衰竭缓解后可继服以巩固疗效。

在心律失常的研究方面，依据其虚实两方面的基本病机，虚证治疗常用益气补血、益气温阳、滋养肝肾、气阴双补、镇惊安神、温补心肾、回阳救逆等治法；实证治疗常用温阳散寒、滋阴清热、疏肝理气、行气活血、化痰逐饮等治法。近年来，临床和实验研究证实，一些中药具有明确的抗心律失常作用，有的已被证实具有生理效应。在辨证的同时结合辨病，选用这些"专药"组方，如清热选用苦参，活血选用延胡索、当归、郁金，化痰选用常山、菖蒲、南星，益气温阳选用人参、附子等，将有助于提高疗效，丰富辨证论治的内容。

在高血压的研究方面，天麻钩藤饮对头晕、耳鸣、肢麻、头重脚轻等肝风型病人有效；二仙汤或二仙合剂（仙灵脾、仙茅、巴戟天、黄柏、当归、知母等）适用于阴虚阳亢的病人，有显著的降压作用。本方单味药实验证明，黄柏和仙灵脾降压作用较强，仙茅几乎无降压作用，方中减去巴戟天后，其效果也不减弱。六味地黄汤对表现为腰酸腿软、足跟痛、耳鸣等肝肾阴虚型的病人有效。桂附二味汤适用于肾阳不足者。臭梧桐丹皮夏枯草合剂适用于阴虚阳亢型病人，据安徽医学院观察，本方的降压率为 76%，并可不同程度地改善症状，未见有严重的副作用。臭梧桐地龙合剂适用于表现为头晕、肢麻的高血压病人。臭梧桐的主要降压成分对惊厥无对抗作用，但地龙则有明显的抗惊厥作用。合用降压西药有协同作用，抗惊厥作用也比单用时为强，镇静作用也呈相加的效果。

高脂血症研究方面，对降脂中草药山楂的研究表明其有降血脂作用，尤其对降低三酰甘油的作用更明显。常用复方降脂制剂，如山楂 - 玉竹、山楂 - 麦芽、山楂 - 毛冬青、山楂 - 荷叶等均有较好的降脂效果。何首乌、泽泻、决明子、大黄、灵芝、虎杖、银杏叶、梧桐叶、三七、蒲黄、绿豆、蜂胶、褐藻、红花、丹参、茺蔚子、大蒜、香菇都有降脂作用。服用复方山楂片（山楂 30g，葛根 15g，明矾 1.2g，此为 1 天量，制成片剂，分 3 次服），疗程为 4~6 周，降低胆固醇作用明显，降 β 脂蛋白作用次之，对三酰甘油无明显降低作用。三七复方（三七 3g，山楂 24g，泽泻 18g，草决明 15g，虎杖 15g）

为基本方，随症加减，治疗67例高脂血症，日1剂，疗程为1个月，其中胆固醇增高者46例，治疗后下降到正常者34例，下降者10例，无改变者1例，反而增高者1例。三酰甘油增高者54例，治疗后降到正常者28例，降而未达到正常者21例，无改变者5例。水香冠心片（水蛭、九香虫、䗪虫各3g，郁金9g，茵陈30g），每片0.5g（相当于生药2g），每次4～8片，每日3次，治疗高脂血症、胆固醇升高、三酰甘油升高均有较好的疗效。

冠心病的研究突出了本虚标实的基本病机，并以主要的证候特点进行辨证分型。在治疗上益气活血为基本治则，通补兼施，再根据兼证的不同灵活加减。在组方时要补中兼通，通中有补，调和阴阳，协调脏腑等。其研究结果表明有较多的治疗方药，且各有特点。中西医结合治疗病毒性心肌炎、风湿热及风湿性心脏病、慢性肺源性心脏病等都不断涌现出了新疗法、新技术，这些新技术的引进对提高医疗技术水平无疑具有重要的意义。由于临床任何诊疗技术都具有正负效应共存的双重性特征，所以在引进先进诊疗技术时要注意以下几个方面的原则：

1. 获取最佳疗法

诊疗手段的选择应是当时当地实际医疗水平的最佳选择。这是在引进先进诊疗技术时首先应考虑的问题。

2. 确保诊疗安全无害

临床诊疗做到安全无害是医生应追求的一贯目标。当然，任何诊疗技术都存在利弊两重性，难免伴有对病人的某些伤害，但是，应尽量减少可能的伤害，提高安全指数。在效果相当的诊疗技术情况下，医生要选择最安全、伤害最小的诊疗方法，对必须使用，但又有一定伤害或危险的诊疗，医生应以强烈的责任心，持审慎的态度，在各个环节采取各种方法，尽力使可能的伤害减少到最低程度，以确保病人的安全。

3. 尽量减轻病人痛苦

应在保证诊疗效果的前提下，精心选择给病人带来痛苦最小的诊疗手段。减轻病人痛苦包括疼痛、血液消耗、精力损耗，以及心理、经济、家庭因素等方面的内容。尤其是对不少临终病人，消除或减轻痛苦往往是第一位。有些增加病人肉体和精神痛苦的特殊检查只能在必需时使用，还要保证有针对性的保护措施。

4. 降低诊疗费用

医疗费用无疑是影响医疗过程的重要因素。无论是自费还是公费病人，医生在选择诊疗方案时，都要在保证效果的前提下考虑资源的消耗，努力减轻病人和家属的经济负担，尽量避免因过高的医疗开支而增加病人精神上的痛苦，不要把经济状况差的病人重新置于绝望之地。

此外，在引进先进诊疗技术时，不要忽视点滴的技术改进，不要局限于少数技术骨干。

（二）先进诊疗设备的引进

具有良好的配套仪器设施，是专科专病为明确诊断、便于观察临床效果、提高疗效、提高服务质量的基础性物质保证，是提高在医疗市场中竞争能力的有力措施之一，也是专科专病发展、提高的先决条件之一。如心血管影像学检查、介入性心脏诊疗技术等，这些对提高专科的诊疗水平无疑起到重要作用。但是，现代医疗设备具有精密度高、价格昂贵、环境要求严、使用维修复杂、更新周期短等特征，尤其是大型现代医疗设备更是这样。而大型医疗设备的价格对项目成本的影响很大，设备价格又往往受到生产厂家、国别、外汇汇率、资金来源、购买人员业务经验、谈判技巧等多种因素的影响，而且设备价格在一定范围内对技术性能的影响很小，所以医院要综合考虑实际情况，经反复论证，按实用、经济、有效的原则规划决策。

由于我国目前还没有诊疗设备使用的配置标准，以致影响了仪器设备的正常使用，同时也出现了盲目配置诊疗设备，造成浪费的不合理情况，为此，要加强引进先进医疗设备的科学管理和使用，充分利用有限的医疗资源。

1. 加强诊疗设备的购置管理

医院购置设备时应该按照经济和实用的原则进行，医疗的需要是第一位的，而且此设备对诊疗水平的提高有较大的影响。同时购置时不能盲目追求"高、精、尖"，要根据医疗需要选择相应的设备，并不是功能越多，价格越高的设备就是最优选择。

2. 加强对诊疗设备的作用管理，提高使用效率

要充分发挥设备的社会效益和经济效益就必须高度重视设备的使用管理。使用管理是指从设备开始使用到报废的整个过程的管理。购置的目的是为了使用，要提高使用率，一是加强对人员的培训和配置；二是合理配置辅助设备和加强维护保养。

总之，正确评估医院的现有条件，经科学论证引进诊疗技术与设备，并加强这方面的科学管理工作，对专科建设十分重要。

第四节　注重专科专病工程的系统性

一、制订计划，重在落实

在确定专科专病建设时，要在传统优势、人才基础、影响范围、周边形势、专科潜力等方面进行科学论证。一旦确定后，应立足当前，利用一切可以借助的条件和优势，依据可能得到的人力、财力（大胆投入，没有资金可向银行贷款或院内集资等）制订出为期 3~5 年的发展计划和工作计划。

计划是对专科专病各种医疗活动的设计和谋划，是专科专病全部管理过程中最基本、最关键的环节。在制订工作计划时，要突出以下几点：

突出工作重点：专科专病工作包括医疗、教学、科研、预防、康复和行政管理等内容。制订计划时虽要顾及各方面的内容，但更要突出重点，这个重点就是当前专科专病工作遇到的最突出的矛盾或存在的主要问题。

突出计划的周密性：计划是一年或一个时期内的工作大纲。在考虑工作计划时，要注意系统性、全面性，切忌顾此失彼，给工作造成损失。

突出计划的可行性：专科专病工作千头万绪，很多工作都要做，有些工作的完成，需要多部门、多科室的协调，制订计划时务必要考虑到这一点，切实做到工作计划和能力相适应，与条件相一致，与人员相平衡。若计划过多，或者主客观条件不具备，再好的计划也会落空。

突出计划的客观性：要认识和把握社会和客观的实际需要，同时又要考虑落实的可能性，既要看到有利的一面，又要看到不利的一面。否则，就会使计划带有主观性和片面性，会有落空的危险。

此外，还应注意做好长计划、短安排，除有五年规划、年工作计划外，还要有季、月的工作要点和周工作安排等。

制订专科专病计划还要抓好五个要素：一是认真研究国内外医学发展动态，选择优势项目；二是了解社会需要，保证病人来源；三是选择学识渊博、技术过硬、作风正派，并有一定组织领导能力的学科带头人；四是根据经济实力进行投资，防止贪大；五是对项目不断革新和发展，保证长远利益。

计划确定后，关键在落实，如果不抓落实，再好的计划也只能是空话。

落实计划，主要有两方面的工作，即计划的执行和计划的检查与总结。

计划的执行：计划具有严肃性，一旦制订和批准执行，就要严格地、实实在在地去干。有些计划，要层层分解，落实到部门甚至个人。分解的小指标是部门或个人进行检查考核的标准，这样形成上下有机联系的目标体系，以保证总计划目标的实现。执行过程中，要重视发挥信息系统的作用，注意运行控制和质量控制，发现目标偏差，做出及时反馈，调整不正常的运行。在执行过程中要做好指导和支援工作及思想政治工作，调动积极因素，进行人力、物力、财力、时间等的安排。

计划的检查与总结：对计划的实际落实情况要进行检查，做出评价和判断。检查有各种方法。如日常检查和定期检查、全面检查和专题检查，还可以听汇报和深入现场检查，以及分析统计报表等，可以根据不同情况加以运用。通过检查，对实际执行情况与计划目标的差异进行具体分析，找出影响计划实施的原因。当计划不符合实际时，就要根据实际情况进行修改，使计划真正起到指导实际工作的作用。当工作结束时要进行总结，把成功的经验肯定下来，变成标准，作为以后工作的依据；失败的教训也要总结，防止以后再发生。

在抓落实时，为保证计划的实施，还要有配套措施，如多劳多得、奖罚分明、科学管理、按章办事等。

多劳多得、奖罚分明：要贯彻多劳多得，奖勤罚懒，奖优罚劣的原则。对每位职工工作的质和量，都要有明确的规定。奖金既是每位职工工作的质和量的反映，也是衡量每位职工劳动态度、工作能力、技术水平的一把尺子。在公平竞争面前，每个人都会按其工作的质和量得到相应的报酬。同时，年终评先、业务晋升等也是工作质和量的反映。

科学管理、按章办事：一个专科必须要有明确的制度、严格的纪律、严谨的作风，才能上下贯通，左右协调，指挥统一，步调一致，才能保证专科工作的正常运转。自由散漫、放任自流、松松垮垮，是什么事也办不成的。科学管理的重要内容就是靠制度制约，按章办事，在制度面前人人平等，好的奖，差的罚。

总之，制订计划重在落实，围绕落实可以制订针对性措施，目的是保证计划的顺利实施。

二、科室应系列配套

专科不是个体或单项技术的实践活动，而是一个有机协调、自成独立系统的整体。

（一）门诊

门诊是直接接受病人，进行诊断、治疗和开展预防保健的场所，是医院工作的重要组成部分，是和病人接触时间最早、人数最多的部门，是对大量病人进行诊断、治疗的第一线。门诊病人绝大多数是在门诊治疗，只有病情较重或复杂的病人才需要住院治疗。门诊工作是保证医疗质量的第一个关键环节，用于诊断和治疗病程短暂的患者，是一种方便而又经济的医疗服务方式，病人量多而又集中。门诊规模依据服务地区人口数、发病人数、床位数、服务特色等情况而定。我国卫生部于1978年发布《综合医院组织编制原则试行草案》，制订日门诊人次与病床比按3∶1计算。

专科门诊是医学各学科深入发展和不断分化的综合产物，具有医疗与临床研究相结合的性质，它可以推进临床医学的进展和提高诊疗水平，充分发挥技术人才和先进设备的作用。专科专病门诊具有解决专科疑难疾病、充分发挥各级技术骨干的作用，有利于科学研究和促进专业的发展。

（二）病房

病房是病人住院诊疗的主要场所，是医院的基本组成单位。病房工作不仅包括医疗、护理等技术工作的组织实施，也有行政和生活管理等，是一项细致而又复杂的工作。病房的诊疗工作具有病情的复杂性、诊疗的系统性、工作的协同性、服务的综合性、住院病人心理状态多样性的特点。每个病房均是一个独立单元，一般设30~50张病床。

（三）信息情报

信息又称情报，简单地说，就是指具有新内容的相应联系的消息。比如情报、指令、文件、计划、指标、数据、标准、报表、报告等都是信息。我们说的了解情况，就是收集信息，规章制度本身就是信息，又是信息流通的渠道。信息在医疗过程、管理过程中无所不在，是活跃的因素。随着科学技术的发展，信息越来越复杂。从一定意义上讲，领导者或医务人员水平的高低，在于其掌握信息的能力。信息不全、不通、不灵，会直接影响到管理效果和医疗效果。医院信息是医院管理的基础，是医院工作计划和决策的依据，是组织手段，是对工作过程有效控制的工具，也是指导工作，使系统协调运行的手段。医院信息分为医疗信息系统、医院管理信息系统两大类。随着电子计算机性能不断提高，价格不断下降，计算机正在医院各方面得到越来越多的应用，在现代医院管理中，计算机已成为必不可少的工具。为此，某些医院已专门成立了信息科，专门从事医院信息的收集、汇总、加工、分析、处理，从而提高了医院的工作效率，为管理者的决策提供了数据。目前，计算机在医院信息管理中已被广泛应用，如病案管理、财务、设备、总务、药库、医院统计、辅助诊断分析、门诊收费等，有些医院还形成了统一的网络系统，提高了信息流通、传递的速度。

（四）实验基地

实验是进行医学科学研究常用的手段。实验基地包括动物实验室和临床实验室。动物实验室是进行动物实验的场所，是一个独立的科室，应设有饲料配制室、饲料贮存室。在动物室内应有上、下水系统及采暖消毒设备，还要有足够的合乎规格的笼、盆、箱和喂食用具等，设置要求高。很多科学研究往往是先经过动物实验，进行细致的观察和科学的分析，获得准确的资料后，才应用于人体。临床实验室是临床科研的场所。除有医疗用房外，还要配备必要的仪器设备，如心电图机、呼吸机、超声雾化器、血液透析机、显微镜、中心监护室设备等。临床实验室开展的好坏直接影响到专科技术水平和科研能力。

（五）辅助科室

辅助科室亦称医技科室，主要是指运用专门的诊疗技术和设备，辅助临床各科诊疗疾病的医疗技术科室。范围包括：检验、放射、药剂、物理医学、核医学、功能检查、病理、病案、超声诊断、内窥镜、输血、手术、消毒、供应、营养等。按工作性质和任务可划分为以诊断为主、以治疗为主，或重点是以配合诊疗供应为主的科室。就协助诊断来说，心血管病专科应开设深静脉穿刺术、股动脉穿刺术、动静脉切开术、中心静脉压测定法、心包穿刺术等。血液检查室、心电图检查室、心电向量室、超声心动图检查室等为必须要设置的科室。

第五节 专科专病应突出"六专""一高"

一、专病

随着医学的发展，人们认识的提高，现代医学的病名一般都含有较为明确的特异性的病因、病理、病位、发病过程等内涵，而中医在认识与治疗疾病上的着眼点在证。但离开病的证是没有特异性的，是片面的、随机的，也是不全面的。治疗上，中医以脏腑经络、气血津液功能的整体平衡观及天人合一理论为指导，辨证施治，以扶正祛邪、标本兼顾、调整脏腑经络和气血阴阳的功能为原则，最大限度地激发自我愈病的潜能，以达到消除症候群的目的。现代医学则是以具体疾病的特异性病因、病理结构、发病过程或症状、体征为治疗的着眼点，以消除病因、改善病理结构、阻断发病过程以及消除症状体征为目的。因而，诊断上应把西医的病名、中医的证型结合起来，建立起"病证"单元。治疗上以"病证"单元为着眼点，把中医的整体功能调理与西医特异性的病因结构治疗等诊断、治疗思想结合起来，才能更全面、更准确、更深入地认识疾病，从而更彻底、有效地治疗疾病。故专病的概念即是把现代医学诊断的一个病固定划分成一个或几个"病证"单元。

专科专病的特点应建立在"专"字上面，不仅要围绕专科，还要围绕专病进行研究，只有将主要精力放在专病上，才能精益求精，提高医疗服务质量，在医疗市场的激烈竞争中有所作为。

心血管疾病有高血压心脏病、风湿性心脏病、冠状动脉粥样硬化性心脏病、肺源性心脏病。这就要求在选择专病时，要根据当地开设情况进行论证，根据当地发病情况进行选择，根据自身条件分析确定，从而实现自身的专病特色。

二、专地

专科专病要根据实际需要，确定专地，如门诊、病房、相关医技科室等。在布局规划上，既要反映出专科分类的整体性，又要便于病人根据自己的病症，选择相符合的就诊专科。同时，随着科学的发展，医技科室与临床科室之间诊断与治疗相互渗透，为解决复杂的疑难病提供了便利条件。

设置专科专病门诊病房是医学各学科深入发展、不断分化的综合性产物，具有医疗与临床研究相结合的性质，可以推进临床医学的进展和提高诊疗水平。一些大、中型医院均已开设了专科专病的门诊和病房，这使医院得以发挥技术人才和先进设备的作用，也满足了社会上的医疗需求，同时也有利于科学研究和促进专业的发展。

三、专人

医院的活力在专科，专科建设的灵魂是专科带头人。专科的社会影响力绝大部分取决于专科带头人。专科带头人是医院生存和发展的决定性因素，也是专科专病事业成败的决定性因素。专科带头人的引进和培养是专科专病发展的战略措施。即将到来的 21 世纪，将是国际科技竞争日趋激烈的世纪，而竞争的焦点是专科人才。因此，应把选拔、培养跨世纪的优秀专科人才，尤其是年轻人才，当作一项头等的战略任务。充分把握好选拔人才、培养人才和使用人才的三个重要环节。实践证明，谁拥有专科人才，谁就有可能在竞争中取胜。

为此，要实施专科人才战略：一是要制订和实施专科人才培养计划，特别要注意培养好学科带头人，形成对人才的激励机制，坚持能者上，庸者下，唯才是举，大胆使用；二是抓好稳定专业人才工作，尊重专业人才、爱护专业人才是稳定专业人才的基础。要在医院中形成一种尊重专业人才、爱护专业人才的风尚，特别要注意保护专业人才的积极性和创造性，为他们施展才能、开拓创新提供必要的物质条件。

四、专长

只有专业人才是不够的，还要有专长。专长是专业技术人员的专业特长。只有做到"院有特色、人有专长"，才能提高专科的竞争力。各地专科建设成功的经验，无不具有专长技术，这是专科建设的支柱。所以要博采众长，兼收并蓄，结合自身优势，发展自己专长。可是，由于经济条件等诸多外部因素的限制，医院不可能让所有的专科齐头并进，因此，要选择一批具有发展潜力的专科重点建设，做到"人无我有，人有我新，人新我精"。依靠专长吸引病人是提高市场竞争力的重要手段，所以必须要注意突出自己的专长。

五、专药

专病专药的建立，必须综合中西医诊断疾病、治疗疾病的理论与方法，把中医的整体观念、辨证施治优势与西医的病因结构、诊疗优势结合起来。用固定的方药治疗具体的"病证"，这与传统的方药或中成药有本质差别。方剂成药治疗的对象大多是一个非特异性的证型，是经验性的辨证用药，可以用于多种病，是传统中医的治疗思想。专药治疗的对象是一个特异性的"病证"，只用于一种"病证"，是中西医结合的现代化治疗思路。

专病专药也有很大的局限性，临床中，疾病是十分复杂的，正如《扁鹊传》云："人之所病病疾多，而医之所病病道少。"一个病人常同时患多种疾患，宿疾未愈，新病相加，兼证继生，错综复杂，而专病专药只局限在某一个特定"病证"的治疗中，具有片面性、静止性、独立性。对一个病机演变过程单纯的病可以用一个"病症"单元概括，一个专药治疗，而对一个病机相对复杂的病变过程，一证一药则难以胜任，必须分立系列方证来解决不同病程阶段的病理重点与主要矛盾，以不变应万变是不能取得理想疗效的。故在研究和应用专药时，一定要注意病的复杂性和专药的局限性，以及辨证论治的绝对优势，可对一部分专方规定随症加减或视检验指标加减，但不可过于灵活或喧宾夺主，否则无"专"字可言。

六、专械

"工欲善其事，必先利其器"。专科专病的发展，医疗器械是基础，在当今的高科技时代，医学技术的高度分化与高度结合的模式正在形成。不少高新技术在医学领域中得到了广泛的应用，先进的专科医疗器械也为提高诊断水平、提供新的有效的治疗手段、提高疑难和危重病人的疗效等方面起到了很大作用。因此，在加强专科专病建设方面，要注意发挥专科医疗器械的作用。

七、高效

高效主要是指医疗效果和社会效益高。专科专病突出的"六专"，在一定程度上就是为了提高医疗效果和社会效益，同时也是为了自我生存和发展而提高经济效益。如何达到"高效"，应注意以下几个方面：

（一）正确选择资源的投入项目

医院在拥有一定量的卫生资源的前提下，按什么比例分配，投入什么项目，是维持原有规划，还是扩大服务范围，对于这些都要经过研究和论证，把握好投资力度，把有限的卫生资源用好，才能取得较好的效果。

（二）提高专科的医疗效果

专科能否确立，能否持久并得到发展，关键看疗效，检验临床工作的试金石是疗效。某种治疗方法是否真有效，要经过科学验证。专科不能搞伪科学，不能搞坑蒙拐骗。无论对技术还是制剂，一概应以疗效决定取舍。不唯门、不唯派，提倡中西医结合，优势互补。

（三）充分发挥医疗卫生资源的潜力

医院在一定时间和经济条件下，其医疗卫生资源总是有限的，同样的资源，由于投资的场合、时间、使用人的不同，利用的程序、发挥的作用也就不同。有的由于技术类型、技术措施适当，技术协作配合密切，因而资源得以充分利用，消耗少而效果好。有的资源由于各种原因被闲置不用。此外，一种资源也可能有几种用途和用法，就要在多种用途和用法中选择最佳用途、用法，以获得最佳的效果。

（四）改善服务态度，提高服务质量。

一个医院、一个专科，如果没有一个良好的服务态度和质量，就很难充分发挥医院或专科的潜力，只有通过各个医疗项目的具体服务，给病人方便，解除病人的痛苦与疾患，才能产生经济效果。

总之，专科专病是医院生存和发展之本。当然专科专病建设也绝非一朝一夕之事。首先要求医院管理者在认识上重视起来，在具体人力、物力，以及有关政策配置上予以大力支持。在管理上要切实加强专科人员的专业定向与培养，并与设备配套同步进行。对专科技术骨干要千方百计地鼓励新项目或新技术的引进和应用，以促进专科建设，充分发挥专科的作用。

第二十章 卫生部颁发中药新药治疗心血管病的临床研究指导原则

第一节 中药新药治疗高脂血症的临床研究指导原则

高脂血症是血浆脂质浓度超过正常高限时的病症，可见于多种疾病。本病属于中医"痰证"的范畴。

基 本 原 则

一、病例选择标准

（一）诊断标准

1. 西医诊断标准

在正常饮食情况下，2周内如2次测血清总胆固醇（TC）均≥6.0mmol/L（230mg/mL）或三酰甘油（TG）≥1.54mmol/L（140mg/mL）或高密度脂蛋白（HmL－C）男性≤1.04mmol/L（40mg/mL），女性≤1.17mmol/L（45mg/mL）者，即可确诊。

2. 中医辨证

（1）痰浊阻遏证：形体肥胖，眩晕，头重，心悸，胸闷气短，肢麻沉重，乏力，腹胀，纳呆，口黏，间有恶心欲吐。舌苔滑腻，脉弦滑。

（2）脾肾阳虚证：头晕，神疲乏力，形体怯冷，面色淡白，脘腹作胀，纳减便溏，腰膝酸软，面肢浮肿。舌质淡嫩，苔白腻，脉沉细。

（3）肝肾阴虚证：头晕，耳鸣，口干，腰酸，健忘，少寐，手足心热。舌质红，少苔，脉细数。

（4）阴虚阳亢证：头痛，头胀，烦躁易怒，面赤，肢麻，怕热，口干，大便干结，小便黄赤。舌质红或紫暗，苔黄，脉弦。

（5）气滞血瘀证：胸闷气短，心前区刺痛，胸胁胀痛。舌尖边有瘀点或瘀斑，脉沉涩。

（二）试验病例标准

1. 纳入病例标准

符合西医诊断标准和中医辨证者，可纳入试验病例。

2. 排除病例标准（包括不适应证或剔除标准）

（1）年龄在18岁以下或65岁以上，妊娠或哺乳期妇女，过敏体质及对本药过敏者。

（2）半年内曾患急性心肌梗死、脑血管意外、严重创伤或重大手术后的患者。

（3）因肾病综合征、甲状腺功能减退、痛风、急性或慢性肝胆疾病、糖尿病等所致的高脂血症。

（4）由药物（吩噻嗪类、β－阻滞剂、肾上腺皮质类固醇及某些避孕药等）引起的高脂血症及纯合子型高胆固醇症患者。

（5）正在使用肝素、甲状腺素和其他影响血脂代谢药物的患者，及近2周曾采用其他降脂措施的患者。

（6）合并肝、肾、造血系统等严重原发性疾病和精神病患者。

（7）不符合纳入标准，未按规定用药，无法判断疗效，或资料不全等影响疗效或安全性判断者。

二、观测指标

1. 安全性观测

（1）一般体检项目。

（2）血、尿、便常规化验。

（3）心、肝、肾功能检查。

2. 疗效性观测

（1）相关症状及体征。

（2）体重（每周1次）。

（3）胆固醇、甘油三酯、高密度脂蛋白、低密度脂蛋白等血脂含量测定。

（4）血液流变学测定。

（5）脂蛋白电泳测定。

（6）载脂蛋白测定。

（7）脂蛋白代谢中的主要酶（脂蛋白酯酶、甘油三酯酶、卵磷脂）测定。

以上（1）～（3）项必做，其他各项可根据病情及临床研究需要选做。

三、疗效判定标准

1. 临床控制

临床症状、体征消失，实验室各项检查恢复正常。

2. 显效

临床症状、体征基本消失，血脂检测达到以下任意一项者：

TC 下降≥20%，TG 下降≥40%，HmL－C 上升≥0.26mmol/L（10mg/mL），TC－HmL－C/HmL－C 下降≥20%。

3. 有效

血脂检测达到以下任意一项者：

TC 下降≥10% 但＜20%，TG 下降≥20% 但＜40%，HmL－C 上升≥0.104mmol/L（4mg/mL），但＜0.26mmol/L（10mg/mL），TC－HmL－C/HmL－C 下降≥10%，但＜20%。

4. 无效

治疗后症状、体征与血脂检测无明显改善者。

四、观察、记录、总结的有关要求

按临床研究设计要求，统一表格，做出详细记录，认真写好病历。应注意观察不良反应，并追踪观察。试验结束后，不能任意涂改病历，各种数据必须做统计学处理。

临 床 试 验

一、I 期临床试验

目的在于观察人体对新药的反应和耐受性，探索安全有效的剂量，提出合理的给药方案和注意事项。有关试验设计（包括受试对象、初试剂量的确

定）、结果的观察与记录、不良反应的判断与处理、试验总结等具体事项，按
《新药审批办法》的有关规定执行。

二、Ⅱ期临床试验

本期的两个阶段，即对照治疗试验阶段与扩大对照治疗试验阶段，可以
同时进行。试验设计的要求按《新药审批办法》执行。

（1）试验单位应为 3~5 个，每个单位病例不少于 30 例。

（2）治疗组病例不少于 300 例，其中主要证候不少于 100 例。对照组
另设。

（3）试验病例的选择，采用住院病例和门诊病例，住院病例不少于总例
数的 1/3。门诊病例应严格控制可变因素。

（4）对照组的设立要有科学性。对照组与治疗组病例之比不低于 1:3，
设立对照组的观察单位，对照组病例不少于 30 例。对照药物应择优选用公认
治疗同类病证的有效药。尽量采用双盲法。

（5）药物剂量可根据Ⅰ期临床试验结果或根据中医药理论和临床经验而
定。以 1~2 个月为 1 疗程。

（6）由临床负责研究的医院将试验的全部结果汇总，进行统计学处理和
评价，并写出正式的新药临床试验总结。

三、Ⅲ期临床试验

新药得到卫生部批准试生产或上市后一段时间进行Ⅲ期临床试验，目
的是对新药进行社会性考察和评价。观察项目同Ⅱ期临床试验，重点考察
新药疗效的可靠性及使用后的不良反应。有关要求均按《新药审批办法》
执行。

临 床 验 证

对第四、第五类新药须进行临床验证，主要观察其疗效、不良反应、禁
忌和注意事项等。

1. 观察方法应采取分组对照的方法。改变剂型的新药，其对照品应采用
原剂型药物；增加适应证的新药，应选择公认的治疗同类病证的有效药物进
行对照。

2. 观察例数不少于 100 例，其中主要证候不少于 50 例。对照组例数根据

统计学需要而定。

3. 临床验证设计与总结的要求与Ⅱ期临床试验相同。

承担中药新药临床研究医院的条件

1. 临床试验、临床验证的负责医院应是卫生部临床药理基地；参加单位应以二甲以上医院为主。

2. 临床研究的负责人应具备副主任医师（包括相当职称）以上职称，并对本病的研究有一定造诣。

第二节 中药新药治疗病态窦房结综合征的临床研究指导原则

病态窦房结综合征（简称病窦综合征）是由于窦房结或其周围组织的器质性病变导致的功能障碍，产生多种心律失常和多种症状的综合征。本病一般属于中医"心悸""怔忡""晕厥""厥脱"等范畴。

基 本 原 则

一、病例选择标准

（一）诊断标准

1. 西医诊断标准

（1）窦房传导阻滞、窦性停搏（停顿间期 >2s），明显的长时间的窦性心动过缓（心率 <50 次/分）。

（2）长的心动间歇后出现室上性心律失常（如阵发性心房纤颤、心房扑动、房性心动过速、交界区心动过速等），称为慢快综合征。

（3）动态心电图显示：24 小时总心率 <80000 次，平均窦性心率 <55 次/分，最高心率 <90 次/分，最低心率 <40 次/分，窦房传导阻滞、窦性停搏、窦性心动过缓与室上性心律失常（快速）交替出现。

（4）阿托品试验阳性［静脉注射阿托品 1.5~2mg（0.03mg/kg），观察 30min，最高窦性心率 <90 次/分］。

（5）食道心房调搏，窦房结恢复时间 ≥1500ms，校正窦房结恢复时间 >

450ms，窦房传导时间 > 120ms。

诊断时应注意除外由于药物、神经及代谢功能紊乱所引起者。

2. 心律失常程度分级

（1）窦房传导阻滞，窦性停搏或缓慢性心率在 50 次/分以下。

轻度：无明显自觉症状。

中度：伴有明显头晕、胸闷、气急等症状，或出现Ⅱ°窦房传导阻滞。

重度：Ⅱ°以上窦房传导阻滞，伴有较长的心室暂停（ > 2s），或伴有晕厥或阿斯综合征发作。

（2）慢 - 快综合征：心律慢时分级同上，心率快时按阵发性室上性心动过速分级：

偶发：每月发作 2 次以下，每次发作 1 小时以内。

多发：每月发作超过 2 次，每次发作 1 小时以上。

频发：每日发作，短暂，多次，或每周发作 1 次以上，每次发作 24 小时以上。

3. 中医辨证

（1）心气不足证：心悸气短，善惊易恐，神疲乏力，面色不华，头晕目眩。舌淡红，舌体胖，有齿痕，脉迟缓细弱。

（2）脾肾阳虚证：心悸倦怠，少气懒言，胸脘痞满，形寒肢冷，夜尿频数。舌质淡，苔白滑，脉沉迟或结代。

（3）心阴亏虚证：心悸易惊，心烦失眠，口干微热，五心烦热，盗汗。舌红少津，脉细数。

（4）心脉瘀阻证：心悸胸闷，短气喘息，心痛时作，唇甲青紫。舌见瘀点和瘀斑，脉涩或结代。

（5）痰浊痹阻证：心悸气短，心胸痞闷胀满，痰多，食少腹胀，或有恶心。舌苔白腻或滑腻，脉弦滑。

（二）试验病例标准

1. 纳入病例标准

符合病态窦房结综合征西医诊断标准及中医辨证的患者，可纳入试验病例。

2. 排除病例标准

（1）药物、神经及代谢功能紊乱等引起的窦房结冲动形成及传导障碍者。

（2）年龄在 18 周岁以下或 65 周岁以上者，妊娠或哺乳期妇女，过敏体质及对本药过敏者。

（3）合并有其他心血管、脑血管、肝、肾和造血系统等严重原发性疾病，精神病患者。

（4）不符合纳入标准，未按规定用药，无法判断疗效，或资料不全等影响疗效或安全性判断者。

二、观测指标

1. 安全性观测
（1）一般体检项目。
（2）血、尿、便常规化验。
（3）心、肝、肾功能检查。

2. 疗效性观测
（1）心律失常严重程度分级变化。
（2）动态心电图（24 小时）检测。
（3）阿托品试验或食道调搏、电生理检查。

三、疗效判定标准

1. 临床痊愈
症状消失，动态心电图 24 小时心率经常在 60 次/分以上，有关病窦的心律失常全部消失；阿托品试验阳性转为阴性；窦房结恢复时间或窦房传导时间正常。

2. 显效
主要症状消失；动态心电图 24 小时平均心率比治疗前提高 >10 次/分，与病窦有关的心律失常全部消失或明显改善；阿托品试验转为阴性或其心率提高 >15/分，窦房传导时间、恢复时间明显改善。

3. 有效
主要症状部分消失，动态心电图 24 小时平均心率比治疗前提高 >5 次/分，与病窦有关的心律失常有不同程度的改善；阿托品试验阳性率比治疗前提高 >10 次/分。

4. 无效
各种检查指标均无改善

四、观察、记录、总结的有关要求

按临床研究设计要求，统一表格，做出详细记录，认真写好病历。应注意观察不良反应。

并追踪观察。试验结束后，不能任意涂改病历，对各种数据必须做统计学处理。

临 床 试 验

一、Ⅰ期临床试验

目的在于观察人体对新药的反应和耐受性，探索安全有效的剂量，提出合理的给药方案和注意事项。有关试验设计（包括受试对象、初试剂量的确定）、结果的观察与记录、不良反应的判断与处理、试验总结等具体事项，按《新药审批办法》的有关规定执行。

二、Ⅱ期临床试验

本期的两个阶级，即对照治疗试验阶段与扩大对照治疗试验阶段，可以同时进行。试验设计的要求按《新药审批办法》执行。

1. 试验单位应为 3～5 个，每个单位病例不少于 30 例。

2. 治疗组病例不少于 300 例，其中主要证候不少于 100 例。对照组另设。

3. 试验病例的选择，采用住院病例和门诊病例，住院病例不少于总例数的 1/3。门诊病例应严格控制可变因素。

4. 对照组的设立要有科学性。对照组与治疗组病例之比不低于 1：3，设立对照组的观察单位，对照组病例不少于 30 例。对照药物应择优选用公认治疗同类病证的有效药物。尽量采用双盲法。

5. 药物剂量可根据Ⅰ期临床试验结果或根据中医药理论和临床经验而定，以 1～2 个月为 1 疗程。

6. 由负责临床研究的医院将试验的全部结果汇总，进行统计学处理和评价，并写出正式的新药临床试验总结。

三、Ⅲ期临床试验

新药得到卫生部批准试生产或上市后一段时间应进行Ⅲ期临床试验，

目的是对新药进行社会性考察和评价。观察项目同Ⅱ期临床试验，重点考察新药疗效的可靠性及使用后的不良反应。有关要求按《新药审批办法》执行。

临 床 验 证

对第四、第五类新药须进行临床验证，主要观察其疗效、不良反应、禁忌和注意事项等。

1. 观察方法应采取分组对照的方法。改变剂型的新药，其对照品应用原剂型药物；增加适应证的新药，应选择公认的治疗同类病证有效的药物进行对照。

2. 观察例数不少于100例，其中主要证候不少于50例。对照组例数根据统计学需要而定。

3. 临床验证设计与总结的要求与Ⅱ期临床试验相同。

承担中药新药临床研究医院的条件

1. 临床试验、临床验证的负责医院应是卫生部临床药理基地；参加单位应以二甲以上医院为主。

2. 临床研究的负责人应具备副主任医师（包括相当职称）以上职称，并对本病的研究有一定造诣。

第三节 中药新药治疗充血性心力衰竭的临床研究指导原则

充血性心力衰竭是指心脏病发展到一定的严重程度，心肌收缩力减弱，心排血量减少，因而不能满足机体组织细胞代谢的需要。同时，静脉血回流受阻，静脉系统瘀血，从而出现一系列的症状和体征。由于慢性心功能不全的代偿和失代偿大多有各器官阻塞性充血（或瘀血）的表现，因而通常称为充血性心力衰竭。本病涉及中医的"心痹""惊悸""怔忡""喘证""水肿""痰饮"等病证。

基 本 原 则

一、病例选择标准

（一）诊断标准

1. 西医诊断标准

（1）左心衰竭

①夜间阵发性呼吸困难。

②双肺底湿啰音，啰音部位与体位有关。

③左心室区听到第三心音奔马律。

④左心室扩大。

⑤左室舒张末压增高。

（2）右心衰竭

①下垂性水肿。

②颈静脉怒张、搏动，肝颈静脉回流征阳性。

③肝脾肿大。

④右心室扩大。

⑤右心室区听到第三心音，吸气时增强。

2. 心脏功能判断（参照美国纽约心脏病协会 1974 年标准）

（1）心功能 I 期：一般体力活动不引起明显的呼吸困难和疲乏。

（2）心功能 II 期：休息时无症状，一般体力活动引起呼吸困难和疲乏。

（3）心功能 III 期：休息时无症状，轻微体力活动即引起呼吸困难和疲乏。

（4）心功能 IV 级：休息时即呼吸困难和疲乏，轻微体力活动能使呼吸困难和疲乏加重。

3. 中医辨证

（1）心气阴虚证：心悸，气短，倦怠乏力，面色苍白，动则汗出，自汗或盗汗，头晕，面色暗红，夜寐欠安，口干。舌质红或淡红，苔薄白，脉细数无力或结代。

（2）心肾阳虚证：心悸，喘息不能平卧，颜面及肢体浮肿，或伴胸水、腹水，脘痞腹胀，形寒肢冷，大便溏泻，小便短少。舌体胖大，质淡，苔薄白，脉沉细无力或结代。

（3）气虚血瘀证：心悸，气短，面色晦暗，口唇青紫，颈静脉怒张，胸胁满闷，胁下痞块，或痰中带血。舌有紫斑、瘀点，脉细涩或结代。

（4）阳虚水泛证：喘促气急，痰涎上涌，咳嗽，吐泡沫样粉红色痰，颜面灰白，口唇青紫，汗出，肢冷，烦躁不安。舌质暗红，苔白腻，脉细促。

（5）心阳虚脱证：心悸，烦躁，呼吸短促，不能平卧，喘促不宁，额汗不止，精神萎靡，颜面发绀，唇甲青紫，四肢厥冷。舌质淡，苔白，脉微细欲绝。

4. 疾病轻重分级

参照美国纽约心脏病协会 1974 年标准，具体见心脏功能判断。

（二）试验病例标准

1. 纳入病例标准

符合充血性心力衰竭的诊断及中医辨证者，可纳入试验病例。

2. 排除病例标准（包括不适应证或剔除标准）

（1）由于肾、肝等重要脏器功能衰竭导致心力衰竭者。

（2）妊娠或哺乳期妇女，对本药过敏者。

（3）合并有肝、肾和造血系统等严重原发性疾病，精神病患者。

（4）年龄在 18 岁以下或 65 岁以上者。

（5）凡不符合纳入标准，未按规定用药，无法判断疗效或资料不全等影响疗效或安全性判断者。

二、观测指标

1. 安全性观测

（1）一般体检项目。

（2）血、尿、便常规化验。

（3）肝、肾功能检查。

2. 疗效性观测

（1）一般情况。脉搏，呼吸，血压，体位，出入量。

（2）症状。心悸，胸闷，气急，自汗，盗汗，气喘，畏寒，尿少，胸腹胀满，喉中痰鸣，咯吐泡沫痰等。

（3）体征。颜面、口唇发绀，颈静脉怒张，心率，心律，心音，心脏杂音，两肺呼吸音粗糙，有啰音，腹部外观是否隆起，有无移动性浊音，肝和脾的情况，浮肿，舌象，脉象等。

（4）心电图检查。

（5）胸部 X 线检查。

（6）按心脏功能进行心功能分级。

（7）心功能测定。

（8）循环时间测定。

（9）血气分析及 $CO_2 - CP$ 测定。

（10）血浆血管活性肽测定。

以上（1）～（6）必做，其他可根据疾病的需要及各医院、科研单位的条件选做。

三、疗效判定标准

（1）临床近期治愈：心功能纠正至Ⅰ级，症状、体征基本消失，各项检查基本恢复正常。

（2）显效：心功能进步 2 级以上，而未达到Ⅰ级心功能，症状、体征及各项检查明显改善。

（3）有效：心功能进步 1 级，而未达Ⅰ级心功能，症状、体征及各项检查有所改善。

（4）无效：心功能无明显变化，或加重，或死亡。

四、观察、记录、总结的有关标准

按设计要求，统一表格，做出详细记录，认真写好病历。应注意观察不良反应或未预料到的毒副作用，并追踪观察。试验结束后，不能任意涂改病历，对各种数据必须做统计学处理。

临 床 试 验

一、Ⅰ期临床试验

目的在于观察人体对新药的反应和耐受性，探索安全有效的剂量，提出合理的给药方案和注意事项。有关试验设计（包括受试对象、初试剂量的确定）、结果的观察与记录、不良反应的判断与处理、试验总结等具体事项，按《新药审批办法》的有关规定执行。

二、Ⅱ期临床试验

本期的两个阶段，即对照治疗试验阶段与扩大对照治疗试验阶段，可以同时进行。试验设计的要求按《新药审批办法》执行。

1. 试验单位应为 3~5 个，每个单位病例不少于 30 例。

2. 治疗组病例不少于 300 例，其中主要证候不少于 100 例。对照组另设。

3. 试验病例的选择，采用住院病例和门诊病例，住院病例不少于总例数的 2/3。门诊病例应严格控制可变因素。

4. 对照组的设立要有科学性。对照组与治疗组病例之比不低于 1∶3，设立对照组的观察单位，对照组病例不少于 30 例。对照药物应择优选用公认治疗同类病症的有效药物。尽量采用双盲法。

5. 药物剂量可根据Ⅰ期临床试验结果或根据中医药理论和临床经验而定。以 1~2 周为 1 疗程。

6. 由负责临床研究的医院将试验的全部结果汇总，进行统计学处理和评价，并写出正式的新药临床试验总结。

三、Ⅲ期临床试验

新药得到卫生部批准试生产或上市后一段时间进行Ⅲ期临床试验，目的是对新药进行社会性考察和评价。观察项目同Ⅱ期临床试验，重点考察新药疗效的可靠性及使用后的不良反应。有关要求均按《新药审批办法》执行。

临 床 验 证

对第四、第五类新药须进行临床验证，主要观察其疗效、不良反应、禁忌和注意事项等。

1. 观察方法应采取分组对照的方法。改变剂型的新药，其对照品应采用原剂型药物，增加适应证的新药，应选择公认的治疗同类病证的有效药物进行对照。

2. 观察例数不少于 100 例，其中主要证候不少于 50 例。对照组例数根据统计学需要而定。

3. 临床验证设计与总结的要求与Ⅱ期临床试验相同。

承担中药新药临床研究医院的条件

1. 临床试验、临床验证的负责医院应是卫生部临床药理基地；参加单位应以二甲以上医院为主。

2. 临床研究的负责人应具备副主任医师（包括相当职称）以上职称，并对本病的研究有一定造诣。

第四节　中药新药治疗雷诺氏病的临床研究指导原则

雷诺氏病是指肢端小动脉出现阵发性痉挛，常受寒冷或情绪波动等因素的影响，表现为肢端（手、足）皮肤颜色间歇性苍白、发绀和潮红。本病可属于中医学的手足逆冷等范畴，系因外邪侵袭，寒凝血瘀，阳气虚衰，不达四末而致手指皮色改变、发凉、麻木，伴有疼痛的病症。

基 本 原 则

一、病例选择标准

（一）诊断标准

1. 西医诊断标准

（1）多发于 20~40 岁性格内向和神经质型的女性。

（2）主要临床表现

①常因情绪激动或寒冷刺激而诱发。

②发作时手指皮色发白，继而青紫，逐渐变为潮红，最后恢复成正常皮色，伴有手指发凉、麻木、疼痛、感觉异常等症状，遇寒则加重，得热则缓解，多为双侧上肢发病，呈对称性。

③局部无坏死，或只有很小的指（趾）端皮肤的坏死。

④症状持续发生 2 年以上。

（3）理化检查

①冷水试验：将双手浸入 4℃ 左右的冷水中 1 分钟，可出现雷诺氏现象，诱发率在 75% 左右。

②手指光电容积脉波描记：图形显示指动脉波幅低平，弹力波和重搏波不明显或消失。

③握拳试验：两手握紧拳1分钟后，在弯曲状态下放开，可诱发雷诺氏现象。

④免疫学检查：抗核抗体、类风湿因子、免疫球蛋白电泳、补体、抗天然 DNA 抗体、冷球蛋白、Coombs 试验等，有助于发现兼患疾病。

⑤动脉造影：可见指动脉管腔细小、迂曲，晚期会有指动脉内膜不规则、狭窄或闭塞。用于重症病人的诊断。

注意排除任何器质性疾病所致的"雷诺氏现象"。

2. 中医辨证

（1）阴寒证：肢体发凉，指（趾）寒凉，麻木疼痛，喜暖怕冷，受寒后肢端肤色苍白、青紫，继而转为潮红色，得热缓解，遇寒冷即发作，冬季症状加重。舌质淡，苔薄白，脉细迟或弦细。

（2）气滞血瘀证：肢端皮色苍白、青紫、潮红，或肢端持续性青紫、肿胀、刺痛，夜间加重、发凉，受寒凉或情绪激动则症状加重，性情急躁。舌质紫暗或有瘀斑，脉弦涩或细涩。

（3）阳气虚衰证：肢端冷痛，频繁发作，指（趾）苍白，得热亦不缓解，冬季尤重，腰膝酸软，纳呆乏力，大便溏薄。舌质淡，脉沉细。

（二）试验病例标准

1. 纳入病例标准

符合西医诊断标准和中医辨证者，可纳入试验病例。

2. 排除病例标准（包括不适应证或剔除标准）

（1）年龄在18岁以下或65岁以上，妊娠或哺乳期妇女，过敏体质及对本药过敏者。

（2）合并心血管、脑血管、肝、肾和造血系统等严重原发性疾病，精神病患者。

（3）不符合纳入标准，未按规定用药，无法判断疗效，或资料不全等影响疗效或安全性判断者。

二、观测指标

1. 安全性观测

（1）一般体检项目。

（2）血、尿、便常规化验。

（3）心、肝、肾功能检查。

2. 疗效性观测

（1）患肢指（趾）雷诺氏现象，如肤色变化、发凉、麻木、疼痛等。

（2）全身症状，如乏力、眩晕、饮食情况等。

（3）舌脉变化。

（4）冷水试验及复温试验。

（5）握拳试验。

（6）甲皱微循环检查。

（7）免疫学检查。

（8）手指光电容积脉波描记。

（9）X 线手指骨质检查。

以上（1）～（6）必做，其他根据病情及临床研究需要选做。

三、疗效判定标准

（1）临床痊愈：症状及雷诺氏现象全部消失，对低温有良好的耐受力，主要理化检查指标正常。

（2）显效：主要症状及雷诺氏现象消失，对低温有较好的耐受力，主要理化检查指标基本正常。

（3）有效：主要症状及雷诺氏现象减轻，手指耐低温的能力已有提高，但遇冷后或情绪激动时，仍有皮色变化现象，主要理化检查指标有所改善。

（4）无效：和治疗前相比，各方面均无改善或反而恶化。

四、观察、记录、总结的有关要求

按临床研究设计要求，统一表格，做出详细记录，认真写好病历。应注意观察不良反应，并追踪观察。试验结束后，不能任意涂改病历，各种数据必须做统计学处理。

临 床 试 验

一、Ⅰ期临床试验

目的在于观察人体对新药的反应和耐受性，探索安全有效的剂量，提出合理的给药方案和注意事项。有关试验设计（包括受试对象、初试剂量的确定）、结果的观察与记录、不良反应的判断与处理、试验总结等具体事项，按《新药审批办法》的有关规定执行。

二、Ⅱ期临床试验

本期的两个阶段，即对照治疗试验阶段与扩大对照治疗试验阶段，可以同时进行。试验设计的要求按《新药审批办法》执行。

1. 试验单位应为 3~5 个，每个单位病例不少于 30 例。

2. 治疗组病例不少于 300 例，其中主要证候不少于 100 例。对照组另设。

3. 试验病例的选择，采用住院病例和门诊病例。门诊病例应严格控制可变因素。

4. 对照组的设立要有科学性。对照组与治疗组病例之比不低于 1:3，设立对照组的观察单位，对照组病例不少于 30 例。对照药物应择优选用公认治疗同类病证的有效药物。尽量采用双盲法。

5. 药物剂量可根据Ⅰ期临床试验结果或根据中医药理论和临床经验而定。以 1~2 个月为 1 疗程。

6. 由负责临床研究的医院将试验的全部结果汇总，进行统计学处理和评价，并写出正式的新药临床试验总结。

三、Ⅲ期临床试验

新药得到卫生部批准试生产或上市后一段时间应进行Ⅲ期临床试验，目的是对新药进行社会性考察和评价。观察项目同Ⅱ期临床试验，重点考察新药疗效的可靠性及使用后的不良反应。有关要求按《新药审批办法》执行。

临 床 验 证

对第四、第五类新药须进行临床验证，主要观察其疗效、不良反应、禁忌和注意事项等。

1. 观察方法应采取分组对照的方法。改变剂型的新药，其对照品应采用原剂型药物；增加适应证的新药，应选择公认的治疗同类病证的有效药物进行对照。

2. 观察例数不少于 100 例，其中主要证候不少于 50 例。对照组例数根据统计学需要而定。

3. 临床验证设计与总结的要求与 II 期临床试验相同。

承担中药新药临床研究医院的条件

1. 临床试验、临床验证的负责医院应是卫生部临床药理基地；参加单位应以二甲以上医院为主。

2. 临床研究的负责人应具备副主任医师（包括相当职称）以上职称，并对本病的研究有一定造诣。

第五节　中药新药治疗慢性肺源性心脏病的临床研究指导原则

慢性肺源性心脏病（简称肺心病）是慢性支气管炎、肺气肿等肺胸疾病或肺血管病变引起的心脏病，以肺动脉高压、右心室增大或右心功能不全为临床特点。本病属于中医学“咳喘”“痰饮”“水气”“肺胀”等范畴。

基 本 原 则

一、病例选择标准

（一）诊断标准

1. 西医诊断标准（参照 1977 年 9 月第二次全国肺心病专业会议修订的标准）

（1）慢性肺胸疾病或肺血管病变：主要根据病史、症状、体征、心电图、X 线进行诊断。

（2）右心功能不全：主要表现为颈静脉怒张、肝肿大、压痛、肝颈反流征阳性、下肢浮肿及静脉压增高等。

（3）肺动脉高压、右心室增大的诊断依据

①体征：剑突下出现收缩期搏动，肺动脉瓣区第二心音亢进，三尖瓣区心音较心尖部明显增强或出现收缩期杂音。

②X 线征象和诊断标准

A. 右下肺动脉干扩张。横径≥15mm；或右下肺动脉横径与气管横径比值≥1.07；或经动态观察较原右下肺动脉干增宽 2mm 以上。

B. 肺动脉中段突出或其高度≥3mm。

C. 中心肺动脉扩张和外围分支纤细，两者形成鲜明的对比。

D. 圆锥部显著突出（右前斜位45°）或"锥高"≥7mm。

E. 右心室增大（结合不同体位判断）。

具有上述5项中的1项，即可诊断。

③心电图诊断标准

A. 主要条件

额面平均电轴≥+90°；

$V_1 R/S \geq 1$；

重度顺钟向转位（$V_5 R/S \leq 1$）；

$RV_1 + SV_5 > 1.05mV$；

aVR R/S 或 R/Q≥1；

$V_1 \sim V_3$ 呈 Qs、Qr、qr（需除外心肌梗死）；

肺性P波：P电压≥0.22mV，或P电压≥0.2mV，呈尖峰型，结合P电轴>+80°；或当低电压时P电压>1/2R，呈尖峰型，结合电轴>+80°。

B. 次要条件

肢导联低电压；

右束支传导阻滞（不完全性或完全性）。

具有1项主要条件即可诊断，只具备2项次要条件为可疑肺心病的心电图表现。

2. 中医辨证

（1）缓解期

肺肾气虚证

主症：咳嗽，气喘，活动后加重，或有少量泡沫痰，腰酸腿软，乏力，或畏寒肢冷。舌质淡，苔薄白，脉沉细。

兼症：

兼脾虚痰湿者：痰稀色白，食少，乏力。舌苔白腻，脉滑或细而无力。

偏阴虚者：口干，心烦，手足心热。舌质红，脉细数。

兼心气虚者：心悸明显。脉沉细或结代。

（2）急性发作期

①肺肾气虚外感证

偏寒者：咳喘，气促，咯白痰，或恶寒，周身不适。舌苔白，脉浮紧。

偏热者：咳嗽喘促，或不能平卧，痰黄黏稠，或发热。舌苔黄，脉滑数。

②心脾肾阳虚水泛证：浮肿，心悸，气短不能平卧，尿少，口唇发绀。舌质紫绛，苔白腻，脉沉虚数或结代。

③痰浊闭窍证：意识模糊，神昏谵语，甚至昏迷，呼吸急促或伴痰鸣，舌质紫暗，脉滑数。兼肝风内动者，还有烦躁不安、抽搐。

④元阳欲绝证：面色晦暗，汗出，肢冷。脉沉细而数，甚至脉微欲绝。

⑤热瘀伤络证：皮肤瘀斑，或有出血倾向。舌紫绛，脉细数或弦数。

3. 疾病分级和分期标准

（1）肺心病缓解期。

（2）肺心病急性发作期。

①心功能不全标准

心功能Ⅰ级：体力劳动不受限制，为心功能代偿期。

心功能Ⅱ级：体力劳动轻度受限制，在原有的日常活动和工作劳动中可引起呼吸困难（Ⅰ°心力衰竭）。

心功能Ⅲ级：体力劳动明显受限，稍事活动即觉呼吸困难（Ⅱ°心力衰竭）。

心功能Ⅳ级：病人不能从事任何活动和体力劳动，即使在休息时亦有呼吸困难（Ⅲ°心力衰竭）。

②呼吸功能不全的临床标准：根据呼吸困难、发绀等临床表现分为3级，肺功能检查及血液气体分析（见表20-1）可作为参考。

Ⅰ级（轻度）：中度劳动时即感呼吸困难，轻度发绀。

Ⅱ级（中度）：轻度活动时即感呼吸困难，中度发绀。

Ⅲ级（重度）：静息时即感呼吸困难，重度发绀。

表20-1　动脉血液气体检查分级标准

项　　目	轻　症	中　症	重　症
PaO_2	>50mmHg	30~50mmHg	<30mmHg
SaO_2	>80%	60%~80%	<60%
$PaCO_2$	<50mmHg	50~70mmHg	>70mmHg

（二）试验病例标准

1. 纳入病例标准

凡确诊为本病，且符合中医辨证标准者，可作为试验病例。

2. 排除病例标准（包括不适应证或剔除标准）

（1）合并肝、肾、脑和造血系统等严重原发性疾病，精神病患者。

（2）年龄在 18 岁以下或 70 岁以上者，妊娠期或哺乳期妇女，对本药过敏者。

（3）不符合纳入标准，未按规定用药，无法判断疗效或资料不全等影响疗效或安全性判断者。

二、观测指标

1. 安全性观测

（1）一般体检项目。

（2）血、尿、便常规化验。

（3）心、肝、肾功能检查。

2. 疗效性观测

（1）详细观察各种症状和体征。

（2）痰培养与痰细胞学检查。

（3）动脉血气分析。

（4）胸部 X 线检查。

（5）心电图检查。

（6）肺功能检查。

（7）DIC 检查。

（8）心功能检查。

（9）血液流变学检查。

以上（1）～（6）必做，其他项根据病证需要及各医疗、科研单位的条件选做。

三、疗效判定标准

1. 肺心病急性发作期综合疗效判断标准

（1）显效：间断咳嗽，痰为白色泡沫黏痰，易咯出，两肺偶闻啰音，肺部炎症大部分吸收（可参考体温、白细胞计数、分类、质量、痰细胞学检查及痰细菌培养结果）。心肺功能改善达 2 级（动脉血液气体检查结果可作为参考）。神清，生活自理。症状、体征及实验室检查恢复到发病前的情况。

（2）有效：阵咳，痰为黏脓痰，不易咯出，两肺有散在啰音，肺部炎症部分吸收。心肺功能改善达 1 级（可参考上述检查）。神清，能在床上活动。

（3）无效：上述各项指标无改善，或有恶化者。

2. 肺心病缓解期的疗效判断标准

（1）判定疗效至少要经过 1 个冬春、半年以上时间的防治观察。要和防治前同时期（缓解期）相比较。

（2）疗效判断项目应包括以下内容：

临床表现：以咳、痰、喘及心悸、气短、水肿等症状为主。

体征：重点包括剑突下心脏搏动，肺动脉瓣区第二音亢进，颈静脉怒张，肝大，肝颈反流征和水肿。肺部啰音的变化可作为参考。

治疗前后应做心电图、X 线胸片、呼吸功能测定作为对照。

比较治疗前后感冒和肺心病急性发作次数，以及急诊或住院次数。

3. X 线疗效判断标准

肺部炎症阴影的消散、大部消散和扩大是肺部继发感染吸收、好转和恶化的指征。

显效：肺动脉高压的 X 线征象经综合判断恢复到正常或原有范围，增大的心脏缩小至正常范围。

有效：肺动脉高压的 X 线征象较明显地恢复，增大的心脏缩小了增幅的 $1/2 \sim 1/3$。

无效：肺动脉高压、心脏大小不变或进一步增重、增大，或出现胸水，为病情稳定和恶化的指征。

四、观察、记录、总结的有关要求

按设计要求，统一表格，做出详细记录，认真写好病历。应注意观察不良反应或未预料到的毒副作用，并追踪观察。试验结束后，不能任意涂改病历，各种数据必须做统计学处理。

临 床 试 验

一、I 期临床试验

目的在于观察人体对新药的反应和耐受性，探索安全有效的剂量，提出合理的给药方案和注意事项。有关试验设计（包括受试对象、初试剂量的确定）、结果的观察与记录、不良反应的判断与处理、试验总结等具体事项，按

《新药审批办法》的有关规定执行。

二、Ⅱ期临床试验

本期的两个阶段，即对照治疗试验阶段与扩大对照治疗试验阶段，可以同时进行，试验设计的要求按《新药审批办法》执行。

1. 试验单位应为 3 ~ 5 个，每个单位病例不少于 30 例。

2. 治疗组病例不少于 300 例，其中主要证候不少于 100 例。对照组另设。

3. 试验病例的选择，采用住院病例和门诊病例，住院病例不少于总例数的 2/3。门诊病例应严格控制可变因素。

4. 对照组的设立要有科学性。对照组与治疗组病例之比不低于 1∶3，设立对照组的观察单位，对照组病例不少于 30 例。对照药物应择优选用公认治疗同类病证的有效药物。尽量采用双盲法。

5. 药物剂量可根据Ⅰ期临床试验结果或中医药理论和临床经验而定。急性发作期以 4 周为 1 疗程，缓解期以半年为 1 疗程。

6. 由负责临床研究的医院将试验的全部结果汇总，进行统计学处理和评价，并写出正式的新药临床试验总结。

三、Ⅲ期临床试验

新药得到卫生部批准试生产或上市后一段时间应进行Ⅲ期临床试验，目的是对新药进行社会性考察和评价。观察项目同Ⅱ期临床试验，重点考察新药疗效的可靠性及使用后的不良反应。有关要求均按《新药审批办法》执行。

临 床 验 证

对第四、第五类新药须进行临床验证，主要观察其疗效、不良反应、禁忌和注意事项等。

1. 观察方法应采取分组对照的方法。改变剂型的新药，其对照品应采用原剂型药物；增加适应证的新药，应选择公认的治疗同类病证的有效药物进行对照。

2. 观察例数不少于 100 例，其中主要证候不少于 50 例。对照组例数根据统计学需要而定。

3. 临床验证设计与总结的要求与Ⅱ期临床试验相同。

承担中药新药临床研究医院的条件

1. 临床试验、临床验证的负责医院应是卫生部临床药理基地；参加单位应为二甲以上医院。

2. 临床研究的负责人应具备副主任医师（包括相当职称）以上的职称，并对本病的研究有一定造诣。

第六节　中药新药治疗高血压病的临床研究指导原则

高血压病是以动脉血压增高为主要临床表现的疾病。本病属于中医学"眩晕""头痛"等的范畴。

基 本 原 则

一、病例选择标准

（一）诊断标准

1. 西医诊断标准（参照 1979 年全国心血管流行病学及人群防治座谈会制订的标准）

收缩压等于或高于 160mmHg（21.3kPa），舒张压等于或高于 95mmHg（12.7kPa），二者有 1 项经核实，即可确诊。

对过去有高血压病史，长期（3 个月以上）未经治疗，此次检查血压正常者，即不列为高血压。如一向服药治疗，此次检查血压正常者，仍列为高血压，有疑问者可在停药 1 个月后复查再做诊断。

2. 临床分期标准（参照 1979 年全国心血管流行病学及人群防治座谈会制订的标准）

（1）Ⅰ期高血压：血压达到确诊高血压的水平，临床无心、脑、肾并发症表现者。

（2）Ⅱ期高血压：血压达到确诊高血压的水平，并有下列 1 项者：X 线、心电图或超声检查见有左心室肥大，眼底检查见有眼底动脉普遍或局部变窄；蛋白尿或（和）血浆肌酐浓度轻度升高。

（3）Ⅲ期高血压：血压达到确诊高血压的水平，并有下列 1 项者：脑出血或高血压脑病；左心衰竭；眼底出血或渗出，视神经盘水肿；肾功能衰竭。

3. 中医辨证

（1）肝火亢盛证：眩晕，头痛，面红目赤，急躁易怒，口干口苦，便秘溲赤。舌红苔黄，脉弦数。

（2）阴虚阳亢证：眩晕头痛，腰膝酸软，耳鸣健忘，五心烦热，心悸失眠。舌质红，苔薄白或少苔，脉弦细而数。

（3）阴阳两虚证：眩晕头痛，耳鸣如蝉，心悸气短，腰酸腿软，夜尿频多，失眠多梦，筋惕肉瞤，畏寒肢冷。舌淡或红，苔白，脉沉细或细弦。

（4）痰湿壅盛证：眩晕头痛，头重如裹，胸闷腹胀，心悸失眠，口淡食少，呕吐痰涎。舌苔白腻，脉滑。

（二）试验病例标准

1. 纳入病例标准

符合高血压病诊断及中医辨证标准的患者，可纳入试验病例，以Ⅱ期高血压病为主要观察对象。

2. 排除病例标准（包括不适应证或剔除标准）

（1）年龄在 18 岁以下或 70 岁以上，妊娠或哺乳期妇女，对本药过敏者。

（2）合并有肝、肾和造血系统等严重原发性疾病，精神病患者。

（3）凡不符合纳入标准，未按规定用药，无法判断疗效或资料不全等影响疗效或安全性判断者。

二、观测指标

1. 安全性观测

（1）一般体检项目。

（2）血、尿、便常规化验。

（3）心、肝、肾功能检查。

2. 疗效性观测

（1）相关症状及体征。

（2）血压测量。

（3）尿常规检查。

（4）肾功能检查。

（5）胸部 X 线检查。

（6）心电图检查。

（7）心电向量图检查。

（8）眼底检查。

（9）血脂含量测定。

（10）血浆肾素活性、血管紧张素 Ⅱ 测定。

（11）超声心动图检查。

以上（1）、（2）必做，其他可根据病证的需要及各医疗、科研单位的条件选做。

三、疗效判定标准（参照 1979 年全国心血管流行病学及人群防治座谈会制订的标准）

1. 降压疗效评定标准

（1）显效：①舒张压下降 10mmHg（1.3kPa）以上，并达到正常范围；②舒张压虽未降至正常，但已下降 20mmHg（2.7kPa）或以上。须具备其中 1 项。

（2）有效：①舒张压下降不及 10mmHg（1.3kPa），但已达到正常范围；②舒张压较治疗前下降 10～19mmHg（1.3～2.5kPa），但未达到正常范围；③收缩压较治疗前下降 30mmHg（4kPa）以上。须具备其中 1 项。

（3）无效：未达到以上标准者。

2. 症状疗效评定标准

主要症状包括头痛、眩晕、心悸、耳鸣、失眠、烦躁、腰酸腿软等。

（1）显效：上述症状消失。

（2）有效：上述症状减轻。

（3）无效：上述症状无变化。

四、观察、记录、总结的有关要求

按设计要求，统一表格，做出详细记录，认真写好病历。应注意观察不良反应或未预料到的毒副作用，并追踪观察。试验结束后，不能任意涂改病历，各种数据必须做统计学处理。

临床试验

一、Ⅰ期临床试验

目的在于观察人体对新药的反应和耐受性，探索安全有效的剂量，提出合理的给药方案和注意事项。有关试验设计（包括受试对象、初试剂量的确定）、结果的观察与记录、不良反应的判断与处理、试验总结等具体事项，按《新药审批办法》的有关规定执行。

二、Ⅱ期临床试验

本期的两个阶段，即对照治疗试验阶段与扩大对照治疗试验阶段，可以同时进行。试验设计的要求按《新药审批办法》执行。

1. 试验单位应为 3～5 个，每个单位病例不少于 30 例。

2. 治疗组病例不少于 300 例，其中主要证候不少于 100 例。对照组另设。

3. 试验病例的选择，采用住院病例和门诊病例，住院病例不少于总例数的 1/3。门诊病例应严格控制可变因素。

4. 对照组的设立要有科学性。对照组与治疗组病例之比不低于 1:3，设立对照组的观察单位，对照组病例不少于 30 例。对照药物应择优选用公认治疗同类病证的有效药物。尽量采用双盲法。

5. 药物剂量可根据Ⅰ期临床试验结果或根据中医药理论和临床经验而定。以 2～6 周为 1 疗程。

6. 由负责临床研究的医院将试验的全部结果汇总，进行统计学处理和评价，并写出正式的新药临床试验总结。

三、Ⅲ期临床试验

新药得到卫生部批准试生产或上市后一段时间应进行Ⅲ期临床试验，目的是对新药进行社会性考察和评价。观察项目同Ⅱ期临床试验，重点考察新药疗效的可靠性及使用后的不良反应。有关要求均按《新药审批办法》执行。

临床验证

对第四、第五类新药须进行临床验证，主要观察其疗效、不良反应、禁忌和注意事项等。

1. 观察方法应采取分组对照的方法。改变剂型的新药，其对照品应采用原剂型药物；增加适应证的新药，应选择公认的治疗同类病证的有效药物进行对照。

2. 观察例数不少于 100 例，其中主要证候不少于 50 例。对照组例数根据统计学需要而定。

3. 临床验证设计与总结的要求与 II 期临床试验相同。

承担中药新药临床研究医院的条件

1. 临床试验、临床验证的负责医院就是卫生部临床药理基地；参加单位应以二甲以上医院为主。

2. 临床研究的负责人应具备副主任医师（包括相当职称）以上职称，并对本病的研究有一定造诣。

第七节　中药新药治疗病毒性心肌炎的临床研究指导原则

病毒性心肌炎是指各种病毒引起心肌局限性或弥漫性的急性、亚急性或慢性炎症病变。本病涉及中医的"心悸""怔忡""胸痹"等范畴。

基 本 原 则

一、病例选择标准

（一）诊断标准

1. 西医诊断标准

目前本病主要依据临床症状、体征以及心肌酶学、心电图、X 线等检查，并排除一些能影响心脏的其他疾病而做出诊断。

（1）成人病毒性心肌炎诊断标准（参照 1987 年全国心肌炎、心肌病专题会拟定的标准）：

①在上呼吸道感染、腹泻等病毒感染后 1～3 周内，或急性期出现心脏表现（症状、体征及心电图改变等），如舒张期奔马律、心包摩擦音、心脏扩大

等，及（或）充血性心力衰竭或阿－斯综合征。

②上述感染后 1～3 周内，或发病同时所出现的各种心律失常伴有心脏症状，而在未服抗心律失常药物前出现下列心电图改变者：

A. 房室传导阻滞、窦房阻滞、完全左束支或右束支传导阻滞（Ⅰ°或Ⅱ°Ⅰ型房室传导阻滞加做阿托品试验）。

B. 两个以上导联 ST 段呈水平型或下斜型下移 ≥0.05mV，或多个导联 ST 段异常抬高或有异常 Q 波者。

C. 频发多形、多源成对或并行性期前收缩，短阵或阵发性室上速或室速、扑动或纤颤等。

D. 两个以上的以 R 波为主波的导联 T 波平坦、倒置或降低 <1/10R 波。

E. 频发房性期前收缩或室性期前收缩（指每分钟 >6 次者）。

注：具有 A～C 任何 1 项可予诊断。具有 D、C，或无明显病毒感染者，要补充下列指标之一者，才能做出临床推断性诊断：a. 上述感染后 1～3 周内或发病同时出现左室功能减退（经无创伤性或有创伤性检查证实）；b. 病程早期有 CPK、CPK－MB、GOT、LDH 增高（其中有 2 项增高即可）；c. 做运动心电图协助诊断，儿童运动试验心率 >150 次/分即有意义。

③在考虑诊断病毒性心肌炎时，应除外甲亢、β 受体功能亢进及影响心脏的其他疾病，如风湿性心肌炎、中毒性心肌炎、冠心病、结缔组织病、代谢性疾病等。

④在有条件的情况下，可做心肌活检及电镜检查病毒颗粒之病因诊断。

⑤有条件者，可进行血清中和抗体测定，或酶标检测心肌炎血清 IgG 特异抗体滴定度测定。

⑥对尚难明确诊断者可长期随访，必要时做心肌活检。

（2）儿童病毒性心肌炎诊断标准（参照 1983 年九省市心肌炎协作组修改的标准）

①病原学诊断依据

A. 自患儿心包穿刺液、心包、心肌或心内膜分离的病毒或特异性荧光抗体经检查为阳性。

B. 自患儿粪便、咽拭子或血液分离出病毒，且在恢复期血清中同型病毒中和抗体滴度较第一份血清升高或降低 4 倍以上。

②临床诊断依据

A. 主要指标

a. 急、慢性心功能不全或心脑综合征；

b. 有奔马律或心包炎的表现；

c. 心脏扩大；

d. 心电图示明显心律失常，或除标准Ⅲ导联外的 ST – T 改变，连续 3 天以上，或运动试验阳性。

B. 次要指标

a. 发病同时或 1～3 周前有上呼吸道感染、腹泻等病毒感染史；

b. 有明显乏力、苍白、多汗、心悸、气短、胸闷、头晕、心前区痛、手足凉、肌痛等症状，至少含其中的两种；婴儿或有拒食、发绀、四肢凉、双眼凝视等；新生儿可结合母亲流行病学史做出诊断；

c. 心尖区第一心音明显低钝或安静时心动过速；

d. 心电图有轻度异常；

e. 病程早期可有血清肌酸磷酸激酶（CPK）、谷草转氨酶（GOT）或乳酸脱氢酶（LDH）增高，病程中多有抗心肌抗体（AHA 或 HRA）增高。

③确诊条件

A. 具主要指标 2 项，或主要指标 1 项及次要指标 2 项者（都要求有心电图指标），可临床诊断为心肌炎。

B. 同时具备病原学第 1～3 项之一者，诊断为病毒性心肌炎。在发生心肌炎的同时，身体其他系统如有明显的病毒感染，而无条件进行病原学检查；结合病史，临床上可考虑心肌炎亦系病毒引起。

C. 凡不全具备以上条件，但临床怀疑为心肌炎，可作为"疑似心肌炎"长期随诊。如有系统的动态变化，亦可考虑为心肌炎，可在随诊中除外。

D. 在考虑上述条件时，应先除外下列疾病：良性期前收缩、风湿性心肌炎、中毒性心肌炎、结核性心包炎、先天性心脏病、皮肤黏膜淋巴结综合征、结缔组织病和代谢性疾病的心肌损害、原发性心肌病、先天性房室传导阻滞、高原性心脏病、克山病、神经功能或电解质紊乱，以及药物引起的心电图改变等。

2. 中医辨证

（1）邪毒侵心证：发热，咽痛，肌痛，心胸烦闷，心悸，大便干，小便赤。舌尖红，苔黄，脉疾数或迟缓，或结、代、促。

（2）邪伤心阴证：低热，口干，失眠，多梦。舌尖红，脉细数或迟缓，或结、代、促。

（3）气阴两虚证：心悸，胸闷或胸痛，气短乏力，自汗或盗汗。舌质红，脉细数无力或结、代。

（4）阴阳两虚证：心悸，烦躁，气短，喘促，倚息不得卧，口唇发绀，软弱乏力，汗多，浮肿，肢冷畏寒。舌质淡，苔白，脉微细伴结、代。

3. 临床分期及分型

（1）临床分期

①急性期：新发病，临床症状明显而多变，病程多在6个月以内。

②恢复期：临床症状和心电图改变等逐渐好转，但尚未痊愈，病程多在6个月以上。

③迁延期：临床症状反复出现，心电图和X线改变迁延不愈，实验室检查有病情活动的表现，病程多在1年以上。

④慢性期：进行性心脏扩大或反复心力衰竭，病程在1年以上。

（2）临床分型

①轻型：可无明显的自觉症状，在感冒后偶然发现期前收缩，或有一过性心电图几个导联的ST-T改变。有症状者表现以乏力为主，其次为多汗、苍白、心悸、气短、胸闷、头晕、神疲、食欲不振等。检查可见面色苍白，口周发青，心尖部第一心音低钝，有时出现一级或二级吹风样收缩期杂音，可伴有期前收缩或Ⅰ°、Ⅱ°房室传导阻滞或轻度ST-T改变。

②中型：较轻型者少。起病较急，除前述症状较重外，乏力较突出，可有心前区痛。起病急骤者可伴恶心、呕吐、拒食。检查常见心率过快或过缓，或不齐，有的呼吸增快，烦躁较重，口周青，心音低，心尖部出现吹风样收缩期杂音，可有奔马律和各种心律失常。血压低，脉压减低。有的肺部出现啰音，肝有不同程度的增大。

③重型：更少。呈暴发型，起病急骤，数小时至1天、2天内出现心功能不全的表现，或很快发生心源性休克。患者感到极度乏力、头晕、烦躁、腹痛、呕吐，有的呼吸困难，心前区痛或有压迫感，大汗淋漓，皮肤湿冷。婴儿则拒食，哭闹，手足凉，软弱无力，呼吸困难。检查见患儿面色灰白，口唇发绀，四肢凉，有的指趾发绀，脉细弱，甚至摸不到，血压低，脉压低，或测不到血压，心音低钝，第一心音几乎听不到，心尖部出现吹风样收缩期杂音，可闻及奔马律，心动过速、过缓或不齐。短时间内心脏多不增大，可能出现严重的心律失常。有的肺部出现啰音，肝迅速增大，可有压痛，有的

发生急性左心功能衰竭、肺水肿，病情发展迅速，可在数小时到数日内死于严重心律失常、休克或肺水肿。如抢救及时、正确，不少患儿可较快好转，数日到数月后脱险，以后一部分痊愈，一部分时常发生心律失常，一部分转为慢性或留下后遗症。

（二）试验病例标准

1. 纳入病例标准

确诊为病毒性心肌炎且符合中医辨证标准的患者，可纳入试验病例。

2. 排除病例标准（包括不适应证或剔除标准）

（1）患有甲亢、β受体功能亢进及影响心脏的其他疾病，如风湿性心肌炎、中毒性心肌炎、冠心病、结缔组织病、代谢性疾病等。

（2）婴儿，妊娠或哺乳期妇女，对本药过敏者。

（3）合并有脑血管、肝、肾和造血系统等严重原发性疾病，精神病患者。

（4）凡不符合纳入标准，未按规定用药，无法判断疗效或资料不全等影响疗效或安全性判断者。

二、观测指标

1. 安全性观测

（1）一般体检项目。

（2）肝、肾功能检查。

（3）血、尿、便常规化验。

2. 疗效性观测

（1）症状。胸闷、心悸、心前区痛、心烦、发热、气短、乏力、喘促、自汗、盗汗、口干、咽痛、肌痛、关节痛等。

（2）体征。咽红、心律失常、心音低钝、心尖部收缩期杂音、浮肿、舌象、脉象等。

（3）心电图检查。

（4）胸部 X 线检查。

（5）血 GOT、GPT、LDH、CPK—MB、WBC + DC、ESR、抗 O、C_3、C 反应蛋白检测。

（6）超声心动图检查。

（7）心电图运动试验。

（8）普萘洛尔试验。

（9）心功能测定。

（10）动态心电图检查。

（11）心肌活检。

（12）中和抗体测定。

（13）心肌炎血清 IgG 测定。

（14）特异抗体测定。

以上（1）～（5）必做，其他可根据疾病的需要及各医疗、科研单位的条件选做。

三、疗效判定标准

1. 综合疗效判定标准

（1）临床治愈：临床症状、体征消失，实验室各项检查恢复正常。

（2）显效：临床症状、体征基本消失，心电图、血清酶基本恢复正常，其他有明显改善。

（3）有效：临床症状、体征有所改善，实验室检查各项指标有一定改善。

（4）无效：临床症状、体征及实验室检查均无改善。

根据疾病的不同分期，应追踪观察 6～12 个月。

2. 期前收缩的疗效判定标准

应在治疗前后做动态心电图检查，病例不少于期前收缩总例数的 1/3，其他期前收缩病例可做定时 1 小时以上的示波，观察治疗前后期前收缩的情况。

（1）临床治愈：24 小时期前收缩为偶发或完全消失。

（2）显效：期前收缩减少 80% 以上。

（3）有效：期前收缩减少 50%～80%。

（4）无效：期前收缩减少小于 50%。

四、观察、记录、总结的有关要求

按设计要求，统一表格，做出详细记录，认真写好病历。应注意观察不良反应或未预料到的毒副作用，并追踪观察。试验结束后，不能任意涂改病历，各种数据必须做统计学处理。

临 床 试 验

一、Ⅰ期临床试验

目的在于观察人体对新药的反应和耐受性，探索安全有效的剂量，提出合理的给药方案和注意事项。有关试验设计（包括受试对象、初试剂量的确定）、结果的观察与记录、不良反应的判断与处理、试验总结等具体事项，按《新药审批办法》的有关规定执行。

二、Ⅱ期临床试验

本期的两个阶段，即对照治疗试验阶段与扩大对照治疗试验阶段，可以同时进行，试验设计的要求按《新药审批办法》执行。

1. 试验单位应为 3～5 个，每个单位病例不少于 30 例。

2. 治疗组病例不少于 300 例，其中主要证候不少于 100 例。对照组另设。

3. 试验病例的选择，采用住院病例和门诊病例，住院病例不少于总例数的 2/3，门诊病例应严格控制可变因素。

4. 对照组的设立要有科学性。对照组与治疗组病例之比不低于 1∶3，设立对照组的观察单位，对照组病例不少于 30 例。对照药物应择优选用公认治疗同类病证的有效药物。尽量采用双盲法。

5. 药物剂量可根据Ⅰ期临床试验结果或中医药理论和临床经验而定。以 4 周为 1 疗程。根据疾病的分期应做追踪观察。

6. 由负责临床研究的医院将试验的全部结果汇总，进行统计学处理和评价，并写出正式的新药临床试验总结。

三、Ⅲ期临床试验

对新药得到卫生部批准试生产或上市后一段时间应进行Ⅲ期临床试验，目的是对新药进行社会性考察和评价。观察项目同Ⅱ期临床试验，重点考察新药疗效的可靠性及使用后的不良反应。有关要求均按《新药审批办法》执行。

临 床 验 证

对第四、第五类新药须进行临床验证，主要观察其疗效，不良反应、禁忌和注意事项等。

1. 观察方法应采取分组对照的方法。改变剂型的新药，其对照品应采用原剂型药物；增加适应证的新药，应选择公认的治疗同类病证的有效药物进行对照。

2. 观察例数不少于 100 例，其中主要证候不少于 50 例。对照组例数根据统计学需要而定。

3. 临床验证设计与总结的要求与 II 期临床试验相同。

承担中药新药临床研究医院的条件

1. 临床试验、临床验证的负责医院应是卫生部临床药理基地，参加单位应以二甲以上医院为主。

2. 临床研究的负责人应具备副主任医师（包括相当职称）以上职称，并对本病的研究有一定造诣。

附：最新临床常用实验检查正常值

一、血液学检查

组　　分	标本类型	参考区间
红细胞（RBC）：男	全血	$4.0 \sim 5.5 \times 10^{12}/L$
女	全血	$3.5 \sim 5.5 \times 10^{12}/L$
血红蛋白（Hb）		
初生儿	全血	$180 \sim 190g/L$
成人：男	全血	$120 \sim 160g/L$
女	全血	$110 \sim 150g/L$
红细胞平均体积（MCV）	全血	$80 \sim 94fl$
平均细胞血红蛋白含量（MCH）		$26 \sim 32pg$
平均血红蛋白浓度（MCHC）		$316 \sim 354g/L$
红细胞压积（Hct）：男	全血	$0.4 \sim 0.5$
女	全血	$0.37 \sim 0.43$
血沉（ESR）		
魏氏法：男	全血	$0 \sim 15mm/h$
女	全血	$0 \sim 20mm/h$
网织红细胞计数百分比（RET%）		
初生儿	全血	$3\% \sim 6\%$
儿童及成人	全血	$0.5\% \sim 1.5\%$
白细胞计数（WBC）		
初生儿	全血	$20 \times 10^{9}/L$
2 岁时	全血	$11 \times 10^{9}/L$

实用心血管病临床手册

组　分	标本类型	参考区间
成人	全血	$4 \times 10^9 \sim 10 \times 10^9/L$
白细胞分类计数		
中性粒细胞计数（NEUT）	全血	$50\% \sim 70\%$
嗜酸粒细胞计数（EOS）	全血	$0.5\% \sim 5.0\%$
嗜碱性粒细胞计数（BASO）	全血	$0 \sim 1\%$
淋巴细胞计数（LYMPH）	全血	$20\% \sim 40\%$
单核细胞计数（MONO）	全血	$3\% \sim 10\%$
血小板计数（PLT）	全血	$(100 \sim 300) \times 10^9/L$

二、电解质

组　分	标本类型	参考区间
二氧化碳结合力（CO_2）		
儿童	血清	$18 \sim 27mmol/L$
成人	血清	$22 \sim 29mmol/L$
钾（K）		
成人	血清	$3.5 \sim 5.3mmol/L$
钠（Na）		
成人	血清	$136 \sim 145mmol/L$
氯（Cl）	血清	$96 \sim 108mmol/L$
钙（Ca）		
成人	血清	$2.25 \sim 2.75mmol/L$
磷（P）		
成人	血清	$0.96 \sim 1.62mmol/L$

三、血脂血糖

组　分	标本类型	参考区间
总胆固醇（CHO）		
成人	血清	$<5.17mmol/L$
低密度脂蛋白胆固醇（LDL – CHO）		

组　　分	标本类型	参考区间
成人	血清	<3.3mmol/L
甘油三酯（TG）	血清	<2.3mmol/L
高密度脂蛋白胆固醇（HDL－C）		
男	血清	1.16～1.42mmol/L
女	血清	1.29～1.55mmol/L
血清磷脂	血清	41.98～71.04mmol/L
脂蛋白电泳		
β－脂蛋白	血清	<7g/L
α－脂蛋白	血清	0.30～0.40 mmol/L
β－脂蛋白（含前β）	血清	0.60～0.70 mmol/L
总脂	血清	4～7g/L
葡萄糖（GLU）（空腹）	血清	3.89～6.11 mmol/L
餐后两小时血糖	血清	<7.8 mmol/L

四、肝功能检查

组　　分	标本类型	参考区间
总脂酸	血清	1.9～4.2g/L
胆碱酯酶测定（CHE）	血清	5000～12000U/L
铜蓝蛋白（CP）（成人）	血清	180～440mg/L
丙酮酸（成人）	血清	0.06～0.1mmol/L
酸性磷酸酶（ACP）	血清	2.4～5.0μ/L
γ－谷氨酰转肽酶（γ－GT）	血清	4～50μ/L
蛋白质类		
蛋白组分		
白蛋白（ALB）	血清	35～55g/L
球蛋白（GLB）	血清	20～30g/L
A/G 比值	血清	(1.5～2.5)∶1

组　分	标本类型	参考区间
蛋白总量（TP）		
早产儿	血清	36.0～60.0g/L
新生儿	血清	46.0～70.0g/L
≥3 岁	血清	60.0～80.0g/L
成人：活动	血清	64.0～83.0g/L
卧床	血清	60.0～78.0g/L
蛋白电泳（含量）		
丽春红 S 染色		
α_1 球蛋白	血清	1.0～4.0g/L
α_2 球蛋白	血清	4.0～8.0g/L
β 球蛋白	血清	5.0～10.0g/L
γ 球蛋白	血清	6.0～13.0g/L
蛋白纸上电泳（%）		
白蛋白	血清	0.54～0.61
α_1 球蛋白（α_1 - MG）	血清	0.04～0.06
α_2 球蛋白（α_2 - MG）	血清	0.07～0.09
β 球蛋白（β - MG）	全血	0.10～0.13
γ 球蛋白（γ - MG）	血清	0.17～0.22
乳酸脱氢酶同工酶		
琼脂糖电泳法		
LDH_1	血清	0.284～0.053
LDH_2	血清	0.41±0.05
LDH_3	血清	0.19±0.04
LDH_4	血清	0.066±0.035
LDH_5	血清	0.046±0.03
肌酸激酶（CK）		
男	血清	38～174 U/L
女	血清	26～140 U/L

组　　分	标本类型	参考区间
肌酸激酶同工酶		
CK – BB	血清	0
CK – MB	血清	0 ~ 3%
CK – MM	血清	97% ~ 100%
CK – Mt	血清	0
CK – MM$_1$	血清	(57.7 ± 4.7)%
CK – MM$_2$	血清	(26.5 ± 5.3)%
CK – MM$_3$	血清	(15.8 ± 2.5)%

五、血清学检查

组　　分	标本类型	参考区间
甲胎球蛋白（AFP）	血清	< 20 ng/mL
妊娠 0 ~ 2 月	血清	25 ~ 1000ng/mL
妊娠 2 ~ 6 月	血清	25 ~ 100ng/mL
妊娠 3 个月	血清	18 ~ 113ng/mL
妊娠 4 ~ 6 个月	血清	160 ~ 550ng/mL
妊娠 7 ~ 9 个月	血清	100 ~ 400ng/mL
包囊虫病补体结合试验	血清	阴性
嗜异性凝集反应	血清	0 ~ 1:7
布鲁斯凝集试验	血清	0 ~ 1:40
冷凝集素试验	血清	0 ~ 1:10
梅毒补体结合反应	血清	阴性
补体		
总补体溶血活性试验（CH50）	血浆	75 ~ 160 kU/L 或血浆 CH50 部分 > 0.033
总补体衰变率（功能性）	血浆	部分衰变率 0.10 ~ 0.20 缺少 > 0.50

组　　分	标本类型	参考区间
经典途径成分		
C1q	血清	65 ± 7 mg/L
C1r	血清	25 ~ 38 mg/L
C1s（C1 酯酶）	血清	25 ~ 38 mg/L
C2	血清	28 ± 6 mg/L
C3（β1C – 球蛋白）	血清	800 ~ 1550 mg/L
C4（β1E – 球蛋白）	血清	130 ~ 370 mg/L
C5（β1F – 球蛋白）	血清	64 ± 13 mg/L
C6	血清	58 ± 8 mg/L
C7	血清	49 ~ 70 mg/L
C8	血清	43 ~ 63 mg/L
C9	血清	47 ~ 69 mg/L
旁路途径成分		
C4 结合蛋白	血清	180 ~ 320 mg/L
因子 B（C3 前活化剂）	血清	200 ~ 450 mg/L
裂解素（ST2）	血清	28 ± 4 mg/L
调节蛋白类		
$\beta_1 H$ – 球蛋白	血清	561 ± 78 mg/L
（C3b 灭活剂加速剂）		
C1 抑制剂（酯酶抑制剂）	血浆	174 ~ 240 mg/L
C1 抑制剂，测补体衰变率	血浆	部分衰变率 0.10 ~ 0.02
法（功能法）		缺少：> 0.50
C3b 灭活剂（KAF）	血清	40 ± 7 mg/L
免疫球蛋白（Ig）IgA		
脐带	血清	0 ~ 50 mg/L
新生儿	血清	0 ~ 22 mg/L
0.5 ~ 6 个月	血清	30 ~ 820 mg/L
6 个月 ~ 2 岁	血清	140 ~ 1080 mg/L

组　　分	标本类型	参考区间
2～6岁	血清	230～1900 mg/L
6～12岁	血清	290～2700 mg/L
12～16岁	血清	810～2320 mg/L
成人	血清	760～3900 mg/L
IgD		
新生儿	血清	阴性
成人	血清	1～4 mg/L
IgE	血清	0.1～0.9 mg/L
IgG		
脐带	血清	7.6～17g/L
新生儿	血清	7～14.8g/L
0.5～6个月	血清	3～10g/L
6个月～2岁	血清	5～12 g/L
2～6岁	血清	5～13g/L
6～12岁	血清	7～16.5g/L
12～16岁	血清	7～15.5g/L
成人	血清	6～16g/L
IgG/白蛋白比值	血清	0.3～0.7
IgG/合成率	血清	-9.9～+3.3 mg/24h
IgM		
脐带	血清	40～240 mg/L
新生儿	血清	50～300 mg/L
0.5～6个月	血清	150～1090 mg/L
6个月～2岁	血清	430～2390 mg/L
2～6岁	血清	500～1990 mg/L
6～12岁	血清	500～2600 mg/L

实用心血管病临床手册

组　分	标本类型	参考区间
12～16 岁	血清	450～2400 mg/L
成人	血清	400～3450 mg/L
		因标准品制备而变化
E－玫瑰环形成率	淋巴细胞	0.40～0.70
EAC－玫瑰花环形生成率	淋巴细胞	0.15～0.03
红斑狼疮细胞（LEC）	全血	阴性
类风湿因子（RF）	血清	<20μ/mL
类风湿因子胶乳凝集试验	血清	阴性
外－斐氏反应		
OX$_{19}$	血清	0～1：40
肥达氏反应		
O	血清	0～1：80
H	血清	0～1：160
A	血清	0～1：80
B	血清	0～1：80
C	血清	0～1：80
结核抗体（TB－G）	血清	阴性
抗 Sm 和 RNP 抗体	血清	阴性
抗SS－A（RO）和 SS－B（La）抗体	血清	阴性
甲状腺胶体和微粒体抗原自身抗体	血清	阴性
骨骼肌自身抗体（ASA）	血清	阴性
乙型肝炎表面抗体（HbsAg）	血清	阴性
乙型肝炎表面抗原（HbsAb）	血清	阴性
乙型肝炎核心抗体（HbcAg）	血清	阴性

组　　分	标本类型	参考区间
乙型肝炎 e 抗原（HbeAg）	血清	阴性
乙型肝炎 e 抗体免疫（HbeAb）	血清	阴性
免疫扩散法	血清	阴性
植物血凝素皮内试验（PHA）		阴性
平滑肌自身抗体（SMA）	血清	阴性
结核菌素皮内试验（PPD）		0.95 的成人阳性

六、骨髓细胞的正常值

组　　分	标本类型	参考区间
增生度	骨髓	有核细胞占成熟红细胞的 1%～20%
粒细胞系统		
原血细胞	骨髓	0～0.7%
原粒细胞	骨髓	0.03%～1.6%
早幼粒细胞	骨髓	0.18%～3.22%
中性粒细胞		
中幼	骨髓	2.59%～13.95%
晚幼	骨髓	5.93%～19.59%
杆状核	骨髓	10.04%～18.32%
分叶核	骨髓	5.69%～28.56%
嗜酸粒细胞		
中幼	骨髓	0～1.4%
晚幼	骨髓	0～1.8%
杆状核	骨髓	0.2%～3.9%
分叶核	骨髓	0～4.2%
嗜碱粒细胞		
中幼	骨髓	0～0.2%
晚幼	骨髓	0～0.3%

组　　分	标本类型	参考区间
杆状核	骨髓	0~0.4%
分叶核	骨髓	0~0.2%
红细胞系统		
原红	骨髓	0~1.2%
早幼红	骨髓	0~4.1%
中幼红	骨髓	3.81%~18.77%
晚幼红	骨髓	3.0%~19.0%
淋巴细胞系统		
原淋巴细胞	骨髓	0~0.4%
幼淋巴细胞	骨髓	0~2.1%
成熟淋巴细胞	骨髓	10.7%~43.1%
单核细胞系统		
原单核细胞	骨髓	0~0.1%
幼单核细胞	骨髓	0~0.4%
成熟单核细胞	骨髓	0~2.1%
巨核细胞	骨髓	7~35 个/1.5×3cm
其他细胞		
网状细胞	骨髓	0~1.0%
内皮细胞	骨髓	0~1.4%
吞噬细胞	骨髓	0~0.4%
组织嗜碱	骨髓	0~0.5%
组织嗜酸	骨髓	0~0.2%
脂肪细胞	骨髓	0~0.1%
分类不明细胞	骨髓	0~0.1%
浆细胞系统		
原浆细胞	骨髓	0~0.1%
幼浆细胞	骨髓	0~0.7%
浆细胞	骨髓	0~2.1%

组　　分	标本类型	参考区间（%）
粒细胞:有核红细胞	骨髓	(2～4):1

七、血小板功能检查

组　　分	标本类型	参考区间
血小板聚集实验（PAgT）		
连续稀释法	血浆	第五管及以上凝聚
简易法	血浆	10～15s 内出现大聚集颗粒
血小板黏附实验（ PAdT）		
转动法	全血	58%～75%
玻璃珠法	全血	53.9%～71.1%
血小板因子3	血浆	33～57s

八、凝血机制检查

组　　分	标本类型	参考区间
凝血活酶生成试验	全血	9～14s
简易凝血活酶生成试验（STGT）	全血	10～14s
凝血酶时间延长的纠正试验	血浆	加甲苯胺蓝后，延长的凝血时间恢复正常或缩短5s以上
凝血酶原时间 Quick 一步法	全血	一般：11～15s 新生儿延长 3s
凝血酶原时间（PT）Ware 和Seegers 修改的二步法	全血	18～22s
凝血酶原消耗时间（PCT）		
儿童	全血	>35s
成人	全血	>20s
出血时间（BT）		

组　分	标本类型	参考区间
Duke	刺皮血	1～3min
lvy	刺皮血	2～7min
TBt		2.3～9.5min
凝血时间（CT）		
毛细管法（室温）	全血	3～7min
玻璃试管法（室温）	全血	4～12 min
玻璃试管法（37℃）	全血	5～8 min
硅试管法（37℃）	全血	约延长30min
纤维蛋白原（FIB）	血浆	2～4g/L
纤维蛋白原降解产物（PDP）		
乳胶凝聚法	血浆	＜5mg/L
活化部分凝血活酶时间（APTT）	血浆	35～45s

九、弥漫性血管内凝血（DIC）检查

组　分	标本类型	参考区间
血浆鱼精蛋白副凝试验（PPP）	血浆	阴性
乙醇凝胶试验（EGT）	血浆	阴性
优球蛋白溶解时间（ELT）	全血	＞90min
纤维蛋白原（FIB）	血浆	2～4g/L
纤维蛋白降解物（FDP）	血浆	＜0.25mg/L
凝血酶时间	血浆	8～14s

十、溶血性贫血的检查

组　分	标本类型	参考区间
酸溶血试验	全血	阴性
蔗糖水试验	全血	阴性
抗人球蛋白试验	血清	阴性

组　　分	标本类型	参考区间
直接法	血清	阴性
间接法		
游离血红蛋白	血清	<40mg/L
红细胞脆性试验		
开始溶血	全血	0.0042~0.0046
完全溶血	全血	0.0032~0.0034
热变性试验（HIT）	Hb 液	<0.005
异丙醇沉淀试验	全血	30min 内不沉淀
自身溶血试验	全血	阴性
高铁血红蛋白（MetHb）	全血	0.3~1.3g/L
血红蛋白溶解度试验	全血	0.88~1.02

十一、其他检查

组　　分	标本类型	参考区间
溶菌酶	血清	5~15mg/L
铁（Fe）		
成人：男	血清	11~31.3μmol/L
女	血清	9~30.4 μmol/L
铁蛋白（FER）		
成人：男	血清	15~200μg/L
女	血清	12~150μg/L
淀粉酶（AMY）		
（碘－淀粉酶比色法）	血清	80~180U
	尿	100~1200U
尿卟啉	24h 尿	0~36nmol/24h
维生素 B_{12}（VB_{12}）	血清	103~517pmol/L
叶酸（FOL）	血清	>7.5nmol/L

十二、尿液检查

组　　分	标本类型	参考区间
比重（SG）	尿	1.002 ~ 1.030
蛋白定性		
磺基水杨酸	尿	阴性
加热乙酸法	尿	阴性
尿蛋白定量（PRO）		
儿童	24h 尿	<40mg/24h
成人	24h 尿	0 ~ 120 mg/24h
尿沉渣检查		
白细胞（LEU）	尿	<5 个/HP
红细胞（RBC）	尿	0 – 偶见/HP
上皮细胞（EC）	尿	0 – 少量/HP
管型（CAST）	尿	0 – 偶见透明管型/HP
尿沉渣 3 小时计数		
白细胞（WBC）：男	3h 尿	<7 万/h
女	3h 尿	<14 万/h
红细胞（RBC）：男	3h 尿	<3 万/h
女	3h 尿	<4 万/h
管型	3h 尿	0/h
尿沉渣 12 小时计数		
白细胞及上皮细胞	12h 尿	<100 万个/12h
红细胞（RBC）	12h 尿	<50 万个/12h
管型（CAST）	12h 尿	<5000 个/12h
酸度（pH）	12h 尿	4.5 ~ 8.0
中段尿细菌培养计数	尿	$<1 \times 10^6$ 个菌落/L
尿胆红素定性	尿	阴性
尿胆素定性	尿	阴性

组　　分	标本类型	参考区间
尿胆原定性（UBG）	尿	阴性或弱阳性
尿胆原定量	24h 尿	$0 \sim 5.9 \mu mol/L$
肌酐（CREA）		
儿童	24h 尿	$44 \sim 352 \mu mol \cdot kg^{-1}/24h$
成人：男	24h 尿	$7 \sim 18 mmol/24h$
女	24h 尿	$5.3 \sim 16 mmol/24h$
肌酸		
儿童	24h 尿	$0 \sim 456 \mu mol \cdot kg^{-1}/24h$
成人：男	24h 尿	$0 \sim 304 \mu mol \cdot kg^{-1}/24h$
女	24h 尿	$0 \sim 456 \mu mol \cdot kg^{-1}/24h$
尿素氮（BUN）	24h 尿	$357 \sim 535 mmol/24h$
尿酸（UA）	24h 尿	$2.4 \sim 5.9 \ mmol/24h$
氯化物		
儿童	24h 尿	$<4 mmol \cdot kg^{-1}/24h$
成人：以 Cl^- 计	24h 尿	$170 \sim 255 \ mmol/24h$
以 NaCl 计	24h 尿	$170 \sim 255 \ mmol/24h$
钾（K）：儿童	24h 尿	$1.03 \pm 0.7 mmol \cdot kg^{-1}/24h$
成人	24h 尿	$51 \sim 102 \ mmol/24h$
钠（Na）：儿童	24h 尿	$<5 mmol \cdot kg^{-1}/24h$
成人	24h 尿	$130 \sim 261 \ mmol/24h$
钙（Ca）：儿童	24h 尿	$<0.2 mmol \cdot kg^{-1}/24h$
成人	24h 尿	$2.5 \sim 7.5 \ mmol/24h$
磷（P）：儿童	24h 尿	$16 \sim 48 \ mmol/24h$
成人	24h 尿	$22 \sim 48 mmol \cdot kg^{-1}/24h$
氨氮	24h 尿	$20 \sim 70 mmol/24h$
氨基酸氮	24h 尿	$3.6 \sim 14.2 mmol/24h$
淀粉酶（AMY）	尿	$0 \sim 640 U/L$

附：最新临床常用实验检查正常值

十三、肾功能检查

组　分	标本类型	参考区间
尿素（UREA）	血清	1.7 ~ 8.3mol/L
尿酸（UA）	血清	
儿童		119 ~ 327μmol/L
成人（男）		208 ~ 428 μmol/L
（女）		115 ~ 357 μmol/L
肌酐（CREA）	血清	
成人（男）		59 ~ 104 μmol/L
（女）		45 ~ 84 μmol/L
浓缩试验		
成人	尿	禁止饮水12h内每次尿量20 ~ 25mL，尿比重迅速增至1.026 ~ 1.030 ~ 1.035
儿童	尿	至少有1次比重在1.018或以上
稀释试验	尿	4h排出饮水量的0.8 ~ 1.0，而尿的比重降至1.003或以下
尿比重3小时试验	尿	最高尿比重应达1.025或以上，最低比重达1.003，白天尿量占24小时总尿量的2/3 ~ 3/4
昼夜尿比重试验	尿	最高比重 >1.018，最高与最低比重差≥0.009，夜尿量 <750mL，日尿量与夜尿量之比为（3~4）:1
酚磺肽（酚红）	尿	15min排出量 >0.25
试验（FH试验）		120min排出量 >0.55
静脉注射法	尿	15min排出量 >0.25

组　　分	标本类型	参考区间
肌肉注射法	尿	120min 排出量 >0.05
内生肌酐清除率（Ccr）	24h 尿	成人：80～120mL/min
		新生儿：40～65mL/min

十四、妇产科妊娠检查

组　　分	标本类型	参考区间
绒毛膜促性腺激素（HCG）	尿或血清	阴性
男（成人）	血清，血浆	无发现
女：妊娠 7～10 天	血清，血浆	<5.0IU/L
妊娠 30 天	血清，血浆	>100IU/L
妊娠 40 天	血清，血浆	>2000IU/L
妊娠 10 周	血清，血浆	50～100kIU/L
妊娠 14 周	血清，血浆	10～20kIU/L
滋养细胞层病	血清，血浆	>100kIU/L

十五、粪便检查

组　　分	标本类型	参考区间
胆红素（IBL）	粪便	阴性
胆汁酸总量（BA）	粪便	294～511μmol/24h
氮总量	粪便	<1.7g/24h
蛋白质定量（PRO）	粪便	极少
粪胆素	粪便	阳性
粪胆原定量	粪便	68～473μmol/24h
粪卟啉	粪便	600～1800nmol/24h
粪重量	粪便	100～300g/24h
干量	粪便	23～32g/24h

组　　分	标本类型	参考区间
水含量	粪便	0.65
脂肪总量	粪便	0.175
结合脂酸	粪便	0.046
游离脂酸	粪便	0.056
中性脂酸	粪便	0.073
钙（Ca）	粪便	平均16mmol/24h
尿卟啉	粪便	12～48nmol/24h
食物残渣	粪便	少量植物纤维、淀粉颗粒、肌纤维等
细胞	粪便	上皮细胞或白细胞 0 - 偶见/HP
原卟啉	粪便	<2.67μmol/24h 或 ≤107μmol/kg
胰蛋白酶活性	粪便	阳性（＋＋～＋＋＋＋）
潜血	粪便	阴性

十六、胃液分析

组　　分	标本类型	参考区间
胃液总量（空腹）	胃液	0.01～0.1L
胃液酸度（pH）	胃液	0.9～1.8
胃液游离酸		
空腹时	胃液	0～30U
餐后	胃液	25～50U
注组胺后	胃液	30～120U
无管胃液分析		
亚甲蓝树脂法	胃液	2h排出100～850μg
天青蓝甲树脂法	胃液	2h排出>0.6mg
五肽胃泌素胃液分析		

组　　分	标本类型	参考区间
空腹胃液总量	胃液	$0.01 \sim 0.1L$
空腹排酸量	胃液	$0 \sim 5mmol/h$
最大排酸量		
男	胃液	$<45\ mol/h$
女	胃液	$<30\ mol/h$
细胞	胃液	白细胞和上皮细胞少量
细菌	胃液	阴性
性状	胃液	清晰无色，有轻度酸味含少量黏液
潜血	胃液	阴性
乳酸（LACT）	胃液	阴性
维生素 B_{12} 内因子	胃液	$57Co - B_{12}$ 增加 $0.5 \sim 4.0$
胃液总酸度		
空腹时	胃液	$10 \sim 50U$
餐后	胃液	$50 \sim 75U$
注组胺后	胃液	$40 \sim 140U$

十七、胰腺外分泌功能

尿 N – 苯甲酰 – L 酪氨酸对氨基苯甲酸试验（PABA）：

正常值：60% 以上

胰液总量 $2 \sim 4mg/kg$。

十八、小肠吸收功能

组　　分	标本类型	参考区间
木糖吸收试验		
儿童	5h 尿	摄取量的 $0.16 \sim 0.33$
成人：摄取 5g	5h 尿	$>8.0mmol/5h$
摄取 25g	5h 尿	$>26.8\ mmol/5h$
脂肪化测定	粪	$<6g/24h$

十九、脑脊液检查

组　　分	标本类型	参考区间
压力	脑脊液	0.69~1.76kPa
外观	脑脊液	无色透明
细胞数	脑脊液	0~8×10⁶/L
葡萄糖（GLU）	脑脊液	2.5~4.5mmol/L
蛋白定性（PRO）	脑脊液	阴性
蛋白定量	脑脊液	0.15~0.25g/L
氯化物	脑脊液	119~129mmol/L
细菌	脑脊液	阴性

二十、神经生化检查

组　　分	标本类型	参考区间
丙酮定量	24h尿	0.34~0.85mmol/24h
胶体金	脑脊液	0001111000

二十一、内分泌腺体功能检查

组　　分	标本类型	参考区间
促甲状腺激素（TSH）	血清	0.4~7.0mU/L
促甲状腺激素释放激素（TRH）	血清	30~300ng/L
TRH兴奋试验（成人500UTRHi后30分钟内促甲状腺激素升值）		
<40岁男	血清	升值6mU/L
>40岁男	血清	升值2 mU/L
促卵泡成熟激素（FSH）		
男	血清	5~25IU/24h
女：卵泡期	24h尿	5~20 IU/24h
排卵期	24h尿	15~16 IU/24h

组　　分	标本类型	参考区间
黄体期	24h 尿	5 ~ 15 IU/24h
月经期	24h 尿	50 ~ 100 IU/24h
女：卵泡期	血清	0.66 ~ 2.20μg/mL
排卵期	血清	1.38 ~ 3.8μg/mL
黄体期	血清	0.41 ~ 2.10μg/mL
月经期	血清	0.50 ~ 2.50μg/mL
促甲状腺激素对 TRH 的应答		
（刺激 30 分钟后）		
儿童	血清	11 ~ 35mU/L
成人：男	血清	15 ~ 30mU/L
女	血清	20 ~ 40mU/L
促肾上腺皮质激素（ACTH）		
上午 8：00	血浆	2.19 ~ 17.52pmol/L
下午 16：00	血浆	1.1 ~ 8.76 pmol/L
午夜 24：00	血浆	0 ~ 2.19pmol/L
促肾上腺皮质激素试验静脉滴注法	24h 尿	17 – 羟类固醇较对照日增多 8 ~ 16mg
	24h 尿	17 – 酮类固醇较对照日增多 4 ~ 8mg
	全血	嗜酸粒细胞减少 0.80 ~ 0.90
肌肉注射法	全血	4 小时后嗜酸性粒细胞减少 0.50 以上
催乳激素（PRL）		
男	血清	54 ~ 340ng/mL
女：卵泡期	血清	66 ~ 490 ng/mL
黄体期	血清	66 ~ 490 ng/mL

实用心血管病临床手册

组　　分	标本类型	参考区间
催乳素－胰岛素兴奋试验	血清	1.4～19* 基值
催产素	血清	<3.2mU/L
黄体生成素（LH）		
男	血清	1.1～1.2IU/L
女：卵泡期	血清	1.2～12.52 IU/L
排卵期	血清	12～82 IU/L
黄体期	血清	0.4～19 IU/L
绝经期	血清	14～48 IU/L
禁饮结合抗利尿激素试验（测清晨6：00 血清和每小时尿的渗透量，禁饮后尿呈平高峰时再测血清渗透量，给 ADH）	血清/尿液	给药前尿最高渗量 > 血清渗透量，试验结束时尿渗透量 > 500mmol/L，血清渗透量 < 300mmol/L，给药1 小时后，尿渗透量比给药前上浮度不超过 0.05
抗利尿激素（ADH）（放免）	血浆	1.0～1.5ng/L
生长激素（GH）（放免）		
男	血清	0.34±0.30μg/L
女	血清	0.83±0.98μg/L
生长激素－L－多巴胺兴奋试验	空腹血清	峰值 >7μg/L，或较兴奋前上升5μg/L 以上
生长激素－高血糖素兴奋试验	空腹血清	兴奋后上升 7μg/L 以上，或较兴奋前上升 5μg/L 以上
生长激素介质C		
青春前期	血浆	0.08～2.80kU/L
青春期	血浆	0.9～5.9 kU/L
成人：		
男	血浆	0.34～1.90 kU/L
女	血浆	0.45～2.20 kU/L

组　　分	标本类型	参考区间
生长激素 – 精氨酸兴奋试验	血清	空腹值 5μg/L，试验 30 ~ 60min，上升 7μg/L 以上（峰值 8 ~ 35μg/L）
长效促甲状腺激素	血清	无发现
蛋白结合碘	血清	0.32 ~ 0.63μmol/L
^{125}碘 – T_3 血浆结合比值（与正常值比）	血浆	0.99 ± 0.10
^{125}碘 – T_3 红细胞摄取率	血清	0.1305 ± 0.0459
丁醇提取碘	血清	0.28 ~ 0.51μmol/L
反三碘甲状腺原氨酸（rT_3）	血清	2.77 ~ 10.25pmol/L
基础代谢率		– 0.01 ~ + 0.10
甲状旁腺激素（PTH）	血浆	氨基酸 <25ng/L
甲状腺 ^{99m}锝吸收率 24 小时后		0.004 ~ 0.030
甲状腺 I^{131} 吸收率		
2h　I^{131}吸收率		10% ~ 30%
4h　I^{131}吸收率		15% ~ 40%
24h　I^{131}吸收率		25% ~ 60%
甲状腺球蛋白 Tg	血清	<50μg/L
甲状腺素/甲状腺结核球蛋白比值	血清	2.6 ~ 6.5T3（nmol/L）/ TBG（mg/L）
甲状腺结合球蛋白（TBG）	血清	0 ~ 40IU/L
甲状腺素总量		
新生儿	血清	130 ~ 273nmol/L
婴儿	血清	91 ~ 195 nmol/L
1 ~ 5 岁	血清	95 ~ 195 nmol/L
5 ~ 10 岁	血清	83 ~ 173 nmol/L
10 岁以后	血清	65 ~ 165 nmol/L
妊娠 5 个月	血清	79 ~ 229 nmol/L

实用心血管病临床手册

组　分	标本类型	参考区间
＞60 岁　男	血清	65～130 nmol/L
女	血清	72～136 nmol/L
降钙素（CT）　成人	血清	5～30pmol/L
髓样癌	血清	＞100ng/L
降钙素 – 钙 – 缓慢兴奋试验		
男	血清	＜265 ng/mL
女	血清	＜120 ng/mL
三碘甲状腺原氨酸（T_3）	血清	0.23～0.35nmol/L
总三碘甲状腺原氨酸（TT_3）	血清	1.2～3.2 nmol/L
总甲状腺素（TT_4）	血清	78.4～157.4nmol/l
游离甲状腺素（FT_4）	血清	8.9～17.2pg/mL
游离甲状腺指数（T_3U）核素法		
树脂摄取法	血清	23%～34%
化学发光免疫法	血清	30%～45%
游离三碘甲状腺原氨酸（FT_3）	血清	2.77～10.25pmol/L
游离三碘甲状腺原氨酸指数	血清	130～165
油酸^{131}碘摄取试验（服含 50μCi 油酸^{131}碘的乳汁）		
4～6 岁	血清	＞服药量的 0.017
2 小时	72h 粪	＜0.05 的服药量
有效甲状腺素比值		0.93～1.12
地塞米松抑制试验		
小剂量法（每 6 小时 服 0.5mg，共 4 次）	24h 尿	甲亢患者服药后，尿17 – 羟皮质类固醇降低不如正常人显著 肾上腺素皮质功能亢进者，不论是增生性或肿瘤，其抑制一般＞EA 对照50%

组　　分	标本类型	参考区间
大剂量法（每 6 小时 服 2mg，共 4 次）	24h 尿	肾上腺增生所致的库欣患者，服药后尿 17 - 羟皮质类固醇比用药前下降 50%，肾上腺肿瘤者无明显变化
儿茶酚胺及其他代谢（儿茶酚胺苯二酚胺）组分多巴胺		
去甲肾上腺素（NE）	24 尿	10 ~ 70μg/24h
肾上腺素（AD）	24 尿	0 ~ 82nmol/24h
儿茶酚胺总量		
高效液相色谱法	24 尿	<650nmol/L
荧光光分析法	24 尿	<1655nmol/L
高香草酸		
儿童	24 尿	1.9 ~ 9.9nmol/mol 肌酐
成人	24 尿	<82μmol/24h
游离儿茶酚胺		
多巴胺	血浆	<888pmol/L
去甲肾上腺素（NE）	血浆	125 ~ 310ng/L
肾上腺素（AD）	血浆	<480pmol/L
甲吡酮兴奋试验分次法（每 4h 500 ~ 750mg，共 6 次）	24h 尿	1 ~ 2 天后 17 - 羟类固醇为对照日的 3 ~ 5 倍，17 - 酮类固醇为 2 倍
午夜一次法	血清	次晨 8：00 测脱氧皮质醇 >200nmol/L
立卧式水式法	尿	
磷清除率	血清、尿	0.11 ~ 0.26mL/s
皮质醇总量		
上午 8：00 ~ 9：00	血浆	442 ± 276nmol/L
下午 3：00 ~ 4：00	血浆	221 ~ 166nmol/L

附：最新临床常用实验检查正常值

实用心血管病临床手册

组　分	标本类型	参考区间
可的松水试验	尿	>0.17mL/s
皮质酮（COR）		
早上 8：00	血清	25.5±8.4nmol/L
下午 16：00	血清	17±4.6nmol/L
17－羟类固醇（17－OHCS）		
成人：男	24h 尿	8.2~17.8μg/24h
女	24h 尿	6.0~15μg/24h
成人：男	血浆	193~524nmol/L
女	血浆	248~580nmol/L
5－羟吲哚乙酸（5－HT）：定性	新鲜尿	阴性
定量	24h 尿	10.5~42μmol/24h
醛固酮（ALD）（每日饮食 10mEq	24h 尿	普食 1.5~10.5μg/24h
钠，60~100mEq 钾）		低钠 8~31μg/24h
立位	血浆	151.3±88.3μg/L
卧位	血浆	86±27.5μg/L
肾小管磷重吸收率	血清、尿	0.84~0.96
肾素活性	血浆	0.82~2.0nmol·L^{-1}/h
17 生酮类固醇		
成人：男	24h 尿	17~80μmol/24h
女	24h 尿	10~52μmol/24h
四氢皮质醇（THF）	24h 尿	1.4~4.1μmol/24h
四氢脱氧皮质醇	24h 尿	2.9μmol/24h
17－类固醇分数		
Beta/Alpha	24h 尿	<0.2
Alpha/Beta	24h 尿	>5
17－酮固醇总量（17－KS）		
成人　男	24h 尿	8.2~17.8mg/24h
女	24h 尿	6.0~15mg/24h

组　　分	标本类型	参考区间
11 - 脱氧皮质醇		
不用甲吡丙酮	血浆	< 29nmol/L
用甲吡丙酮后	血浆	> 200 nmol/L
11 - 去氧皮质酮（饮食不限，晨 8 时）	血清/血浆	0. 13 ~ 0. 37 nmol/L
血管紧张素Ⅱ（立位）（Ang - Ⅱ）	血浆	50 ~ 120pg/mL
血管紧张素Ⅱ（Ang - Ⅱ）（卧位）	血浆	25 ~ 60pg/mL
血清素（5 - 羟色胺）（5 - HT）	血清	0. 22 ~ 2. 06μmol/L
游离皮质醇	尿	28 ~ 276 nmol/24h
皮质醇结合球蛋白（CBC，CBG）		
男	血浆	15 ~ 20mg/L
女：卵泡期	血浆	17 ~ 20mg/L
黄体期	血浆	16 ~ 21mg/L
妊娠期（21 ~ 28 周）	血浆	47 ~ 54mg/L
（33 ~ 40 周）	血浆	55 ~ 70mg/L
绝经期	血浆	17 ~ 25mg/L
（肠）促胰液素	血清、血浆	37 ± 8mg/L
高血糖素	血浆	99. 2 ± 42. 3pmol/mL
甲苯磺丁脲试验（D860）		
静脉法		
空腹	血清	3. 9 ~ 5. 9nmol/L
20min	血清	2. 4 ~ 3. 4nmol/L
90 ~ 120min	血清	3. 9 ~ 5. 9nmol/L
口服法		
空腹	血清	3. 9 ~ 5. 9nmol/L
30min	血清	2. 4 ~ 3. 4nmol/L

实用心血管病临床手册

组　　分	标本类型	参考区间
100~130min	血清	3.9~5.9nmol/L
葡萄糖耐量试验（OGTT）		
静脉法		
空腹	血清	<5.9mmol/L
30min	血清	<14mmol/L
90min	血清	<5.9mmol/L
口服法		
空腹	血清	4.09~5.90mmol/L
60min	血清	8.8~10.2mmol/L
120min	血清	≤7.8mmol/L
180min	血清	4.3~6.0mmol/L
C肽（C-P）		
空腹	血清	0.32±0.14nmol/L
餐后1h（达峰值）	血清	2.37±0.88nmol/L
餐后2h（渐降）	血清	1.95±0.65nmol/L
餐后3h（渐降，但仍高于基础值）	血清	1.06±0.41 nmol/L
0~3h总和	血清	5.70±1.58 nmol/L
胃泌素	血浆空腹	15~105ng/mL
胃泌素（肠）促胰液素兴奋试验	血清	无反应或少抑制
胃泌素钙缓慢兴奋试验	血清	胃泌素稍增多或不增多
肠血管活性多肽	血浆	20~53ng/L
胰岛素加口服葡萄糖		
耐量试验		
正常人		
空腹	血清	5~10 μU/L
口服葡萄糖30~60min	血清	50~100μU/L

组　　分	标本类型	参考区间
1 型糖尿病人		
空腹	血清	0～4μU/L
口服葡萄糖高峰不明显	血清	10～30μU/L
2 型肥胖型糖尿病		
空腹	血清	30～40μU/L
口服葡萄糖 120min	血清	220μU/L
2 型非肥胖型糖尿病		
空腹	血清	5～20μU/L
口服葡萄糖 120min	血清	50μU/L

二十二、前列腺液及前列腺素

组　　分	标本类型	参考区间
淀粉样体	前列腺液	可见，老人易见到
卵磷脂小体量	前列腺液	量多，或可布满视野
		数滴～1mL
前列腺素（PG）		
放射免疫法		
PGA 男		13.3±2.8 nmol/L
女		11.5±2.1 nmol/L
PGE 男		4.0±0.77 nmol/L
女		3.3±0.38 nmol/L
PGF 男		0.8±0.16 nmol/L
女		1.6±0.36 nmol/L
外观		淡乳白色的清稀液体
细胞		
白细胞（WBC）		<10 个/HP
红细胞（RBC）		<5 个/HP
上皮细胞		少量

二十三、精液

组　　分	标本类型	参考区间
白细胞	精液	<5/HP
活动精子百分率	精液	射精后 30～60min >70%
精子数	精液	>20×10^9/L
精子形态	精液	畸形者不超过 20%
量	精液	2.5～5.0mL
黏稠度	精液	离体 1 个小时完全液化
颜色	精液	灰白色，久未排者可呈淡黄色
酸度（pH）	精液	7.2～8.2